本书得到福州大学人文社会科学基金的资助

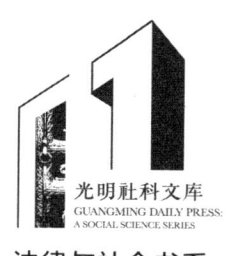

光明社科文库
GUANGMING DAILY PRESS:
A SOCIAL SCIENCE SERIES

·法律与社会书系·

# 中国医患社会心态研究报告
## （第3辑）

汪新建　吕小康 | 主编

光明日报出版社

图书在版编目（CIP）数据

中国医患社会心态研究报告. 第3辑 / 汪新建，吕小康主编. -- 北京：光明日报出版社，2023.10
ISBN 978-7-5194-7559-8

Ⅰ.①中… Ⅱ.①汪… ②吕… Ⅲ.①医院—人间关系—社会心理—研究报告—中国 Ⅳ.①R197.322

中国国家版本馆CIP数据核字（2023）第200129号

## 中国医患社会心态研究报告（第3辑）
ZHONGGUO YIHUAN SHEHUI XINTAI YANJIU BAOGAO（DI 3 JI）

| 主　　编： | 汪新建　吕小康 | | |
|---|---|---|---|
| 责任编辑： | 许　怡 | 责任校对： | 王　娟　贾　丹 |
| 封面设计： | 中联华文 | 责任印制： | 曹　净 |

出版发行：光明日报出版社

地　　址：北京市西城区永安路106号，100050

电　　话：010-63169890（咨询），010-63131930（邮购）

传　　真：010-63131930

网　　址：http://book.gmw.cn

E - mail：gmrbcbs@gmw.cn

法律顾问：北京市兰台律师事务所龚柳方律师

印　　刷：三河市华东印刷有限公司

装　　订：三河市华东印刷有限公司

本书如有破损、缺页、装订错误，请与本社联系调换，电话：010-63131930

| 开　　本： | 170mm×240mm | | |
|---|---|---|---|
| 字　　数： | 251千字 | 印　张： | 14 |
| 版　　次： | 2024年3月第1版 | 印　次： | 2024年3月第1次印刷 |
| 书　　号： | ISBN 978-7-5194-7559-8 | | |
| 定　　价： | 89.00元 | | |

版权所有　　翻印必究

# 内容简介

本书集中展示了课题组关于医患社会心态问卷、医患信任量表的工具编制及信效度检验的结果。首先，本书提出了医患关系中"获得感悖论"的概念，主要体现为患者对医疗服务过程的"低满意"和对医疗技术与医疗机构本身的"高信任"并存，以及医患之间的受害者竞争心态明显。其次，本书集中展示了社会阶层、互联网使用方式、社会排斥、疾病观、信息资源等变量对医患关系的影响，并验证了通过反驳文本来提升医患信任的作用机制，同时还提出针对临床风险沟通及一般性患者教育中的信任提升策略，以供学界同人和实务工作者批评参照。

# 序　言

本辑《中国医患社会心态研究报告》继续呈现我们团队在医患社会心态领域的理论与实证研究成果。报告共分三大部分：医患获得感及其影响因素、医患社会心态的测量工具建构和医患信任的提升对策研究。报告首先提出了医患关系中"获得感悖论"的概念，主要体现为患者对医疗服务过程的"低满意"和对医疗技术与医疗机构本身的"高信任"并存，以及医患之间的受害者竞争心态明显。要打破这一不良社会心态的怪圈，需要在持续不断地推进医疗体制改革的过程中，继续深入地探讨培育良性医患社会心态的社会心理机制，从而为改革的进行凝心聚力，提供社会心理学的专业智慧。

为此，本辑报告集中展示了课题组关于医患社会心态问卷、医患信任量表的工具编制及信效度检验的结果，以及社会阶层、互联网使用方式、社会排斥、疾病观、信息资源等变量对医患关系的影响，并验证了通过反驳文本来提升医患信任的作用机制，同时还提出针对临床风险沟通及一般性患者教育中的信任提升策略，以供学界同人和实务工作者批评参照。

本辑报告收集的部分成果，已经发表于各类学术刊物，发表时存在部分删改；也有部分文章与成果是在此首次公开发表，特此说明。希望以后能够继续推进医患社会心态的研究，并将此系列报告越做越好。本书的出版得到福州大学社会科学研究基金的出版资助，在此谨致谢意。

是为序。

汪新建
2022 年 9 月 30 日

# 目录 CONTENTS

**第一章　医患获得感及其影响因素** ……………………………………… 1
　第一节　医患"获得感悖论"及其破局 ……………………………… 1
　第二节　医方群体的医患地位感知及其影响因素 ………………… 14

**第二章　医患社会心态的测量工具** ……………………………………… 28
　第一节　中国医患社会心态问卷的初步编制与验证 ……………… 28
　第二节　中国医患社会心态问卷分问卷的信效度检验 …………… 41
　第三节　中国医患信任量表的初步编制与检验 …………………… 60

**第三章　医患信任与医患关系的影响因素** ……………………………… 75
　第一节　主观社会阶层和负性情绪对医患信任的影响 …………… 75
　第二节　心理疾病的社会排斥及其对医患关系的影响 …………… 84
　第三节　互联网使用行为对医患信任的影响 ……………………… 101
　第四节　医疗知识的溢出效应 ………………………………………… 115
　第五节　常人疾病观及其对医患关系的影响 ………………………… 124
　第六节　交换资源信息对医患信任与决策的影响 …………………… 141

**第四章　医患信任的提升策略** …………………………………………… 156
　第一节　反驳文本对患方信任和道德判断的影响与机制 ………… 156
　第二节　社会距离与病情陈述类型对医患信任的影响 …………… 178

第三节　心理治疗中医患信任模式的变迁 …………………………… 186
第四节　临床风险沟通的医患差异与应对策略 ………………………… 196

**主要参编作者** ………………………………………………………………… 207
**附　录** ………………………………………………………………………… 208
**后　记** ………………………………………………………………………… 211

# 第一章

# 医患获得感及其影响因素

## 第一节 医患"获得感悖论"及其破局

**一、情感治理视域下的"获得感悖论"**

经济学家伊斯特林（Easterlin）曾发现著名的"幸福悖论"：居民幸福感并不完全随经济收入提升而增长[1]，从而开创了幸福经济学这一热门领域，至今方兴未艾。社会生活中类似的悖论并不鲜见，且并不局限于经济收入与另一变量之间的反常识关联。尤其是在当下中国社会，某些特定的群体关系时常被概念化为特定的负面"社会问题"，如医患关系、劳资关系、警民关系、干群关系、政商关系等。这并不一定说明两个群体之间出现了根本性对立，而是说理应和谐的前述"××关系"，总会因各类负面事件，尤其是中文语境下的"群体性事件"，对两个群体之间的信任度、满意感等良性体验或美满状态产生实质性的损害或威胁，并且在一定程度上成为一种社会共识或"共享社会体验"，也就是成为一种社会心态。这种负面的"共享社会体验"反过来塑造了一种预设性的负面认知，使得处于相互关系中的每一方都认为自己是这种关系中的更大受害者，进而诱导大众走入对方说什么都不信、干什么都不对的"塔西佗陷阱"[2]而不能自拔，极大地妨碍了"美好生活"的实现。

此种心态，似可用时下另一流行话语做概括："获得感悖论。""获得感"

---

[1] EASTERLIN R A. Does economic growth improve the human lot? Some empirical evidence [C] // DAVID P A, REDER M W. Nations and Households in Economic Growth. New York: Academic Press, 1974: 89-125.

[2] 邱柏生. 社会意识形态要预防"塔西佗陷阱"[J]. 广西师范大学学报（哲学社会科学版），2012, 48 (4): 15-18.

（sense of gain）是一个本土性非常强的"中国概念"，在英文语境中尚不存在直接相对应的概念，须从全面深化改革、转变经济社会发展模式、实现共享发展的时代背景中理解。[1] 本文将"获得感"定义为人民群众，尤其是底层民众对改革发展带来的物质利益与基本权益的普惠性的一种主观体验，它本质上是社会心理学层面而不是个体心理学层面的概念，是普遍性社会心态的一个有机成分，包含着情绪、认知、价值观和行为倾向等基本维度；获得感包含客观获得和主观感受两个层面，客观获得不仅包括物质利益、经济利益，还包括抽象的政治权利、公正公平等，而主观感受则是指民众应当真真切切地感受到了"获得"，即要将客观获得转为内在的积极体验。在此基础上，"获得感悖论"可描述为如下社会心理状态：虽然互动双方均实实在在地进行了主客观资源的投入，但互动中一方的外在给予未能转化为另一方的内在认可、一方的客观付出未能得到另一方的主观承认，双方竞相认为对方占了自己便宜，或者占据了比自己更多的利益，竞相认定自己处于利益、权力、声望等各方面的弱势地位而对方或他人处于强势地位，在社会心态上的具体表现就是相对剥夺感强、满意度差、信任度低、幸福感弱、宽容性差、攻击性强等。

这显然不是完美的学术定义，而只是一种描述性的、半开放性的界定。但它能在一定程度上表达出当下中国社会普遍存在的一种矛盾性社会体验。这种体验在涉及公职人员时尤为明显。比如，当下有不少地区的基层公务员实际上实行了所谓"5+2""白加黑"的工作作息，个人合法的休息时间完全无从保障，身心俱疲、心有怨言但又不敢公开发声。但是，与之打交道的、接受其各种服务的民众却往往并不认可，认为其是"瞎忙""该管的不管、不该管的瞎管""胡作为、乱作为、不作为"等。平心而论，许多基层公务员的工作不可谓不努力、不可谓不用心，但民众就是没有切身体验到"获得感"，反而认为他们实际上是在"添乱"，这对干群关系的损害是最致命的。官员因为懒政而受到抱怨是人之常情；但若已经异常勤勉却仍遭埋怨，则很难不产生委屈愤懑甚至怄气攻击的心理，对其工作热情和职业认同的损害是不言而喻的。

其他社会关系领域也存在类似的"获得感陷阱"。当然，不同领域的"获得感陷阱"可能会有着稍微不同的具体体验。但由于"获得感"一词本身具有高度的综合性、概括性和中文语境性，所以仍认为"获得感陷阱"可以较好地代表成本（包括人力、财力、物力、精力等主客观成本）投入巨大而心理获得不

---

[1] 曹现强，李烁. 获得感的时代内涵与国外经验借鉴[J]. 人民论坛·学术前沿，2017（2）：20-30.

足这种转型期的中国特有的社会心理体验。如果说"不满"是转型时代的基本精神特质和基本社会体验①，获得感不足则可称为是转型社会的一大社会心理顽疾，也是社会心态治理中一个不可忽视的议题。如何破除"获得感悖论"，从而也就成为当下社会治理与社会建设领域所必须面对的一个社会心理议题。

实际上，社会心态治理，已经成为传统公共治理内容之外的一种新型治理领域：情感治理。情感治理是以"情绪安抚和心灵慰藉为目标的制度化的或非制度化的情感回应"②，其目的是在"社会治理中使得社会正向情感最大化，实现以社会情感为基础的社会凝聚"③。情感治理理念的提出，是对传统国家治理和社会治理理念的一大更新。之前的治理理念主要局限于人类行为的理性维度，而未充分重视其非理性维度；其逻辑在于用理性对抗理性，即通过更强大、更完善的理性，来达到改善甚至"根治"之前的"有限理性"的目的，从而实现社会的"善治"。但这一思路至少存在两方面的不足。首先，人类行为并不仅仅基于理性驱动，同时还受非理性（其中一个重要的非理性成分就是情绪情感）的驱动。不仅个体行为常受情绪驱使，群体行为同样如此，甚至会基于情感而陷于群体狂热并形成"群氓行为"，成为社会团结的破坏力量。其次，并非所有社会都那么注重理性治理思路，相反，像传统中国社会就很重视社会的人伦情感维度，在哲学上高度肯定"人是情感的存在"④，在治理上强调探索通过情感确立正义原则并据此建立制度规范来解决利益冲突问题⑤。这与情感治理的基本理念不谋而合。因此，现实社会的治理必须在理性化的治理路径之外，开辟新的、指向非理性行为的治理路径，从而丰富国家治理的工具箱并解决现实存在的社会问题。

应当说，情感治理的思想早已存在，之所以在当下才得到重视，自然是以情感社会学为代表的理论思想兴起的必然结果，但更是人们对现代与后现代社会之积习弊端的深刻反思的直接结果。以英国社会学家安东尼·吉登斯（Anthony Giddens）的术语来描述，现代社会是一种高度风险社会⑥，对风险的

---

① 周晓虹. 再论中国体验：内涵，特征与研究意义 [J]. 社会学评论，2013（1）：14-21.
② 何雪松. 情感治理：新媒体时代的重要治理维度 [J]. 探索与争鸣，2016（11）：40-42.
③ 王俊秀. 新媒体时代社会情绪和社会情感的治理 [J]. 探索与争鸣，2016（11）：35-38.
④ 蒙培元. 人是情感的存在：儒家哲学再阐释 [J]. 社会科学战线，2003（2）：7-14.
⑤ 黄玉顺. 情感与存在及正义问题：生活儒学及中国正义论的情感观念 [J]. 社会科学，2014（5）：117-123.
⑥ 吉登斯. 现代性的后果 [M]. 田禾，译. 南京：译林出版社，2000：96-97.

焦虑与不安是和现代性发展过程相伴随的基本社会心理现象①，而现代传媒技术的发展更是让原本具有地域局限性的主题成为全球性的公共议题并迅速引爆大众情绪。实证研究还发现，在网络上虚假信息比真实信息得到了更快、更深、更广泛的传播，虚假信息更擅长使用新异的小说式的形式，激发了恐惧、厌恶和惊奇等情绪。人们常说的"谣言一张嘴，辟谣跑断腿"，其实正是这种客观规律的体现。更不幸的是，与此同时"应对焦虑和不安的传统处理手段失效了，而焦虑和不安依然遍布于社会……由于这种相关联的社会文化的冲击和不确定感，人们迟早都会对教育、咨询、治疗、政策等方面的社会制度提出新的要求"②。一旦这种呼应不能得到落实，又或者虽然落实了部分但并未能满足其总是在变化的期待，民众的不安全感、不满意感就会迅速被激发、强化和扩散，如不及时加以治理，获得感的建立就会缺少足够的社会心理根基。因此，如何破除社会各领域的"获得感悖论"，防止民众陷于"获得感陷阱"，阻断消极社会心态转化为群体性事件的社会心理途径，是当下中国社会情感治理的一大核心挑战。从这个意义上讲，"获得感悖论"议题理应获得更多的学术关注和实践探索。

### 二、医患"获得感悖论"的基本特征

下面将视角转向医患关系中的"获得感悖论"。本文的分析目标局限于人际或群际医患关系中的"获得感悖论"，故这里暂不探讨医疗体制改革的获得感这种范畴宏大的问题。同时，这里的分析具有典型的马克斯·韦伯（Max Weber）的"理念型"（ideal type）风格③，目的在于提炼出一些可供深入理论探讨的本质性概念和分析框架。除了前述一般意义上的"获得感悖论"的特征外，具体而言，医患关系场域的"获得感悖论"主要有以下两个典型特征。

第一，对医疗服务过程的"低满意"和对医疗技术与医疗机构本身的"高信任"并存。通常人们会说，这是一个信任稀缺的时代，在医患领域尤其如此。普通患者及其家属（以下统称"患方"）发表的消极就医体验，通过传统的口口相传以及日渐发达的现代传媒的加工渲染，在社会大众的广泛评论中日渐塑造出一种信任缺失的舆论氛围。但若仔细分析患方的抱怨内容，如传统上认为

---

① 吉登斯. 现代性与自我认同 [M]. 赵旭东，方文，译. 北京：生活·读书·新知三联书店，1998：87.
② 贝克. 风险社会：新的现代性之路 [M]. 张文杰，何博闻，译. 南京：译林出版社，2018：189-190.
③ 韦伯. 社会学的基本概念 [M]. 胡景北，译. 上海：上海人民出版社，2000：4-8.

的"看病难""看病贵""态度差"等问题,其实并不完全是"信任与否"的问题,而是优质医疗资源的供给不足或分布不均、医疗保障体系的覆盖面不足、医疗服务过程的体验差等体系性、机构性或沟通性的弊端。更多时候,抱怨只是说明"不满",但不必然是说人们不信任医疗机构和医务工作者(以下统称"医方")的医疗技术水平或职业道德,而后者才是一般性的医患信任,尤其是患方对医方的信任的核心内容。

实际上,如果考虑到北京、上海、广州、深圳等大中城市的重点医院,几乎没有一家不是人满为患,甚至在部分城市试行相对较高价格、与医师资历挂钩的阶梯式医事服务费或挂号费,通常来说专家号仍然比普通医师号要更抢手。换言之,"看病难/挂号难",尤其是找名医的"看病难/挂号难"问题依然没有彻底解决。从行为选择层面而言,这其实说明患方高度信任优质的医疗机构或所谓的专家、名医,也就是说,至少患方对现代医学本身还是存在着强信任而不是弱信任,否则不应该出现争相挂专家号的情形,而是选择替代性医学或自我治疗。甚至可以说,患者反映出来的"看病难",如挂号难、入院难等,实际上正好体现出他们对于医疗机构的信任——准确地讲,是对大型的、高等级的医疗机构和现代医学之潜在能力的充分的乃至过度的信任与对中小型的、初级医疗机构的不信任。也就是说,患者对医学本身是信任的,虽然这种信任模式也出现与医院等级挂钩的"差序格局"。当然,现实中患方确实也存在对医疗制度、机构和人员的多种层面的不信任感,但若将"满意"与"信任"进行适当的剥离和区别,则可能发现许多所谓的"不信任",其实只是单纯的"不满意",因此也不能简单从提升满意度的视角来谈提升信任度,虽然两者之间确实存在一定的关联。

第二,医患之间的受害者竞争心态明显。所谓"群际受害者竞争"(intergroup competitive victimhood)心态,是指群体双方都认为内群体不仅是受害者而且是最大的受害者,认为自己比对方遭受了更多、更不公平、更不合理的伤害;在医患情境中,主要体现为医患双方努力建构自身成为真正受害者的心态得以彰显,双方聚焦各自受到的不同伤害内容、体验和事件,致力于建构最大受害者的身份。[①] 在现实中,医患问题常被描述为"政府闹心、社会揪心、患者伤心、医生寒心"的"多输"型社会问题。医患双方多在强调自身的"弱势"地位和"被伤害体验",尤其是在微博、论坛等网络空间中,群体间情绪化的控

---

① 艾娟. 医患冲突情境下的竞争受害者心理及其对策 [J]. 中国社会心理学评论, 2018 (1): 8.

诉、谩骂、攻击更为常见。患方抱怨医生"不负责任、没有耐心、态度差、不好好看病、看不起人"等，抱怨护士"不及时回应、（扎针、插管等）技术差"等，抱怨医院行政管理和服务人员"不好好说话、不爱搭理人、没有人情味"等，觉得自己受到了医方的歧视、敷衍而未能获得良好的医疗服务；医方抱怨患者"什么都不懂还瞎问、自以为是专家那就自己治去啊、没有点医学常识还来质疑我、真以为我们医生是有钱人、没看我们的工作强度和工资水平多么不协调"，觉得自己的专业知识、劳动付出没有得到应有的职业尊重，从而造成了普遍性的职业倦怠和对医患关系的高度敏感性。其结果往往是塑造高度一致的内群体认同，将医患两个群体日渐在舆论领域分裂成两个对立性的群体，使得医患群体之间预设了一种相互敌对、相互提防、相互较劲的群体性心态。这种内群体认同的固化和群际认同的分裂，尤其值得警惕，其对医患关系的撕裂程度大，对医患信任修复的负面影响也深。

　　相对而言，医方职业身份较为固定、群体认同比较明确，形成的群体性心态因而也可能更为稳固、更为持久。而患方的群体认同看似相对模糊，但由于其数量众多，容易因某些特定事件（如某些恶性医疗事故）形成现代性思想家齐格蒙特·鲍曼（Zygmunt Bauman）提到的"衣帽间式的共同体"或"表演会式的共同体"①，这种共同体的成员身份与认同并不固定，反而是流动的，但是目的单一、情感投入强烈，具有"爆炸性"和"迅速扩张性"，其生命区间短暂而充满嘈杂和狂暴激烈，往往会在舆论空间中形成压倒性的声音，在脱离了治疗空间的广阔社会场域中寻找到讽刺和抨击医方的空间。虽然不同患者对医方持有的观点并不完全相同，也经常会发生变化，但一旦遭到某些负面涉医舆情的影响，就容易迅速引爆其对医方的负性情绪和对医疗卫生体制的系统性不满，从而使"旁观者"成为"泄愤者"，即使是没有真正受到实质性伤害的个体，也会出于一种想象性的义愤而攻击他人，从而演变成为一种网络或现实群体性事件。尤其是在互联网媒体高度发达的当下，医务工作者的某些正常工作行为，或者是无心之失，在当事人的个体化描述、某些新闻媒体的渲染加工与报道框架选择下，都有可能演变成一种网络群体性事件，成为患方集体性声讨医方的互联网狂欢行为。从社会心理学的角度看，"当下中国社会中表达性暴力、泄愤性暴力和无直接利益的冲突的频发，与当下社会结构和社会互动中的怨气等负性社会心态的结构性积累有关，而这种怨气的产生首先与当下社会成

---

① 鲍曼. 流动的现代性 [M]. 欧阳景根, 译. 北京：中国人民大学出版社，2017：12.

员普遍体验到的情感正义受辱有关"[①]。应当说，在当下中国的医患场域中，已经积累了不少类似的社会怨气，不可不察、不可不防、不可不加以引导和转化。

为弥合医患之间的紧张关系，已有不少学者自发地提出了建设"医患共同体"的主张。而作为共同体，首先要求存在统一的认同。如果说医患之间的认同是分裂的，价值共识就无法形成；不破除医患之间的受害者竞争心态，就无法从认知和情感层面塑造统一的"医患共同体"认同，"医患共同体"也就无从谈起。在医患之间竞相认定自己是"受害者"的心态氛围中，很难想象"医患共同体"的建设能够得到双方发自内心的赞赏与投入，而只能表现为口头的拥护与敷衍。为此，必须找到破解医患"获得感悖论"的有效方式，才能真正改善医患关系，并且让医患双方都感受到这种改善。而且，如果医患双方出现一致性的群体认知错位，对"医方"的领悟角色与实践角色出现集体性的偏差，那就应当超越个体的道德水准、心理动机等个体成因，而去寻找结构性的、系统性的社会学成因；如果一种现象不仅在某一国家或地区出现，也曾在其他国家或地区出现或正在出现，就应当超越本地制度和本土知识去寻找更具普遍性的跨时空因素。因此，从理论分析的角度而言，还需要对医患"获得感悖论"的产生实质进行更深层次的分析，才不至于被表面的情绪性不满遮蔽住理论的想象力。

### 三、医患"获得感悖论"的实质及其破局

医患关系领域为什么存在如此明显的"获得感悖论"？如何理解和破解这一悖论？以下将结合前述提及的医患"获得感悖论"的两个特征进行具体说明。当然，要想通过简单的分析与应用，一下改变医患关系的面貌，恐怕也是不现实的。即使厘清了相关的对策思路，也很难一下解决所有问题。因此，这里称为医患"获得感悖论"的"破局"而非"破解"，以示思路肇始而非结束之意，也许是更为符合实际的做法。

要理解"高信任"与"低满意"并存这一悖论的产生，首先要适度地脱离情绪不满的表象，深入理解现代性信任在特定社会情境中的形成与演变过程。从社会心理学意义上讲，现代社会中的信任都涉及本体性安全感，是对个体或系统之可依赖性所持有的信心，且这种信心体现了"对抽象原则（技术性知识）之正确性的信念"；作为信任的对立面其实并不是"不信任"，而是"存在性焦

---

[①] 吕小康. 怨气：情感社会学的阐释[J]. 社会科学，2017（8）：79-84.

虑或忧虑"（existential angst or dread）①，而且这种焦虑是弥漫性的。专家系统固有的审慎性，与个体对本体性安全的天然的不计成本的追求之间的矛盾，是造成医患信任紧张的一个现代性根源。这种信任紧张的产生，并不仅仅是医生群体性或个体性的道德水平低下和沟通能力不足，也不仅仅是社会结构和医疗体系的体制性弊端在人际层面的投射，而是社会分工的发展和现代性的渗入所导致的专家系统与外行人群之间必然存在的知识、能力和行业规范等多方面的社会区隔而造成的互动时所必然出现的相互提防的状态。也就是说，医患信任紧张实质上是现代性造成的风险性在医疗健康领域的一种普遍性的体现，并在中国社会转型期的社会文化和医疗制度的交织震荡中体现出其中国特色的一面。若不充分地考虑这种基本背景，而只是简单地寻找中国转型社会的各种弊端，并将医患信任紧张归因于后者，可能有失公允。当然，这并不是为现存的制度性不足开脱，而只是说现有研究可能还未充分地看到现代性场域下医患信任关系缔结的风险因素及其深层动力，因而也是未穷尽可能的社会心理学的想象力。

相较而言，满意度则相对直接和表面，更多体现为人际互动层面的态度倾向，或是对医疗机构和医疗体系的直白体验，具有较强的可变性和可诱导性。这两者不能混为一谈，尤其不能将低满意等同于低信任，否则就容易造成一些认识上和实践上的误导，如因为不满意感比较普遍就夸大医患之间的不信任程度，又或者在管理实践中将满意度的提升等同于信任度的提升而遮蔽了更深层次的问题解决，等等。其实从世界范围看，无论是中西方社会，普通民众对医疗体系的不满都是常见的，与此相关的医疗纠纷和医患冲突在世界各地均不鲜见，但确实在发展中国家如中国、印度等国家，其冲突的频次相对较高、部分冲突的暴力等级也较高。可以说，现代社会实际上形成了一个悖论，即既对科学医学高度信任，又对可获得的医疗存在广泛的不满。医患之间天然的知识鸿沟与角色分立，科学医学自身的理念局限及其与本土医学观念的冲突，大众传媒的涉医报道框架，社会的医学化进程以及医疗系统的体制弊端混合在一起，日渐造成医患之间的话语分殊与认同错位，形成了双方之间的竞相诉苦、自认为是更大受害者的普遍心态，成为医患信任的建立或修复的社会阻力。

简言之，医患的群体认同分裂，实质上是现代性的"自反性"（reflexivity）在特殊社会领域的特殊显现。所谓"自反性"，是现代化过程造成的自我冲突，

---

① 吉登斯. 现代性的后果［M］. 田禾，译. 南京：译林出版社，2000：85.

是与现代化过程自我对抗的副作用。① 从这一角度看,"获得感悖论"的出现反而是"正常"的,或者准确地说,是不可避免的。"获得感悖论"的消解,因而也应成为医患关系治理以及更广泛意义的社会治理的常规性和持续性主题而存在,不可能通过运动式的治理,口号式、感召式的宣传就获得根本性的转变。在这方面,必须做好"打持久战"的准备。同时,若承认"获得感悖论"是现代化进程中的固有现象,那就应当承认这种心态的形成本身并不是纯心理学因素导致的,甚至可以说,主要不是由心理学因素导致的,而是由社会学因素导致的。一定的社会心态,必是一定的社会事实在社会心理层面的投射;只有在社会事实层面首先做出改正,心态的疏导与建设才能顺理成章。因此,心态建设必先立足于社会治理,而不能就"心态"谈"心态",就"心理"谈"心理",否则"头痛医头、脚痛医脚",最终只能是治标而不治本。当然,这并不意味着"治标"就不重要。实际上对于如何"治本",人们可能早就已经达成共识:进一步地深化医疗体制改革。当然,这并不意味着"治标"是可有可无的。实际上,"标"与"本"、社会心态与社会存在、群体个体的行为心理与其背后的社会制度,总是通过各种方式勾连在一起,难以完全分开。

具体在医患关系场域中,不论医方还是患方,都会充分地感受到社会的制度因素(如医保体系)、文化因素(如身体观、疾病观)、组织因素(如医疗机构的管理规范)以及人际因素(如医生的接诊态度、患者的求诊态度)对个体行为的约束,而医患信任则是伴随着这种约束、经由个体的心理调节过程而呈现出来的动态性社会心态指标。这一系列因素都会具体地呈现在每一个治疗个案中,使得医患关系成为诸多社会关系的浓缩,医患信任由此也成为整体性的社会信任的一个典型体现。值得注意的是,医患双方同时都面临着信或不信的抉择,人际层面的信任从本质上讲是双向的,存在医方信任(医方对患方的信任)和患方信任(患方对医方的信任)的双重主体结构。实际上,医患互动过程,不是简单的医生高权力、患者低权力的二元对立结构,而有着更为丰富、多面的存在形态。而要去除医患间的受害者竞争心态,也必须在充分考虑体制性因素的前提下,在充分认清中国式医患关系所呈现的不同形式、不同侧面的前提下,再提出有针对性的改革措施。

从现代性视角出发理解医患紧张的社会动力学因素,还可以明确一点,即医患"获得感悖论"问题绝不仅仅是中国独有的问题,医方遭受患方的信任质

---

① 贝克,吉登斯,拉什.自反性现代化:现代社会秩序中的政治、传统与美学[M].赵文书,译.北京:商务印书馆,2016:9-10.

疑、言语和躯体攻击，也具有跨国别的普遍性，只是在像中国、印度这样的发展中国家体现得尤为明显。人们常说"医改是个世界性难题"，这并非简单的托词，而是真实的无奈。可以说，许多社会问题不仅"无关"基本政治体制，还"无关"相应的社会制度，而需要从更广阔的学术视角去寻找更为本质的成因与通用的解决方案。当然，这里的"无关"并不是绝对意义上"毫无关联"和"毫无影响"，而是说相关问题并非某一制度专有，该制度并非产生此问题的充分必要条件。我们充分认同诸如"当整个医生群体而非单个医生被视为'不道德'时，其深层原因必然要到'结构'中去寻找，而绝不能归咎于个体的贪婪"①"不能将结构和制度层面的社会历史进程简单还原为个体层面的功利动机或专业无知的社会学立场"②。但同样应当指出，"'经济'上的需要，如同'国家'的需要一样，并不会自动召唤出相应的思维体系"③，同样的经济性、体制性和结构性因素并不一定能产生出同样的思维方式与行为倾向，反而一定会结合具体的微观社会情境和互动者的心理状态从而产生某种变异。因此，医患获得感必然是一个社会心理学意味突出而又具有跨学科特质的交叉学科主题，而医患"获得感悖论"则会在现代性的"自反性"特征中不断生成和强化，成为现代医患场域中的一个持久主题。

**四、余论：社会心理学应当如何研究医患关系**

医患关系本身是一个跨学科的议题，至少涉及医学、社会学、心理学、管理学这些所谓的一级学科。相比之下，社会心理学对医患关系研究的参与度就要少很多，这可能与社会心理学这一略显边缘化的交叉学科的自身性质有关。许多社会心理学的医患关系研究其实只是针对社会现象的心理学研究，着眼点过于微观，纠结于局部细节的小机制、小效应，而没有真正意识到"社会因素"的作用，对社会热点议题的敏感性和把握力稍显不足。就医患关系的研究而言，相关研究大多未能很好地区分信任与满意，即使是针对信任的研究，也多是以微观尺度上的测量为主。与很多量化研究的困境相同，这些结果难以完全弥补个体体验与数量事实之间可能存在的差异。医患信任本质上是一种带有主观性

---

① 姚泽麟. 在利益与道德之间：当代中国城市医生职业自主性的社会学研究［M］. 北京：中国社会科学出版社，2017：1.
② 余晓燕. 医学化的技术轨迹：云南乡村抗生素滥用现象考察［J］. 思想战线，2014，40（5）：29-35.
③ STARR P. The Sociology of Statistics［M］//ALONSO W, STARR P. The Politics of Numbers. New York：Russell Sage Foundation，1987：7.

的社会心理体验，任何的操作化方式都有可能会遗漏其中的某些侧面，从而使得作为操作化结果的医患信任，与个体切身感受的医患信任之间存在一定的区别。同时，人际层面的医患信任通常也是波动的、变化的，而一般的横剖面调查或前后测调查，都很难及时全面地反映其中的演变过程。此外，一旦操作化完成，此类研究的重点就在于执行测量过程，而不是就医患信任的理论特质进行更为深入的分析，在理论深度上还存在进一步提炼的空间。

这实际上反映出当下心理学化的社会心理学研究——甚至是社会心理学整个学科气质——的一大弊端：过分执着于对变量进行操作化的测量，而忽略了测量之前与测量之后的理论加工。与此同时，满足于量化机制的验证与就事论事的对策，而忽略了去寻找现象背后的深层次原因。很多时候，社会心理现象是一种"次生性"或"从属性"的现象，是特定社会事实对世道人心的冲击在心理世界的反应。对这种反映的社会成因的分析与把握，不能仅仅停留于"基本背景"的角度进行概化处理（实际是模糊化处理），此后便埋首于概念的操作化与各种量化机制的验证。相反，社会心理学研究者应当更为敏锐地去直接触碰这些"基本背景"，并立足于自身学科的学术视角提出积极的对策建议。就医患关系的研究而言，当然不能说人际层面或组织层面的医患关系研究是无用的。相反，首先应当承认这些研究已经为医患关系的现状把握、影响因素梳理和改革症结判断提供了非常充分的实证积累。但是接下来更重要的工作，是在这些已有素材的基础上，去提出更有建设性和操作性，具备社会心理学特色而又能够超出社会心理学这个狭隘领域而起到实质作用的分析框架与行动指引。

本文以"获得感悖论"为题眼，将医患关系置于现代性的"自反性"特征下加以反思，正是趋向这一方向的初步尝试。但是，在目前关于获得感的研究中，比起政治学、公共管理等领域，社会心理学的研究可能还是相对落后的，需要进一步的提升。"获得感"这一概念天然地强调了获得的"感知性"，也就是明确了它的主观心理属性；同时又强调要有实实在在的"发展""改革""付出"在前，而不仅仅是一种主观幸福体验，这又明确了它的社会属性。结合起来讲，这实际上是给社会心理学界利用这一概念提供了最恰当不过的时机。

值得警惕的一点是，目前医患关系的研究取向可能是较多关注到医方作为专业医疗相关知识的优势一方而天然具有强势地位，从而反过来要更多地强调作为弱势一方的患者的就医信任及其相关影响。在福柯式现代医学对个体的权力凝视的批判式研究中，医患群体、现代医学与社会成员个体往往被塑造成强弱分明的两大阵营，个体面对现代医学的生物性权力、患方面对医方的知识垄断地位总是无还手之力，总是处于被注视、被压抑、被规训的从属地位。即便患方存在各种程度的反抗，也通常被视为是一种"弱者的武器"。但是，这种强弱二分的理论观照实际上可能会有"落入这样的陷阱当中的危险，即我们往往天然地将患者一方视为'弱势群体'，医生因为掌握专业知识而享有权力，因而医患关系显而易见就是强者对弱者的关系，而我们就需要采取更多的措施来抑制强者、保护弱者权益。"但是，现实中医患双方的立场和角色不同，很自然地造成纯认知层面的差异，这种差异只适宜理解为观点的不同，而不涉及权力的高低。例如，患方眼中医方的防御性医疗行为（如"大检查""大处方"）体现了医生对治疗权力和健康专业知识的滥用，是个别医生或个别医院"利益熏心"的结果；而从医方角度来讲，这也可能是患方未能充分考虑医学诊断的不确定性和疾病治疗过程中固有的多变性，以及医保制度和医疗管理体制对于医生执业行为的多种刚性限制。如此，个体的医生或医疗机构就可能成为制度供给不足、体制之间的摩擦、医学模式的欠缺等结构性弊端的"替罪羊"，并成为患者眼中失去道德信誉的职业群体。这一困局并不是人际层面的信任修复能够解决的，而必须通过体制性的改良才能缓解。对此，强弱权力关系的理论分析不仅未能抓住当下中国医患关系的本质矛盾，反而可能塑造出不必要的竞争受害者心理，使得医患之间徒增不必要的对抗性和防御性心态，使双方感知到的风险急剧增加，进一步弱化医患信任的形成。

实际上，在我们进行的医患关系访谈和调研过程中，曾不止一次地听到临床医生的类似观点："你文章写得再好，有人找你看病吗？"这可能代表了实际的临床工作者的某种疑惑：理论的批评若不能在短期内对其工作做出改善，则很难让其配合相关研究。这不能简单地理解为一种短视或傲慢，而是代表着一线医学工作者的注意力范围很难脱离当下处理的疾病问题——这也是其医务工作者的角色所赋予其合法权利的范围。超出这一职权范围的问题，在他们看来既无必要也无直接能力去改变；同时，就医患关系、医疗体制问题发表个人化的见解，恰巧这种见解又带有一定的负面情绪时，甚至可能引来医院管理部门的批评或问责。因此，他们最好对超出治疗这一职业范畴的问题保持理性的沉默。而正是在医方看来是"恪守职业本分的做法"，与患方对医方的各种期待之间的各种不匹配而造成的不满、焦虑与怀疑中，在医方群体立足于自身职业、自我保护式的"有限责任意识"与根植于患者心中的医方有义务为自身健康负责的"无限责任意识"[1] 的对抗性心态中，我们可以发现医患"获得感悖论"

---

[1] 孙祺媛，董才生. 医患信任危机的"责任意识"分析：以吉林大学第一医院为例[J]. 长白学刊，2015（4）：115-119.

的一个社会心理学分析入口。只有将医患关系问题置身于现代性的发展，尤其是现代风险社会的发展进程中加以历史性的探查，才能够从根本上把握医患关系发展的基本趋势，而不至于因为某些极端化个案的出现而忽视了其历史性和阶段性的总体特征，一叶障目而不见森林。

同时还需要看到，"获得感"一词是在我国不断推进国家治理现代化的过程中提出和流行的。这充分反映出当下国家治理和社会治理的一个趋势：不再单纯注重 GDP、人均收入之类客观化、货币化或经济学化的指标，而开始引入和倚重具有社会心理属性的指标，如幸福感、获得感、安全感等。体现在公共政策研究与实践上，也已经开始出现用满意度、信任感等体现公共利益与主观体验的心理学指标来判断公共政策的执行情况，并利用相应的心理效应与技术以提升公共管理质量、提高政策执行效率、促进社会公平与公正的转向。这其实正是当今时代对情感治理的客观需求和现实呼唤。社会心理学家应当把握这一时代契机，参与改善社会治理的理论思考和实践行动。医患"获得感悖论"的"破局"，最终还需要回归到社会治理这一社会"总盘子"去思考与谋划，并达成一定的理论共识并努力影响相关公共政策的"供给侧"输出，最终在实践中去检验和评估这些政策的社会效益。而在影响公共政策方面，社会心理学界甚至整个心理学界的存在感还较低；即使有一些政策参与，也多局限于心理健康领域。如何扩大对公共政策的影响力，还有待于整个学界的共同努力。

最后仍有必要强调，虽然许多社会心理问题的产生有其社会结构和社会制度背景，但并不是所有问题的直接产生都必须从结构变化和制度变革着手，也可以从社会心态层面加以疏导和解决。若坚持把所有问题的根源与解决之道都推给抽象的宏大"体制"问题这种纯宏观社会学的论点，恐怕是一种理论上的懒惰。像医疗问题这种牵涉面广、关联方多、既涉及利益也涉及理念的问题（如中西医之争），不能简单指望通过顶层设计改革、医疗管理水平改善、医药科技水平提升、医学文化改变这些根本性但又比较遥远的结构性因素的转变来改善医患关系，而应当在考虑这些基本因素作用的同时去仔细思考，如何在当下做出必要的反思与改进，确立可以落实和提升的具体任务与突破口，积极思考如何从社会心态培育的角度去顺势引导医疗体制的改革，从而达到整体协同、多元治理的合力。没有情感的认同和联结，很难想象能够真正结成有凝聚力的"医患共同体"和任何其他社会共同体。同样地，没有对相关负性情绪的疏导和负性社会心态的治理，也很难防止人们对既定社会制度的认识和特定社会政策的解读出现某些不必要的误区。相关情感治理的模式与途径，与基于纯理性视角下的权力体制和利益分配机制的创新等既有体制机制创新并不完全相同，目前还正处于摸索阶段。在这方面，社会心理学仍有充分的探索与实践空间。希望能有更多志同道合者参与"破局"的努力，为医患关系的改善贡献更多来自社会心理学学科的实践智慧。

（本节内容曾发表于《南京师大学报》2019年第1期，收录本辑时稍做调整）

## 第二节 医方群体的医患地位感知及其影响因素

### 一、引言

社会心理学中对角色的探讨有两个主要流派，一个是强调互动的符号互动论角色观，另一个是强调功能的结构主义角色论。[1] 其中，符号互动论角色观认为"角色"概念是社会互动中突发的行为准则，强调角色扮演者对于角色的理解、领会和发挥，其代表人物是欧文·戈夫曼（Erving Goffman）[2]；而结构主义角色论认为角色受到社会结构的制约，并对个体占有的角色数量进行了讨论，其中的代表人物罗伯特·K.默顿（Robert King Merton）认为，个体可以同时占据多个社会地位，每个地位又会涉及一组相关角色，产生角色丛，角色主体也会同时面临不同的角色期待[3]。

中国有古语称"医不自治"，即医方自己虽为医生，但在自己或家人生病时也不宜亲自治疗。在医患关系中，医方群体的特殊性在于其有时会同时扮演医方和患方的角色。作为医方时面临患者的期待，希望其扮演热情有能力的医生；而当其本人或其家人不幸生病时，则会面对医生的期待，扮演听话懂事的患者或患者家属。从扮演医患角色时不同的角色期待可以发现，在医患关系中，医方往往占据着主导地位，拥有更高的权力和地位；而患方则处于从属的地位，

---

[1] 张杨波. 西方角色理论研究的社会学传统：以罗伯特·默顿为例 [J]. 国外理论动态, 2014 (9)：104-109.
[2] 戈夫曼. 日常生活中的自我呈现 [M]. 冯钢, 译. 北京：北京大学出版社, 2008：14-15.
[3] 默顿. 社会理论和社会结构 [M]. 唐少杰, 齐心, 译. 南京：译林出版社, 2006：489.

权力和地位都低于医方。① 在以往的研究中也发现医方处于不同角色时对于医患关系的评价和影响因素的认知存在差异。② 因此，从医方入手的医患关系研究可以通过探查医方群体扮演不同角色时的社会认知差异发现医患双方存在的共同点和差异，寻找能够引导双方互相理解的渠道，调整双方对对方的角色期待，减少群体间因不理解而产生的摩擦，缓和医患矛盾，建立和谐医患关系。

根据罗伯特·K.默顿的理论，处于角色丛中心的角色主体在处理不同角色间的冲突时会通过社会结构的模式化形成高低不同的地位序列。本书希望通过贵州地区的医方数据，对医方群体在扮演医方和患方时对于医患地位的高低感知是否存在差异以及受到哪些因素的影响进行研究。

## 二、方法

### （一）研究工具

本书使用由南开大学周恩来政府管理学院社会心理学系医患社会心态研究课题组开发的"中国医患社会心态调查问卷"（医方版）③ 对贵州地区的医疗机构人员进行社会调查。该调查问卷经过检验，内部一致性系数为0.932，两周重测信度在0.641~0.759，包含问题丰富，总体上划分为医患社会情绪、医患社会认知、医患社会价值观、医患行为倾向和个人信息问卷几个部分，是目前较为全面和完善的适合对医患社会心态进行大规模研究的社会调查问卷，囊括了本书想要研究的主要内容，本书根据研究需要从中选取部分内容作为研究重点，进行分析和处理。

### （二）变量选择

地位通常被理解为个体所享有的在他人眼中的声望、尊重和影响力④，具有一定的稳定性。地位感知则是指个体主观感受到的自己在组织中可能处于的相

---

① 罗家有，曾嵘."病人选择医生"与医生角色转换［J］.中国医师杂志，2004（10）：1431-1432.
② 周倩慧，赵基栋，王锦帆.无锡市医患双方对医患关系评价的心态研究［J］.南京医科大学学报（社会科学版），2015，15（5）：355-359.
③ 汪新建.医患信任关系建设的社会心理机制研究［M］.北京：经济科学出版社，2022：409-419.
④ FISKE S T. Interpersonal stratification: status, power, and subordination［M］// FISKE S T, GILBERT D T, LINDZEY G. Handbook of social psychology (5th ed.). Hoboken, N. J.: Wiley, 2010: 941-982.

对位置[1],会受到具体情景的影响而产生变化,并且个体层面的变量会对其产生显著的影响[2],包括个体的主观因素以及与个体有关的外部地位特征。医生群体在医患关系中可以同时扮演医方和患方的角色,具有一定特殊性。因此在选择变量的过程中,除了关注个体层面的主客观因素之外还考虑了与医方工作层面相关的变量,作为个体外部地位特征的内容引入分析当中。同时对于可研究的变量结合群体特征进行了筛选,选择了具有代表性的指标进行分析。具体的变量选择说明将在后文展开叙述。

1. 因变量

对于主观社会地位感知的研究主要使用研究对象自我报告的形式[3],已有成型量表主要测量在工作场所下的地位感知[4],对于本书关注的医患关系条件下的地位感知的相关量表较少。因此本书选择医患社会心态问卷中的医患社会认知分问卷的"当您作为医务工作者与患者接触时,您认为医方与患方的地位关系如何?"和"当您自己作为患者去其他医院就诊时,您认为医方与患方的地位关系如何?"两个问题作为因变量。两个问题都是采用Likert 5点计分法,得分越高表明医方地位越高或患方地位越低。

2. 控制变量和自变量

与地位感知最直接相关的是一些个体人口学变量,如性别、年龄、受教育程度等,这主要受到刻板印象的影响,与本书的主要目的关系不大,但考虑到这些变量可能会影响研究对象对于医患社会地位的感知,故将其作为控制变量进行分析。

对于自变量,本书主要从个体客观、个体主观和个体工作三个层面进行筛选。首先是个体的客观条件方面,已有研究发现个体的社会感知与个人客观地位存在相关[5],因此将与个人客观社会地位有关的变量纳入研究内容中,主要是

---

[1] SEEMAN T E, BERKMAN L F. Structural characteristics of social networks and their relationship with social support in the elderly: who provides support [J]. Social science & medicine, 1988, 26 (7): 737-749.

[2] BERGER J, COHEN B P, ZELDITCH M, Jr. Status characteristics and social interaction [J]. American Sociological Review, 1972, 37 (3): 241-255.

[3] ANDERSON C, BRION S, MOORE D A, et al. A status-enhancement account of overconfidence [J]. Journal of personality and social psychology, 2012, 103 (4): 718-735.

[4] DJURDJEVIC E, STOVERINK A C, KLOTZ A C, et al. Workplace status: the development and validation of a scale [J]. Journal of Applied Psychology, 2017, 102 (7): 1124-1147.

[5] DAVIS J A. Status symbols and the measurement of status perception [J]. Sociometry, 1956, 19 (3): 154-165.

与研究对象的家庭经济情况相关的问题，在本书中主要是"是否有私家车""是否有属于自己产权的房子（包括共有产权）"以及"过去半年中的平均月收入"三个问题，但是考虑到医生群体内部的工资水平存在一定一致性，且所有研究对象均来自同一地区，工资水平差异不大，因此主要以"是否有私家车"和"是否有属于自己产权的房子（包括共有产权）"作为研究个体客观层面的变量。

其次由于感知社会地位受主观观念影响，因此还应考虑研究对象的主观层面变量，本书使用"主观相对社会经济地位""主观相对生活水平"和"主观社会阶层"作为研究内容，其中"主观社会阶层"包含三个指标，分别是研究对象14岁时家庭所处社会阶层、研究对象目前所处社会阶层和研究对象认为自己未来所处社会阶层。除此之外，考虑到研究对象医疗工作的情况以及本书的因变量是与医患关系有关的内容，还增加了"担心发生医患冲突程度""医患信任程度""医患关系满意度"和"目前的医患关系和谐程度"四个主观测量变量，四个变量都是采用Likert 5点计分法，其中，"担心发生医患冲突程度"得分越高表明越担心；"医患信任程度"得分越高表明越不信任；"医患关系满意度"得分越高表明越不满意；"目前的医患关系和谐程度"得分越高表明越不和谐。

最后针对研究对象工作的特征，还将医院层面的数据纳入分析当中，包括研究对象的工作年限、职位、工作医院等级和工作日工作时长。其中职业分为医师、护士、药学技术人员、医技人员、管理人员和其他人员（指除以上五类人员外，在医疗机构从业的其他人员，主要包括物资、总务、设备、科研、教学、信息、统计、财务、基本建设、后勤等部门工作人员）六个类型。

（三）研究对象

本书在贵州地区选取了不同等级不同类型的十余个医院进行调查，面向医方群体现场发放并回收问卷600份，剔除填答不完整问卷124份，获得有效问卷476份，回收问卷有效率为79.33%。

有效研究对象年龄最小为21岁，最大为59岁，平均年龄35岁（$SD=10$）。其中男性68人，占比14%，女性408人，占比86%。由于本书面向的是医方群体，不仅收集医生研究对象的数据，还收集护士等医院工作人员的数据，并且由于医院内护士占比较高且多为女性，导致女性研究对象更多。其他关于研究对象的人口学变量信息见表1-1。

表1-1  研究对象人口学信息统计（$N=476$）

| 变量 | 分类 | n/人 | 百分率/% |
|---|---|---|---|
| 性别 | 男 | 68 | 14 |
|  | 女 | 408 | 86 |
| 受教育程度 | 高中/中专及以下毕业 | 26 | 5 |
|  | 大学专科/本科在读或毕业 | 424 | 89 |
|  | 硕士研究生在读或毕业 | 21 | 4 |
|  | 博士研究生在读或毕业 | 5 | 1 |
| 婚姻状况 | 从未结婚 | 114 | 24 |
|  | 已婚 | 324 | 68 |
|  | 离异 | 24 | 5 |
|  | 丧偶 | 4 | 1 |
|  | 再婚 | 10 | 2 |
| 生育情况 | 没有孩子 | 146 | 31 |
|  | 有1个孩子 | 277 | 58 |
|  | 有2个及以上孩子 | 53 | 11 |
| 平均月收入 | <2000元 | 42 | 9 |
|  | 2000~4999元 | 165 | 35 |
|  | 5000~9999元 | 218 | 46 |
|  | 10000~14999元 | 45 | 9 |
|  | 15000~19999元 | 4 | 1 |
|  | ≥2万元 | 2 | 0 |

从研究对象人口学信息统计中可以发现，研究对象的受教育程度总体较高，94%的研究对象都是本科及以上学历，且大多为大学专科或本科，在受教育程度方面研究对象间的差异不大。从研究对象平均月收入情况来看，81%的研究对象收入集中在2000~9999元，研究对象间的差异性也不大。

（四）数据处理

本书的两个因变量都是采用Likert 5点计分法，从低到高表示医方地位逐渐升高（或患方地位逐渐降低），在研究中作为定序分类变量进行处理，采用多项有序回归分析建立模型，将所有变量同时纳入模型当中。

本研究使用 Jamovi 0.9.5.16 软件对数据进行分析处理。

## 三、结果

### （一）研究变量描述结果

首先，对本书的主要变量进行描述统计分析，了解数据整体情况，分析结果见表 1-2。

表 1-2　研究变量描述统计结果（$N=476$）

| 预测变量 | 分类 | n（人）/ M | % / SD |
|---|---|---|---|
| 因变量 | | | |
| 作为患者就诊时的医患地位感知 | 医方处于绝对弱势地位 | 16 | 3 |
| | 医方处于相对弱势地位 | 36 | 8 |
| | 双方地位平等 | 271 | 57 |
| | 患方处于相对弱势地位 | 140 | 29 |
| | 患方处于绝对弱势地位 | 13 | 3 |
| 作为医生接诊时的医患地位感知 | 医方处于绝对弱势地位 | 48 | 10 |
| | 医方处于相对弱势地位 | 148 | 31 |
| | 双方地位平等 | 244 | 51 |
| | 患方处于相对弱势地位 | 35 | 7 |
| | 患方处于绝对弱势地位 | 1 | 0 |
| 个人工作预测变量 | | | |
| 工作年限 | 连续变量 | 14.48 | 11.49 |
| 职位 | 1. 医师 | 109 | 23 |
| | 2. 护士 | 278 | 58 |
| | 3. 药学技术人员 | 17 | 4 |
| | 4. 医技人员 | 32 | 7 |
| | 5. 管理人员 | 10 | 2 |
| | 6. 其他人员 | 30 | 6 |
| 工作医院等级 | 1. 三级医院 | 393 | 83 |
| | 2. 二级医院 | 69 | 15 |
| | 3. 一级医院 | 14 | 3 |

续表

| 预测变量 | 分类 | n（人）/M | %/SD |
|---|---|---|---|
| 工作日工作时长 | 1. ≤8 小时 | 183 | 38 |
|  | 2. 9~10 小时 | 190 | 40 |
|  | 3. 11~12 小时 | 64 | 13 |
|  | 4. 13~15 小时 | 21 | 4 |
|  | 5. ≥16 小时 | 18 | 4 |
| 个人客观预测变量 |  |  |  |
| 是否有私家车 | 1. 是 | 292 | 61 |
|  | 2. 否 | 184 | 39 |
| 是否有属于自己产权的房子（包括共有产权） | 1. 是 | 313 | 66 |
|  | 2. 否 | 163 | 34 |
| 个人主观预测变量 |  |  |  |
| 主观相对社会经济地位 | 1. 较高 | 33 | 7 |
|  | 2. 差不多 | 277 | 58 |
|  | 3. 较低 | 121 | 25 |
|  | 4. 不好说 | 45 | 9 |
| 主观相对生活水平 | 1. 更好 | 43 | 9 |
|  | 2. 差不多 | 377 | 79 |
|  | 3. 更低 | 56 | 12 |
| 担心发生医患冲突程度 | 连续变量 | 3.43 | 1.11 |
| 医患信任程度 | 连续变量 | 2.28 | 0.67 |
| 医患关系满意度 | 连续变量 | 2.45 | 0.62 |
| 目前的医患关系和谐程度 | 连续变量 | 3.52 | 1.04 |
| 主观社会阶层（14岁时） | 连续变量 | 3.41 | 2.01 |
| 主观社会阶层（目前） | 连续变量 | 4.73 | 1.72 |
| 主观社会阶层（未来） | 连续变量 | 6.35 | 2.00 |

从描述统计结果来看，当研究对象作为患者和作为医生与另一方接触时，一半以上的人都认为双方地位是平等的，但是当研究对象作为患者与医生接触时，29%的研究对象认为患方处于相对弱势地位；而当研究对象作为医生接诊时，31%的研究对象认为医方处于相对弱势地位。表明研究对象将自己看作患方作答时的结果与其将自己看作医方作答时的结果存在差异。

医院层面数据显示本书研究对象的平均工作年限为14.48（$SD=11.49$），表明本书收集的研究对象整体来看具有较长的工作经验，有更多的医患关系经验，作为医方群体的研究对象比较具有代表性。从研究对象职位信息来看，本次数据收集研究对象的职位主要是医生和护士，占总体的81%，其中，护士人数更多，有278人，占总研究对象一半以上，符合一般医院的职位分布情况。从工作医院等级信息来看，本书收集的研究对象主要来自三级医院。三级医院相对于其他级别医院在患者当中有更高的认可程度，接诊数量和难度一般也高于其他级别的医院，在医疗体系当中具有较强的代表性。而从工作日工作时长来看，报告工作时间在9~10小时的研究对象最多，其次是≤8小时，还有21%的研究对象报告的工作时间>10小时。

从个人客观预测变量结果来看，拥有私家车和个人产权住房的研究对象占60%以上。

从个体主观预测变量结果来看，大多数医方群体认为自己的相对社会经济地位和相对生活水平与社会上的大多数人差不多，整体来看研究对象报告的14岁时家庭的社会阶层较低（$M=3.41$，$SD=2.01$）；研究对象报告的目前所处社会阶层相对于其14岁时的社会阶层较高，但仍然小于5（$M=4.73$，$SD=1.72$），表明研究对象认为自己目前仍处于中低等社会阶层；而从研究对象报告的未来可以达到的社会阶层情况来看，研究对象对于未来能够达到的社会阶层情况整体上是高于目前的社会阶层的（$M=6.35$，$SD=2.00$）。

（二）医方群体社会地位感知及其影响因素

对因变量为患方视角下的社会地位感知和因变量为医方视角下的社会地位感知模型分别进行似然比检验，作为患方时的多项有序回归模型整体的卡方值为45.5，自由度为29，$p<0.05$；作为医方时多项有序回归模型整体的卡方值为67.3，自由度为29，$p<0.001$。表明两个模型整体显著，本书选取的变量对于因变量有显著预测作用，模型拟合效果较好。具体回归分析结果如表1-3所示。

表1-3 医方社会地位感知影响因素回归模型（$N=476$）

| 预测变量 | 作为患者 β | 作为患者 OR值 | 作为医生 β | 作为医生 OR值 |
| --- | --- | --- | --- | --- |
| 阈值 | | | | |
| 1~2年 | -3.260** | 0.039 | -3.620*** | 0.027 |
| 2~3年 | -2.010* | 0.134 | -1.700 | 0.184 |
| 3~4年 | 1.01 | 2.737 | 1.550 | 4.716 |
| 4~5年 | 3.910*** | 49.741 | 5.290*** | 197.786 |
| 控制变量 | | | | |
| 性别 | | | | |
| 男性 | 0.621* | 1.861 | 0.181 | 1.198 |
| 年龄 | 0.013 | 1.013 | -0.004 | 0.996 |
| 个人工作预测变量 | | | | |
| 工作年限 | -0.003 | 0.997 | 0.017 | 1.017 |
| 职位 | | | | |
| 医师 | -0.043 | 0.958 | -0.890* | 0.411 |
| 护士 | -0.000 | 1.000 | -0.780* | 0.458 |
| 药学技术人员 | 0.754 | 2.125 | -0.444 | 0.641 |
| 医技人员 | -0.500 | 0.607 | 0.101 | 1.106 |
| 管理人员 | 0.992 | 2.697 | -0.580 | 0.560 |
| 工作医院等级 | | | | |
| 二级医院 | 0.300 | 1.350 | 0.278 | 1.320 |
| 一级医院 | -0.123 | 0.883 | 0.070 | 1.073 |
| 工作日工作时长 | | | | |

续表

| 预测变量 | 作为患者 β | 作为患者 OR值 | 作为医生 β | 作为医生 OR值 |
| --- | --- | --- | --- | --- |
| 9~10小时 | 0.296 | 1.344 | 0.125 | 1.133 |
| 10~12小时 | -0.109 | 0.897 | 0.150 | 1.162 |
| 13~15小时 | -0.452 | 0.637 | -0.395 | 0.674 |
| ≥16小时 | -1.140* | 0.320 | 0.048 | 1.049 |
| 个人客观预测变量 | | | | |
| 是否有私家车 | | | | |
| 否 | -0.655* | 0.519 | 0.088 | 1.092 |
| 是否有属于自己产权的房子（包括共有产权） | | | | |
| 否 | 0.021 | 1.021 | 0.072 | 1.074 |
| 个人主观预测变量 | | | | |
| 主观相对社会经济地位 | | | | |
| 较高 | -0.091 | 0.913 | 0.954* | 2.595 |
| 差不多 | -0.076 | 0.927 | 0.369 | 1.446 |
| 不好说 | -0.034 | 0.966 | -0.171 | 0.843 |
| 主观相对生活水平 | | | | |
| 更好 | -0.588 | 0.556 | 0.106 | 1.111 |
| 差不多 | -0.541 | 0.582 | 0.617 | 1.854 |
| 担心发生医患冲突程度 | 0.054 | 1.055 | -0.162 | 0.850 |
| 医患信任程度 | -0.132 | 0.877 | -0.182 | 0.834 |
| 医患满意度 | -0.063 | 0.939 | -0.140 | 0.869 |
| 目前的医患关系和谐程度 | 0.090 | 1.095 | -0.139 | 0.870 |

续表

| 预测变量 | 作为患者 β | 作为患者 OR 值 | 作为医生 β | 作为医生 OR 值 |
|---|---|---|---|---|
| 主观社会阶层（14岁） | -0.054 | 0.947 | 0.025 | 1.025 |
| 主观社会阶层（目前） | -0.022 | 0.978 | 0.052 | 1.054 |
| 主观社会阶层（未来） | 0.033 | 1.034 | -0.047 | 0.954 |

注：性别参照类为女性，职位参照类为其他人员，工作医院等级参照类为三级医院，工作日工作时长的参照类是≤8小时，是否有私家车的参照类是"是"，是否有房产的参照类是"是"，主观相对社会经济地位的参照类是较低，主观相对生活水平的参照类是更低。*$p<0.050$，**$p<0.010$，***$p<0.001$。

当因变量是患方角色下的社会地位感知时，从多项有序回归结果来看，选取的变量中，控制变量的性别对于医方作为患者与医生接触时的地位感知有预测作用，具体的男性相对于女性会有更高的主观地位感知（$\beta=0.621$，$p<0.05$，$OR=1.861$）。个人工作预测变量中工作日工作时长变量对该因变量有显著预测作用，工作日工作时长在16小时以上的研究对象相对于工作8小时以内的研究对象会有更低的地位感知（$\beta=-1.140$，$p<0.05$，$OR=0.320$）。个人客观预测变量中是否有私家车对该因变量有显著预测作用，没有私家车的研究对象相对于有私家车的研究对象会有更低的地位感知（$\beta=-0.655$，$p<0.05$，$OR=0.519$）。个人主观预测变量中则没有变量对于该因变量有显著预测作用。

当因变量是医方视角下的社会地位感知时，从多项有序回归结果来看，选取的变量中，控制变量的性别和年龄对于医方作为医生与患者接触时的地位感知没有预测作用。个人工作预测变量中职位对该因变量有显著预测作用，职位是"医师"（$\beta=-0.890$，$p<0.05$，$OR=0.411$）和"护士"（$\beta=-0.780$，$p<0.05$，$OR=0.458$）的研究对象相对于"其他人员"职位的研究对象会有更低的地位感知。个人客观预测变量中"是否有私家车"和"是否有属于自己产权的房子（包括共有产权）"对该因变量没有显著预测作用。个人主观预测变量中主观相对社会经济地位变量对该因变量有显著预测作用，认为个体自身主观相对社会经济地位比普通人"较高"的研究对象相对于认为自身比普通人"较低"的研究对象会有更高的地位感知（$\beta=0.954$，$p<0.05$，$OR=2.595$）；主观相对生活水平变量对该因变量也有显著预测作用，认为个体自身主观相对生活水平比普通人"更好"的研究对象相对于认为自身比普通人"更低"的研究对

象会有更高的地位感知（$\beta=0.106$，$p<0.05$，$OR=1.111$）。

### 四、讨论与总结

（一）关于模型设定与变量的预测作用

总体来看，当因变量是医方作为患者与医生接触时的社会地位感知和因变量是医方作为医生与患者接触时的社会地位感知时，根据模型拟合优度结果，本书选取的预测变量对因变量都存在线性关系，模型选择是正确的。

但从显著性结果来看，当因变量为医方作为患者就诊时的地位感知时，对其存在显著预测作用的变量是性别、工作日工作时长、是否有私家车三个变量，其中女性的患方角色下社会地位感知相对于男性存在负向预测作用，更长的工作日工作时长有显著的负向预测作用以及没有私家车的研究对象相对于有私家车的研究对象有更低的患方角色下的社会地位感知。当因变量为作为医生接诊时的社会地位感知时，对其存在显著预测作用的变量是工作职位、主观相对经济地位和主观相对生活水平三个变量，医生和护士相对于其他职位具有显著的负向预测作用，主观相对经济地位和主观相对生活水平则具有正向预测作用。

（二）关于医方社会地位感知的影响因素

本书对医方处于不同角色下的社会地位感知状况和其影响因素进行了研究，结果发现医方群体对于不同角色时的社会地位感知情况不同，其影响因素也不同。

影响医方作为患方角色与医生接触时的社会地位感知的因素主要是客观性因素，根据以往的研究，女性相对于男性更容易感受到性别歧视，感受到更低的社会地位[1]，而这一变量对于医方作为医生接诊时的社会地位感知则不存在显著影响，这可能是由于性别和角色之间产生了一定的交互影响。此外对于患者角色下的社会地位感知存在显著影响的变量是工作日工作时长，这可能是由于工作日工作时间更长的研究对象面对疾病的时候可能会更多地将其归因于工作压力，感受到更多个人权力的丧失，而在以往的研究中则发现，个人的权力感对研究对象的社会地位感知存在显著影响[2]。这一变量在另一模型中不显著的原

---

[1] HAYS N A, BENDERSKY C. Not all inequality is created equal: effects of status versus power hierarchies on competition for upward mobility [J]. Journal of personality and social psychology, 2015, 108 (6): 867-882.

[2] BLADER S L, CHEN Y R. Differentiating the effects of status and power: a justice perspective [J]. Journal of personality and social psychology, 2012, 102 (5): 994-1014.

因则可能是在医方作为医生接诊的过程中，忽视了工作时间对其社会地位感知的影响，更多的是考虑就诊中的医患关系和就诊环境的影响。最后，对于患方角色下的社会地位感知产生影响的因素是是否有私家车，反映研究对象的客观经济情况能够正向预测其社会地位感知，与以往研究的结果一致。[1] 但是这一因素对于另一因变量则不存在显著的影响。

影响医方作为医生接诊时的社会地位感知的因素主要是主观因素，客观因素是与个人工作环境有关的工作职位变量。当医方作为医生接诊时，其处于医院环境下的职位对于其社会地位感知存在显著影响，医师和护士是直接与患者进行接触的一线成员，面对目前医患关系紧张、伤医事件频发的现状，很可能会感受到更多的威胁，承受更多来自患方的压力，因此会倾向于报告更低的社会地位感知。而这一变量在患方角色下的社会地位感知模型中不显著的原因则可能是因为医方研究对象进入患方角色，脱离了医方角色，其在医疗组织中具有的职位随着这种脱离也失去了意义。此外，影响研究对象医方角色下社会地位感知的变量主要是主观相对经济地位和主观相对生活水平，报告与普通人相比更高经济地位和更高生活水平的研究对象也会有更高的社会地位感知，根据社会地位感知的相关研究，个体的社会地位感知情况会受到情景的影响，当遭遇同自己的阶层存在差异的对象时，其社会地位感知就会被唤醒。[2] 这两个因素对于患方角色下的社会地位感知模型没有显著的影响则可能是因为研究对象处于患方角色时，在医患关系中会处于一种相对弱势的地位，这种角色带来的影响强于个体主观比较产生的影响。

总的来说，本书发现医方在作为患方和作为医方处于一段医患关系当中的时候，存在不同的医患社会地位感知，对于其不同角色下的医患社会地位感知的影响因素不同，而这些差异产生的原因则主要是因为医患角色的切换。这表明，从医方群体的角度来看，医方可以在一定程度上理解患方处境和难处。但是，同时占有医方角色和患方角色的医方群体很难脱离固有的医方角色对患方进行理解，已有的对患方的体谅来自有限范围内的对于患方的认知，这表明想要达到医患双方对于对方的认同以及双方关系和谐发展的目的，除了引导医方站在患者角度思考以外，还需要引导患方理解医方的处境，共同做出努力，弥合双方因信息差异等原因引起的隔阂。

---

[1] 金晓彤，赵太阳，崔宏静，等. 地位感知变化对消费者地位消费行为的影响 [J]. 心理学报，2017，49（2）：273-284.
[2] FRANK R H. Choosing the right pond: Human behavior and the quest for status [M]. New York, NY: Oxford University Press, 1985: 17-38.

### （三）研究不足与展望

首先，本书此次的主要目的是调查在不同角色下医方研究对象的社会地位感知是否存在差异以及影响因素上是否存在不足，集中于寻找可能的影响因素，但是没有对因素之间的交互作用进行分析，尤其是对于社会地位感知有显著影响的因素，如性别和职位之间，可能存在一定交互作用，这是在以后的研究中需要改进的地方。

其次，本书在建立模型的时候，关注的主要是个人层面的数据，仅涉及了少量医院层面的数据，涉及的内容不够丰富。在对于社会地位感知的研究当中，应当注意个体所处环境因素存在的影响。因此在未来的研究中，寻找和划分个体和个体所处环境等不同层面的变量，对不同层面的变量进行分层分析是有重大意义的，这是我们在以后的研究中需要努力的方向。

最后，在以后的研究当中还应当关注医患之间差异的对比。本书从医方视角出发，探讨了医方在两个视角下的医患社会地位感知差异，但是医方受到其工作角色的限制，从患方视角出发的感知结果和完全的患方群体仍会存在较大差异，这是在以后的研究当中应当进行探索的方向。

（本节内容曾发表于《中国社会心理学评论》2019年第18辑，收录本辑时稍做调整）

# 第二章

# 医患社会心态的测量工具

## 第一节 中国医患社会心态问卷的初步编制与验证

### 一、总体思路

医患社会心态是一定时期内社会中多数成员或较大比例的社会成员所普遍共享的关于医患关系的基本认知、情绪情感、态度立场和价值观念，它是医方或患方做出归因、判断和行为决策的重要影响变量。① 从目前国内的社会心态研究成果来看，社会心态的主要研究方法是基于自陈问卷或量表的调查研究，研究者在将社会心态概念结构化之后，一般会编制相应的问卷或量表进行测量②，但其中涉及医患心态的相关题项较少，多侧重于整体性、多侧面的社会心态调查，无法细致地衡量当下中国医患社会心态的基本情况。在较多涉及中国医患社会心态的调查中③，研究者并未对其自行编制的问卷进行细致的信效度检验说明，在测量工具的精细性上还可进一步提高，同时也未明确提出对基于"医患社会心态"的概念进行测量指标的操作化。同时，国外医患心态的研究成果大多集中在医患沟通和医患信任等方面④，这些研究虽提供了一些成型量表，但其

---

① 吕小康，朱振达. 医患社会心态建设的社会心理学视角 [J]. 南京师大学报（社会科学版），2016（2）：110-116.
② 王益富，潘孝富. 中国人社会心态的经验结构及量表编制 [J]. 心理学探新，2013（1）：79-83.
③ 吕兆丰，王晓燕. 首都医患关系报告：基于信任理论的研究 [M]. 北京：法律出版社，2016：397-448.
④ HALL M A, ZHENG B, DUGAN E, et al. Measuring patients' trust in their primary care providers [J]. Medical Care Research and Review, 2002, 59（3）：293-318.

内容涉及面较窄，也较少使用"医患社会心态"这种概念化方式。为此，有必要针对当下中国医患社会心态的特征，编制相关问卷和量表，以便更加全面、准确地测量当下中国医患社会心态。

作为整体社会心态的一个侧面，医患社会心态的测量与普通社会心态的测量除了在测量的侧重点上存在区别外，其测量方式并无实质性区别。基于此，吕小康和张慧娟对医患社会心态测量的路径、维度与指标提出初步设想，建立了以医患社会情绪、医患社会认知、医患社会价值观和医患社会行为倾四项作为二级指标对医患社会心态进行测量的体系。[1] 在此基础上，有必要进一步细化各二级指标下的题项，进行预调查、初测、修改到再测定稿的问卷编制过程。

作为一个大型社会调查问卷，其编制原理与追求"小而精"的量表存在诸多不同。中国医患社会心态问卷的编制，充分借鉴中国社会科学院调查与信息中心的社会状况综合调查问卷（Chinese Social Survey，CSS）、中国人民大学中国调查与数据中心的中国综合社会调查问卷（Chinese General Social Survey，CGSS）、北京大学中国社会科学调查中心的中国家庭动态跟踪调查问卷（Chinese Family Panel Studies，CFPS）等国内知名的社会调查问卷的编制经验，参考杨宜音、王俊秀等人的社会心态调查实践[2]，以指标建构法组建模块化的测量内容，通过各二级指标下的分问卷编制与组合，最终形成中国医患社会心态的总体问卷。在总问卷的效度检验上，通过专家论证的方式鉴定其内容效度；在分问卷的效度检验上，对符合条件的分问卷进行量化检验并提供相应指标，部分分问卷中的细分问卷可视为量表加以应用。

同时，考虑到患方与医方的心态并不完全相同，问卷分患方卷和医方卷两个版本。两个版本之间的维度架构完全相同，绝大多数题项相同，仅在部分题项上存在差别，以便比较两个群体针对同样情景下的社会心态，同时又可分别针对其群体特征调查特异性内容。其中，问卷中的患方指前往医疗机构求诊的患者及其亲属或代理人，其操作化定义为近6个月里，有本人曾去医院门诊部或住院部看病、带自己的小孩或亲人去医院看病或因为家人或朋友生病住院而入院陪护的经历的成年（18周岁以上）个体，同时排除适用于医方问卷的医务

---

[1] 吕小康，张慧娟. 医患社会心态测量的路径，维度与指标[J]. 南京师大学报（社会科学版），2017（2）：105-111.

[2] 王俊秀，杨宜音. 中国社会心态研究报告（2014）[M]. 北京：社会科学文献出版社，2014：1-15；王俊秀，杨宜音. 中国社会心态研究报告（2015）[M]. 北京：社会科学文献出版社，2015：175-222.

工作者和未完成学制的全日制大、中学生被试。之所以排除全日制学生，是因为通常来说学生的初级就诊单位为校医院，其所患疾病较少且症状较轻，并不能反映出典型的医患社会心态。

问卷中的医方是指在医疗机构工作的所有相关人员，其操作化定义为近6个月内一直在具有医疗机构执业许可证的医疗机构工作（包括兼职和实习），符合我国《医疗机构从业人员行为规范》所定义的医疗机构从业人员，包括医师、护士、药学技术人员、医技人员、管理人员和其他相关人员等。其中，医疗机构具体包括如下类型：综合医院、中医医院、中西医结合医院、民族医院、专科医院、康复医院、妇幼保健院、中心卫生院、乡（镇）卫生院、街道卫生院、疗养院、综合门诊部、专科门诊部、中医门诊部、中西医结合门诊部、民族医门诊部、诊所、中医诊所、民族医诊所、卫生所、医务室、卫生保健所、卫生站、村卫生室（所）、急救中心、急救站、临床检验中心、专科疾病防治院、专科疾病防治所、专科疾病防治站、护理院、护理站，其他诊疗机构。

## 二、编制过程

在总体流程上，首先编制患方问卷，在患方问卷通过初测删改后，再以此为基础修改编制医方问卷。

在吕小康和张慧娟确立的医患社会心态指标体系的框架指导下，患方问卷的编制分为以下四个步骤。

第一步，预调查。在共同梳理和阅读国内外有关的社会心态以及医患关系的研究文献的基础上，课题组挑选10名具有硕士研究生以上学历的心理学和社会学专业背景的项目组成员，在各自家乡（包括北京、天津、上海、杭州、西安、贵州等地）调查了过去6个月共100名有就医经历的患者及其家属（平均每名项目成员调查10名），围绕着医生、患者、医患关系、就医经验、看诊经历等方面内容展开半结构式访谈，了解其心中关于医患社会心态的最直接体验。同时，以天津和北京共6家医院（3家三级甲等医院、2家三级乙等医院、1家二级医院）的25名医务工作者（其中，医师10名，护士7名，医政管理人员8名，岗位级别覆盖初级、中级、副高级和高级职称）、1家医患冲突调节机构的3名具有律师执照的医患冲突调节员，以及天津市卫生与计划生育委员会的5名管理人员作为预调查对象，同样围绕患方预调查中的相关内容进行五次联合专家座谈研讨会。全部预调查的时间为2015年12月至2016年5月。

通过对预调查内容的整理分析,参照国内外医患关系相关的测量工具[1][2],初步形成了"中国医患社会心态调查问卷"(患方卷)。该问卷主要分为五个部分,含作为主体的四个分问卷和一个个人信息问卷。各部分分问卷构想、指标及计分方式如下:

(1) 医患社会情绪分问卷,主要是通过对 14 个情绪词(初测问卷为 10 个,正式问卷增加到 14 个)的选择和程度判定来表现被试的医患社会心态的第一感受,要求被试从中选出感受最强烈的 3 个加以评定。感受程度的强烈采用 1~10 的 10 点计分制,数值越大,感受越强烈。14 个情绪词为:怨恨、感激、悲伤、乐观、冷漠、友善、焦虑、平静、愤怒、厌恶、嫉妒、恐惧、惊讶、快乐。愤怒、恐惧、惊讶、快乐、嫉妒和悲伤这 6 种为基本情绪[3],其余为社会情绪。其中,感激、乐观、友善、快乐被视为正性情绪词,怨恨、悲伤、冷漠、焦虑、愤怒、厌恶、嫉妒为负性情绪词,平静和惊讶为中性情绪词[4]。

(2) 医患社会认知分问卷,包括医患满意度、医患归因风格、医患安全感、医患宽容度、医患信任感和医患公正感这六个二级测量指标。采用"非常不同意(或非常不满意)"到"非常同意(或非常满意)"的 Likert 5 点计分法。

(3) 医患社会价值观分问卷,包括健康观、公正观、医学观和疾病观这四个二级测量指标。采用"非常不同意(或非常不重要)"到"非常同意(或非常重要)"的 Likert 5 点计分法。

(4) 医患行为倾向分问卷,包括择医偏好、从业倾向、社会排斥、参与行为、冲突应对这五个二级指标。从业倾向和社会排斥部分题目采用"非常不愿意"到"非常愿意"的 Likert 5 点计分法,择医偏好、参与行为和冲突应对部分采用多项选择题的形式。

(5) 个人信息问卷,患方问卷包括个人收入、主客观阶层、就医习惯等内容,医方问卷包括个人职务类型、收入、主客观阶层、工作强度等内容。此外,对于涉及在医院现场对正在进行或刚完成的医疗行为的患者进行调研的问卷,单独增设有关挂号科室、医院等级等内容,由调查员在调研时完成填写。

---

[1] 苗京楠,张建,王晓燕,等. 风险社会视角下的医患信任研究:基于北京市三级甲等医院的实证研究 [J]. 中国社会医学杂志,2016 (6):594-596.

[2] MIKESELL L. Medicinal relationships: caring conversation [J]. Medical Education,2013,47 (5):443-452.

[3] EKMAN P,HAGER J C,FRIESEN W V. The symmetry of emotional and deliberate facial actions [J]. Psychophysiology,2010,18 (2):101-106.

[4] EKMAN P,DAVIDSON R J. The nature of emotion [J]. American Scientist,1994,6 (1):3-31.

第二步，对初步形成的"中国医患社会心态调查问卷"（患方卷）进行初步的检查和预测。首先，研究者根据自己的就医经验做出初步筛选，经由项目组讨论并使用便利样本进行小范围试测获得反馈意见；其次，展开专家意见会，对项目进行删除、修改或补充；最后，保留四个分问卷合计154个项目（包括主体问卷145个项目及9个补充项目），个人信息问卷27个项目，将项目重新排序形成预测问卷。

第三步，2017年的4月和5月，由经过培训的学生调查员在全国各地采用方便取样的方式，对505名被试进行初测，实际收回有效问卷449份。利用SPSS软件对初测数据进行处理，进行项目分析及探索性因素分析。采用主成分分析法，进行斜交旋转后，删除因素负荷小于0.30及双因素负荷的项目后保留145个项目（包括主体问卷136个项目及9个补充项目），个人信息问卷的27个项目继续保留。初测分析的结果见本节第三部分。

第四步，对保留的145个项目，重新召开专家座谈会，对初测结果进行讨论，并对初测过程中被试反映的问题进行汇总，对部分存在歧义的项目重新进行字句修订并对个人信息问卷的27个项目做进一步修改。

最后，进行医方问卷的编制和患方问卷的文字校正。由于医方问卷与患方问卷的结构维度和基本项目相同，只涉及部分项目的增删，故并未展开大规模的初测。在2017年1月至4月期间，先后在北京、天津、上海、哈尔滨、深圳、杭州、贵州等地对38名医务工作者（包括医生、护士、技师、医政管理人员）进行面对面的问卷填写与访谈，2017年5月至6月期间对访谈结果进行汇总整理，对新增加的医方项目进行修订，同时根据其意见对原患方问卷部分题项的陈述做进一步修改。2017年7月初，正式确定患方卷与医方卷的所有项目，其中患方卷共183题，包括主体问卷项目145个，个人信息问卷项目38个；医方卷共173题，包括主体问卷项目140个，个人信息问卷项目33个。

### 三、信度与效度检验

（一）样本说明

在患方卷预测试的505名被试中，共收回有效问卷449份。其中男性179人，占39.9%；女性270人，占60.1%。30岁以下的人占15.0%，30~40岁的人占23.0%，40~50岁的人占47.0%，50~60岁的人占12.0%，60岁以上的人占3.0%。

预测试修改完成后的正式患方卷，在全国范围内推广施测之前先发放600

份问卷，进一步验证其信效度，有效回收 507 份，基于此进行验证性因素分析。其中男性 272 人，占 53.6%；女性 235 人，占 46.4%。60 岁以上的有 12 人，占 2.4%；50~60 岁的有 28 人，占 5.5%；40~50 岁的有 152 人，占 30.0%；30~40 岁的有 63 人，占 12.4%；30 岁以下的有 252 人，占 49.7%。

医方卷在天津、贵州、北京、哈尔滨、上海、宁波发放问卷 330 份，有效回收 312 份，基于此进行验证性因素分析。其中男性 78 人，占 25.0%；女性 234 人，占 75.0%。60 岁以上的人占 0.3%，50~60 岁的人占 3.8%，40~50 的人占 13.1%，30~40 岁的人占 37.8%，30 岁以下的人占 44.9%。

在医患双方卷中，社会情绪分问卷只要求被试选择 3 个情绪词并进行打分，不进行因素分析。只对社会认知、社会价值观和社会行为倾向三个分问卷进行因素分析，以验证其结构效度。

统计分析过程使用 SPSS 软件和 AMOS 软件进行。

（二）信度检验

同质性信度检验使用的样本与效度检验的样本相同，两周重测信度只针对同质性信度检验中的部分被试收集数据。

1. 同质性系数

表 2-1　中国医患社会心态问卷的信度检测

| 维度 | 患方卷初测信度<br>（$n=449$） | 患方卷正式施测信度<br>（$n=507$） | 医方卷正式施测信度<br>（$n=312$） |
| --- | --- | --- | --- |
| 医患社会心态问卷 | 0.903 | 0.911 | 0.932 |
| 医患社会情绪 | 0.801 | 0.821 | 0.831 |
| 医患社会认知 | 0.887 | 0.832 | 0.835 |
| 医患社会价值观 | 0.778 | 0.757 | 0.768 |
| 医患社会行为倾向 | 0.868 | 0.898 | 0.930 |

中国医患社会心态问卷（患方卷）初测和正式施测的同质性信度（α 系数）的检验结果见表 2-1，结果显示中国医患社会心态患方卷问卷及各分问卷 α 系数均在 0.75 以上，说明中国医患社会心态患方卷问卷的内部一致性较好、稳定性良好。

2. 重测信度

确定患方卷和医方卷后，分别于 2017 年 8 月（患方卷）和 11 月（医方卷），在第一次正式施测时即邀请各自 150 名被试间隔两周进行重测。由于医患社会心态总处于变动过程中，较长的时间间隔可能造成医患群体的心态波动，故选择两周作为测量间隔，实际重测完成时间为14～16天。其中，患方卷第一次正式测试要求被试近6个月内有就医或陪同就医经历，两周重测时排除两次测试之间有就医或陪同就医经历的被试，以确保其回答不受此期间的就医经历的影响，以尽可能地还原前一次测量时的情境。医方卷要求两周重测期间未出现新增的医疗纠纷事件和重大医疗事故。按以上标准，结合实际回答情况筛选有效重测问卷，患方卷有效回收128份，医方卷有效回收134份。以此为基础计算两周重测信度。

对两周前后测试结果的数据分析显示，患方卷的整体重测信度为0.721，医方卷的整体重测信度为0.734。各分问卷的重测信度如表2-2所示。

**表2-2 中国医患社会心态问卷两周重测信度**

| 版本 | 医患社会情绪分问卷 | 医患社会认知分问卷 | 医患社会价值观分问卷 | 医患社会行为倾向分问卷 |
|---|---|---|---|---|
| 患方卷 | 0.732 | 0.684 | 0.632 | 0.692 |
| 医方卷 | 0.759 | 0.692 | 0.641 | 0.715 |

从表2-2来看，各分问卷重测信度系数均在0.60以上，说明中国医患社会心态患方卷问卷的内部一致性较好，稳定性良好。医方卷在各分问卷上的重测信度都稍高一些。

（三）效度检验

采用专家评定法和因素分析法，以定性与定量相结合的方式对问卷进行信、效度检验。对初测数据和正式施测数据分别进行一次探索性因素分析，以比较问卷修订的结果及前后一致性。另对正式施测数据进行验证性因素分析以验证问卷结构。

1. 专家评定

聘请7名专家，其中2名主任医师、1名护士长、2名医政管理人员、1名心理学教授、1名社会学教授，对正式施测问卷的整体结构和具体条目进行4点打分（1表示非常不合适，2表示比较不合适，3表示基本合适，4表示非常合适），并将评定结果填写在"问卷效度专家评价表"。一共进行了2轮评定，结合评价表上的数据，在计算时将"非常不合适"和"比较不合适"都赋值为0，将"基本合适"和"非常合适"赋值为1，最终得出患方卷专家效度值为0.67，医方卷专家效度值为0.72；患方卷肯德尔和谐系数为0.73，医方卷肯德尔和谐系数为0.75。以上数值说明专家评定效度处在较好水平。

2. 区分效度

在进行因素分析前，首先对各分问卷之间的相关性进行分析。从表2-3可以看出，医患社会心态（患方卷和医方卷）各一级因素之间的相关为中等偏低的水平，说明因素之间具有一定的独立性，符合因素分析的基本原理。

表2-3 中国医患社会心态4个一级因素的相关矩阵

| 维度 | 医患社会情绪 | | 医患社会认知 | | 医患社会价值观 | |
|---|---|---|---|---|---|---|
| | 患方 | 医方 | 患方 | 医方 | 患方 | 医方 |
| 医患社会认知 | 0.151 | 0.141 | | | | |
| 医患社会价值观 | 0.165 | 0.154 | 0.438 | 0.406 | | |
| 医患社会行为倾向 | 0.147 | 0.142 | 0.145 | 0.010 | 0.228 | −0.870 |

3. 探索性因素分析

对中国医患社会心态患方卷的三个分问卷分别进行探索性因素分析（初测 $n=449$，正式施测 $n=507$），并对问卷的建构效度进行分析，获得各分问卷的因素分析结果，结果详见表2-4、表2-5、表2-6。各分量表的结构跟理论构想及初测结果一致。

表2-4 医患社会认知分问卷因素初测与正式施测分析结果（患方卷）

| 医患社会认知因素 | 初测（$n=449$） | | | 正式施测（$n=507$） | | |
|---|---|---|---|---|---|---|
| | 题项数/个 | 因子负荷值 | 方差贡献率/% | 题项数/个 | 因子负荷值 | 方差贡献率/% |
| 医患满意度 | 28 | 0.484~0.736 | 18.182 | 26 | 0.491~0.735 | 19.441 |
| 医患归因风格 | 12 | 0.474~0.506 | 6.274 | 12 | 0.447~0.737 | 7.494 |
| 医患安全感 | 12 | 0.469~0.817 | 5.965 | 12 | 0.302~0.817 | 4.535 |
| 医患宽容度 | 12 | 0.309~0.764 | 4.537 | 12 | 0.413~0.734 | 3.826 |
| 医患信任感 | 6 | 0.363~0.724 | 3.911 | 6 | 0.404~0.672 | 3.330 |
| 医患公正感 | 8 | 0.529~0.741 | 1.994 | 7 | 0.303~0.594 | 3.024 |
| 总计 | 78 | 0.309~0.817 | 40.863 | 75 | 0.302~0.817 | 41.650 |

由表2-4可见，对医患社会认知这一一级因素再进行因素分析，初测时参与因素分析的是78个项目，主成分因素分析、斜交旋转后抽取出6个因素，能解释总方差的40.863%。正式施测时参与因素分析的是75个项目，删除一些因子负荷值较低的项目，主成分因素分析、斜交旋转后抽取6个因素，能解释总方差的41.650%。第一因素"医患满意度"包括患者对医生、医院、医疗方式、医疗环境的满意与否等问题，第二因素"医患归因风格"包括患者对医患信任水平的影响因素的判断等问题，第三因素"医患安全感"包括患者对医疗方式、收费模式的担心程度等问题，第四因素"医患宽容度"包括患者对医生、医疗局限性的体谅程度等问题，第五因素"医患信任感"包括患者对医生、医疗水平等问题的信任程度，第六因素"医患公正感"包括患者判断金钱、权利对医疗服务的影响程度等问题。

表2-5 医患社会价值观分问卷初测与正式施测分析结果（患方卷）

| 医患社会价值观因素 | 初测（n=449） 题项数/个 | 初测 因子负荷值 | 初测 方差贡献率/% | 正式施测（n=507） 题项数/个 | 正式施测 因子负荷值 | 正式施测 方差贡献率/% |
| --- | --- | --- | --- | --- | --- | --- |
| 健康观 | 9 | 0.803~0.838 | 28.181 | 7 | 0.855~0.942 | 29.027 |
| 公正观 | 8 | 0.665~0.809 | 7.610 | 8 | 0.456~0.895 | 7.962 |
| 医学观 | 8 | 0.353~0.538 | 6.905 | 8 | 0.436~0.653 | 6.621 |
| 疾病观 | 7 | 0.462~0.739 | 4.670 | 7 | 0.318~0.563 | 4.526 |
| 总计 | 32 | 0.353~0.888 | 47.366 | 30 | 0.318~0.942 | 48.136 |

由表2-5可见，对医患社会价值观这一一级因素再进行因素分析，初测时参与因素分析的是32个项目，主成分因素分析、斜交旋转后抽取出4个因素，能解释总方差的47.366%。正式施测时参与因素分析的是30个项目，删除一些因子负荷值较低的项目，主成分因素分析、斜交旋转后抽取4个因素，能解释总方差的48.136%。第一因素"健康观"包括患者对"健康"这一概念的看法等问题，第二因素"公正观"包括患者对医患双方的地位、权利和义务的判断等问题，第三因素"医学观"包括患者对"医学"这一学科的看法等问题，第四因素"疾病观"包括患者对疾病养生等问题的价值取向。

表 2-6　医患社会行为倾向分问卷初测与正式施测分析结果（患方卷）

| 医患社会行为倾向因素 | 初测（$n=449$） ||| 正式施测（$n=507$） |||
|---|---|---|---|---|---|---|
| | 题项数/个 | 因子负荷值 | 方差贡献率/% | 题项数/个 | 因子负荷值 | 方差贡献率/% |
| 社会排斥 | 24 | 0.455~0.827 | 32.513 | 24 | 0.472~0.882 | 37.662 |
| 从业倾向 | 6 | 0.349~0.637 | 10.068 | 3 | 0.472~0.509 | 11.782 |
| 参与行为 | 3 | 0.363~0.849 | 7.779 | 3 | 0.502~0.633 | 8.642 |
| 总计 | 33 | 0.312~0.852 | 50.360 | 30 | 0.472~0.882 | 58.086 |

由表 2-6 可见，对医患社会行为倾向这一一级因素再进行因素分析，初测时参与因素分析的是 33 个项目，主成分因素分析、斜交旋转后抽取出 3 个因素，能解释总方差的 50.360%。正式施测时参与因素分析的是 30 个项目，删除一些因子负荷值较低的项目，主成分因素分析、斜交旋转后抽取 3 个因素，能解释总方差的 58.086%。做此调整后，正式施测问卷的医患行为倾向分问卷由原来设想的五因素结构变成三因素结构，其中，第一因素"社会排斥"包括患者对某些特定的疾病的排斥程度等问题，第二因素"从业倾向"包括患者对未来从事医疗事业的意愿程度等问题，第三因素"参与行为"包括患者对一些医疗活动的参与程度等问题。

对中国医患社会心态医方卷的三个分问卷分别进行探索性因素分析（初测 $n=306$，正式施测 $n=312$）对问卷的建构效度进行分析，获得各分问卷的因素分析结果，结果详见表 2-7、表 2-8、表 2-9。各分量表的结构跟理论构想及初测结果一致。

表 2-7　医患社会认知分问卷因素初测与正式施测分析结果（医方卷）

| 医患社会认知因素 | 初测（$n=306$） ||| 正式施测（$n=312$） |||
|---|---|---|---|---|---|---|
| | 题项数/个 | 因子负荷值 | 方差贡献率/% | 题项数/个 | 因子负荷值 | 方差贡献率/% |
| 医患满意度 | 28 | 0.542~0.829 | 19.114 | 17 | 0.368~0.835 | 20.956 |
| 医患公正感 | 12 | 0.306~0.762 | 10.659 | 7 | 0.401~0.699 | 13.208 |
| 医患安全感 | 12 | 0.431~0.748 | 7.526 | 16 | 0.377~0.826 | 7.471 |
| 医患归因风格 | 12 | 0.499~0.816 | 5.963 | 12 | 0.561~0.860 | 5.416 |
| 医患宽容度 | 6 | 0.427~0.761 | 3.882 | 12 | 0.476~0.755 | 3.797 |

续表

| 医患社会认知因素 | 初测（n=306） ||| 正式施测（n=312） |||
|---|---|---|---|---|---|---|
| | 题项数/个 | 因子负荷值 | 方差贡献率/% | 题项数/个 | 因子负荷值 | 方差贡献率/% |
| 医患信任感 | 8 | 0.366~0.679 | 3.401 | 6 | 0.403~0.637 | 2.882 |
| 总计 | 78 | 0.306~0.829 | 50.545 | 70 | 0.368~0.860 | 53.730 |

由表2-7可见，对医患社会认知这一一级因素再进行因素分析，初测时参与因素分析的是78个项目，主成分因素分析、斜交旋转后抽取出6个因素，能解释总方差的50.545%。正式施测时参与因素分析的是70个项目，删除一些因子负荷值较低的项目，主成分因素分析，斜交旋转后抽取6个因素，能解释总方差的53.730%。第一因素"医患满意度"包括医生对患者、医院、医疗方式、医疗环境的满意与否等问题，第二因素"医患公正感"包括医生判断金钱权利对医疗服务的影响程度等问题，第三因素"医患安全感"包括医生对患者群体以及自身群体工作环境、医疗政策的感受程度等问题，第四因素"医患归因风格"包括医生对医患信任水平的影响因素的判断等问题，第五因素"医患宽容度"医生对患者体谅程度的感知状况等问题，第六因素"医患信任感"包括医生对患者、自身医疗水平、整体医疗水平等问题的信任程度。

**表2-8　医患社会价值观分问卷初测与正式施测分析结果（医方卷）**

| 医患社会价值观因素 | 初测（n=306） ||| 正式施测（n=312） |||
|---|---|---|---|---|---|---|
| | 题项数/个 | 因子负荷值 | 方差贡献率/% | 题项数/个 | 因子负荷值 | 方差贡献率/% |
| 健康观 | 9 | 0.820~0.960 | 29.545 | 7 | 0.778~0.952 | 32.433 |
| 公正观 | 8 | 0.481~0.739 | 11.265 | 8 | 0.325~0.787 | 8.063 |
| 医学观 | 8 | 0.338~0.608 | 5.891 | 8 | 0.333~0.752 | 6.671 |
| 疾病观 | 7 | 0.348~0.689 | 4.076 | 7 | 0.652~0.870 | 5.592 |
| 总计 | 32 | 0.338~0.960 | 50.777 | 30 | 0.325~0.952 | 52.759 |

由表2-8可见，对医患社会价值观这一一级因素再进行因素分析，初测时参与因素分析的是32个项目，主成分因素分析、斜交旋转后抽取出4个因素，能解释总方差的50.777%。正式施测时参与因素分析的是30个项目，删除一些

因子负荷值较低的项目，主成分因素分析、斜交旋转后抽取4个因素，能解释总方差的52.759%。第一因素"健康观"包括医生对"健康"这一概念的看法等问题，第二因素"公正观"包括医生对医患双方的地位、权利和义务的判断等问题，第三因素"医学观"包括医生对"医学"这一学科的看法等问题，第四因素"疾病观"包括医生对疾病、养生等问题的价值取向。

**表2-9 医患社会行为倾向分问卷因素初测与正式施测分析结果（医方卷）**

| 医患行为倾向因素 | 初测（n=306） ||| 正式施测（n=312） |||
|---|---|---|---|---|---|---|
| | 题项数/个 | 因子负荷值 | 方差贡献率/% | 题项数/个 | 因子负荷值 | 方差贡献率/% |
| 社会排斥 | 24 | 0.525~0.831 | 31.090 | 24 | 0.599~0.876 | 35.519 |
| 从业倾向 | 6 | 0.474~0.695 | 11.323 | 3 | 0.357~0.797 | 10.035 |
| 参与行为 | 3 | 0.411~0.818 | 9.977 | 3 | 0.568~0.723 | 9.222 |
| 总计 | 33 | 0.411~0.831 | 52.390 | 30 | 0.357~0.876 | 54.776 |

由表2-9可见，对医患社会行为倾向这一一级因素再进行因素分析，初测时参与因素分析的是33个项目，主成分因素分析、斜交旋转后抽取出3个因素，能解释总方差的52.390%。正式施测时参与因素分析的是30个项目，删除一些因子负荷值较低的项目，主成分因素分析、斜交旋转后抽取3个因素，能解释总方差的54.776%。第一因素"社会排斥"包括医生对某些特定的疾病的排斥程度等问题，第二因素"从业倾向"包括医生对自身及其子女未来从事医疗事业的意愿程度等问题，第三因素"参与行为"包括医生对一些医疗活动的参与程度等问题。

4. 验证性因素分析

通过探索性因素分析得到的中国医患社会心态患方卷和医方卷结构的理论模型，可以进一步通过验证性因素分析确定模型与实际数据的拟合程度，从而验证理论模型的正确性。采用AMOS4.0统计软件进行验证性因素分析，患方卷数据来自正式施测的507名被试，医方卷数据来自正式施测的312名被试。

根据探索性因素分析的结果，"中国医患社会心态调查问卷"（总模型）（患方卷）设置了3个潜变量，每个潜变量分别对应75个、30个、30个观测变量；医患社会认知模型（模型一）设置了6个潜变量，每个潜变量分别对应26个、12个、12个、12个、6个、7个观测变量；医患社会价值观模型（模型二）设置了4个潜变量，每个潜变量分别对应7个、8个、7个、8个观测变量；医患社会行为倾向模型（模型三）设置了3个潜变量，每个潜变量分别对应24个、3个、3个观测变量。据此构成样本的相关矩阵，作为AMOS4.0模型检验的基础。

根据探索性因素分析的结果，"中国医患社会心态调查问卷"（总模型）（医方卷）设置了3个潜变量，每个潜变量分别对应70个、30个、30个观测变量；医患社会认知模型（模型一）设置了6个潜变量，每个潜变量分别对应16个、6个、7个、17个、12个、12个观测变量；医患社会价值观模型（模型二）设置了4个潜变量，每个潜变量分别对应7个、8个、8个、7个观测变量；医患社会行为倾向模型（模型三）设置了3个潜变量，每个潜变量分别对应24个、3个、3个观测变量。据此构成样本的相关矩阵，作为AMOS4.0模型检验的基础。

表2-10 中国医患社会心态4个模型的拟合指标

| 模型 | | $\chi^2$ | $df$ | $\chi^2/df$ | GFI | AGFI | NFI | TLI | CFI | RMSEA |
|---|---|---|---|---|---|---|---|---|---|---|
| 总模型 | 患方卷 | 16671.595 | 6101 | 2.733 | 0.478 | 0.459 | 0.373 | 0.471 | 0.481 | 0.065 |
| | 医方卷 | 20613.243 | 5657 | 3.637 | 0.302 | 0.275 | 0.296 | 0.352 | 0.364 | 0.092 |
| 医患社会认知 | 患方卷 | 6962.636 | 2679 | 2.600 | 0.653 | 0.631 | 0.552 | 0.653 | 0.665 | 0.062 |
| | 医方卷 | 8620.906 | 2330 | 3.700 | 0.447 | 0.410 | 0.502 | 0.563 | 0.578 | 0.093 |
| 医患社会价值观 | 患方卷 | 1160.696 | 398 | 1.667 | 0.851 | 0.826 | 0.829 | 0.869 | 0.880 | 0.061 |
| | 医方卷 | 1489.681 | 428 | 3.481 | 0.745 | 0.704 | 0.752 | 0.792 | 0.808 | 0.089 |
| 医患社会行为倾向 | 患方卷 | 169.181 | 8 | 19.817 | 0.917 | 0.781 | 0.775 | 0.600 | 0.781 | 0.193 |
| | 医方卷 | 173.818 | 12 | 14.485 | 0.866 | 0.688 | 0.748 | 0.577 | 0.758 | 0.208 |

从表2-10看，除了医患社会行为倾向，其他两个模型和总模型的 $\chi^2/df$ 均小于5，总模型和其他三个模型的5个拟合指数基本在0.5左右，RMSEA值为0.061~0.208。如果作为量表，这些指标的值并不完全理想，尤其是医患社会行为倾向部分的 $\chi^2/df$ 值明显偏大，因此很难作为严格的量表来看待，而只适宜作为普通的问卷题项。

### 四、讨论与结论

作为一种社会心态，医患社会心态毫无疑问具有和社会心态一样的心理结构。但是医患社会心态发生在医患互动情境中，这一特殊的发生情境又决定了医患社会心态具有不同于一般社会心态的特殊心理结构。医患社会心态问卷包含医患社会情绪、医患社会认知、医患社会价值观、医患社会行为倾向四个一级因素和若干二级因素。从预测问卷的初步形成到预测验的信、效度检验再到正式问卷的确立，本问卷以从上而下的指标建构的方式建立测量工作，并运用心理测量学中常用的信、效度检验方法进行了检验，其相关结果总体上符合测量学的基本要求。

其中，由于医患社会情绪测量方式的特殊性，对这一部分采用了定性与定量相结合的信、效度检验方式。另外，在医患社会行为倾向部分的一些项目由于题项内容的特殊性，并没有列入信、效度检验中。问卷总体具有较满意的信度和效度，可在国内各地区单独或组合使用。各分问卷基本符合心理测量学各项指标的要求，其中，医患社会认知部分的分问卷可作为准量表使用，后续研究可进一步分析其内在维度与信、效度，以提供更为准确的检验结果。但是，医患社会行为倾向分问卷中的多数题目只宜作为普通问卷题项看待，目前尚不能成为标准化的量表。此外，由于问卷篇幅较长，实际施测中很容易造成被调查者的疲劳，从而导致回答质量下降，这需要调查有强有力的质量监控过程，建议采用一对一或一（调查员）对多（被调查者）的小组填答方式，以提升填答质量。

目前在国内还较少见到大型医患关系社会调查的标准化问卷，即便有一些问卷已经测量了与本问卷相似的医患社会心态内容，但也未能够提供与本问卷类似的详尽编制流程与信、效度检验结果。因此，应用本问卷可在一定程度上推动医患社会心态与医患关系测量的标准化进程。当然，与严格的量表相比，总问卷在效度指标和因素分析结果上还有待进一步提升。期望在今后的实践中进一步完成量表化的工作，使整体问卷成为若干量表的组合，从而提高问卷的科学性、标准性和实用性。后续工作还包括将医患社会心态问卷（患方卷）译成藏语、维吾尔语、哈萨克语等版本，为进一步在少数民族地区推广应用做准备。

（本节内容曾发表于《心理学探新》2019年第1期，收录本辑时稍做调整）

## 第二节　中国医患社会心态问卷分问卷的信效度检验

在已有社会心态研究的基础上，吕小康和朱振达将医患社会心态定义为一定时期内社会中多数成员或较大比例的社会成员所普遍共享的关于医患关系的基本认知、情绪情感、态度立场和价值观念[1]，并将其划分为医患社会情绪、医患社会认知、医患社会价值观和医患社会行为倾向四大维度[2]，并基于此建构了

---

[1] 吕小康，朱振达．医患社会心态建设的社会心理学视角［J］．南京师大学报（社会科学版），2016（2）：110-116．

[2] 吕小康，张慧娟．医患社会心态测量的路径、维度与指标［J］．南京师大学报（社会科学版），2017（2）：105-111．

"中国医患社会心态调查问卷",包含医方卷和患方卷两个版本。在之前,该问卷内容结构的四个维度及其二级指标已进行初步的信效度检验,结果显示医方卷和患方卷都具有良好的信效度,也得到了相关专家的认可。但鉴于初步验证中的数据量过小、代表性不强等原因,目前对于医患社会心态问卷的检验还不充分,各维度下分设的二级指标仍然包含较多题目。该问卷设计之初希望能够支持不同分问卷单独或组合使用,因此在进行更广泛的使用之前,还应对医患社会心态问卷医患两个版本分问卷包含的二级指标内容进行进一步的信效度检验,以支持该问卷更为灵活使月的目的。

## 一、研究方法

### (一)研究思路

"中国医患社会心态调查问卷"分为医方版本和患方版本,两个版本结构一致,都是下设四个分维度,分维度下包含数个二级指标,主要包括医患社会情绪分问卷、医患社会认知分问卷、医患社会价值观分问卷和医患社会行为倾向分问卷。医患社会认知分问卷包含医患安全感、医患信任感、医患公正感、医患满意度、医患宽容度和医患归因风格这六个二级测量指标,医患社会价值观包括健康观、疾病观、医学观和公正观这四个二级测量指标。

医方和患方的医患社会心态问卷结构基本相同,但由于针对群体不同,细节上存在一定差异。具体来讲差异主要表现在两方面:首先,考虑到医方群体在患病情况下会同时扮演医生和患者两种角色,因此医患安全感分问卷的医方版相较于患方版,增加了针对医务工作者作为患者时的医患安全感题目,用于和患方结果进行对比;其次,在医患满意度方面,患方满意度分问卷包含两个部分。第一个部分内容与医方满意度分问卷一致,都是关于就医环境等内容的满意度评价;第二个部分内容是关于对接触的医生、护士等医务人员的满意度评价,这一评价量表在医方版中是没有的。除了以上提到的差异外,医患社会心态两个版本问卷是一致的,其中社会情绪分问卷只要求被试选择3个情绪词并进行打分,不需要进行因素分析;社会行为倾向分问卷的二级指标主要通过情景测试和单项或多项选择题目进行测量,在之前的研究中发现该分问卷不适合作为量表使用,因此未做进一步的因子分析。

最终,本书对医患社会认知和医患社会价值观两个分问卷涉及的二级指标进行因素分析,验证其结构效度,方便其在以后的研究当中可以作为独立的量表进行测量使用。

## （二）被试

本书使用"中国医患社会心态调查问卷"在全国范围内进行施测，面向医方和患方两个群体。数据验证采用收集到的患方数据 2909 份，医方数据 1555 份。将收集到两个群体的数据进行随机分半，患方 1454 份数据用于探索性因素分析，1455 份数据用于验证性因素分析；医方 777 份数据用于探索性因素分析，778 份数据用于验证性因素分析。被试基本情况如表 2-11 所示。

表 2-11　医患群体探索性因素分析和验证性因素分析被试基本情况[①]

| 项目 | | 分类 | 医方 | | 患方 | |
|---|---|---|---|---|---|---|
| | | | n(人)/M(岁) | %/SD | n(人)/M(岁) | %/SD |
| 探索性因素分析 | 性别 | 男 | 252 | 32 | 670 | 46 |
| | | 女 | 525 | 68 | 784 | 54 |
| | 受教育程度 | 初中及以下 | 0 | 0 | 97 | 7 |
| | | 高中或中专 | 2 | 0 | 171 | 12 |
| | | 大专 | 32 | 4 | 246 | 17 |
| | | 本科 | 480 | 62 | 840 | 58 |
| | | 研究生及以上 | 263 | 34 | 100 | 7 |
| | 户口类型 | 农业户口 | — | — | 567 | 39 |
| | | 非农户口 | — | — | 887 | 61 |
| | 婚姻状况 | 未婚 | 214 | 27 | 355 | 25 |
| | | 已婚 | 550 | 71 | 1053 | 72 |
| | | 离异 | 13 | 2 | 31 | 2 |
| | | 丧偶 | 0 | 0 | 15 | 1 |
| | 医疗机构等级 | 三级医院 | 506 | 65 | — | — |
| | | 二级医院 | 208 | 27 | — | — |
| | | 一级医院 | 35 | 5 | — | — |
| | | 缺失值 | 28 | 3 | — | — |
| | 年龄 | | 29.39 | 13.79 | 36.18 | 11.13 |

---

[①] 汪新建，刘颖，张子睿，等．中国医患社会心态问卷分问卷的信效度检验［J］．中国社会心理学评论，2020（01）：4-22+181-182．

续表

| 项目 | | 分类 | 医方 | | 患方 | |
|---|---|---|---|---|---|---|
| | | | n(人)/M(岁) | %/SD | n(人)/M(岁) | %/SD |
| 验证性因素分析 | 性别 | 男 | 222 | 29 | 698 | 48 |
| | | 女 | 556 | 71 | 757 | 52 |
| | 受教育程度 | 初中及以下 | 0 | 0 | 91 | 6 |
| | | 高中或中专 | 1 | 0 | 120 | 8 |
| | | 大专 | 16 | 2 | 233 | 16 |
| | | 本科 | 506 | 65 | 905 | 62 |
| | | 研究生及以上 | 255 | 33 | 106 | 8 |
| | 户口类型 | 农业户口 | — | — | 546 | 38 |
| | | 非农户口 | — | — | 909 | 62 |
| | 婚姻状况 | 未婚 | 187 | 24 | 372 | 25 |
| | | 已婚 | 568 | 73 | 1045 | 72 |
| | | 离异 | 22 | 3 | 28 | 2 |
| | | 丧偶 | 1 | 0 | 10 | 1 |
| | 医疗机构等级 | 三级医院 | 607 | 78 | — | — |
| | | 二级医院 | 108 | 14 | — | — |
| | | 一级医院 | 38 | 5 | — | — |
| | | 缺失值 | 25 | 3 | — | — |
| | 年龄 | | 29.19 | 13.42 | 35.82 | 10.75 |

（三）数据处理

本书使用 R 软件的 psych 和 lavaan 包对数据进行整理和探索性因素分析，使用 AMOS 17.0 软件对数据进行验证性因素分析。

二、结果与分析

（一）探索性因素分析可行性检验

对医方和患方两个版本的医患社会认知下六个二级指标问卷和医患社会价值观下四个二级指标问卷进行探索性因素分析的可行性检验，结果见表 2-12。根据探索性因素分析可行性检验结果可以发现，医患公正感和医学观的医方及患方版、医患信任感的医方版和疾病观的患方版 Bartlett 球形检验结果显著，但是 KMO 值在 0.7 以下，不适合做进一步的因素分析。其他分问卷则通过了 Bartlett 球形检验，且 KMO 值在 0.7 以上，可以进行探索性因素分析。

表 2-12　因素分析可行性检验结果

| 分问卷 || 医方 || 患方 ||
|---|---|---|---|---|---|
| | | Bartlett 球形检验 | KMO | Bartlett 球形检验 | KMO |
| 医患社会认知 | 医患安全感 | 7865.591*** | 0.855 | 6949.778*** | 0.801 |
| | 医患信任感 | 2286.915*** | 0.674 | 3600.756*** | 0.747 |
| | 医患公正感 | 1763.079*** | 0.638 | 3547.710*** | 0.665 |
| | 医患满意度1 | 7957.317*** | 0.909 | 18796.450*** | 0.946 |
| | 医患满意度2 | — | — | 4773.890*** | 0.892 |
| | 医患宽容度 | 3521.437*** | 0.814 | 5110.822*** | 0.790 |
| | 医患归因风格 | 7329.446*** | 0.902 | 11112.520*** | 0.921 |
| 医患社会价值观 | 健康观 | 5343.428*** | 0.920 | 7809.880*** | 0.903 |
| | 疾病观 | 1620.267*** | 0.717 | 2232.781*** | 0.655 |
| | 医学观 | 1068.932*** | 0.653 | 1540.362*** | 0.625 |
| | 公正观 | 1874.957*** | 0.821 | 3731.258*** | 0.848 |

注：*** $p<0.001$。

（二）探索性因素分析

运用主成分分析法，采用方差极大斜交旋转对各个分问卷进行探索性因素分析。在特征根大于1，共同度大于0.3，因素载荷值不低于0.4且每个因素下题目不少于3个的情况下，判断抽取几个因素是合理的。根据以上筛选条件，本书发现公正观的医方、患方两个版本和医患信任感的患方版抽取因子后因子下包含的题目不足3个，不满足抽取因素的条件，因此没有对其做进一步的分析。

最终，进行了探索性因素分析的分问卷包括医患安全感、医患满意度1、医患宽容度、医患归因风格和健康观的两个版本、医患满意度2的患方版本和疾病观的医方版本。

1. 医患安全感分问卷

医患安全感分问卷包括医方和患方两个版本，两个版本题目存在差异，分别进行分析。

医方版医患安全感分问卷删除了共同度低于 0.3 和因素载荷不足 0.4 的题目 3 个,剩余题目 12 个,提取 2 个因素,其中,因素 1 包含题目 8 个,解释方差 0.398;因素 2 包含题目 4 个,解释方差 0.245,累计方差解释率 0.643。具体结果见表 2-13。

因素 1 包含的题目主要是关于医务工作者作为患者就医时候的安全感体验题目,命名为"医方就医安全感";因素 2 包含的题目是关于医务工作者自身安全感体验的内容,命名为"医方行医安全感"。

表 2-13　医患社会心态问卷医患安全感分问卷因素项目及载荷(医方)

| 项目 | 医方就医安全感 | 医方行医安全感 |
| --- | --- | --- |
| db103 | 0.682 | |
| db104 | 0.623 | |
| db106 | 0.869 | |
| db107 | 0.696 | |
| db108 | 0.902 | |
| db109 | 0.764 | |
| db110 | 0.879 | |
| db111 | 0.711 | |
| db112 | | 0.795 |
| db113 | | 0.863 |
| db114 | | 0.822 |
| db115 | | 0.879 |

患方版医患安全感分问卷删除了共同度低于 0.3 和因素载荷不足 0.4 的题目 3 个,剩余题目 9 个,提取 2 个因素,其中,因素 1 包含题目 4 个,解释方差 0.266;因素 2 包含题目 5 个,解释方差 0.228,累计方差解释率 0.494。具体结果见表 2-14。

因素 1 包含的题目主要是关于患者对医务工作者面临的不安全因素的评价

题目，命名为"患方评价医方安全感"；因素2包含的题目是关于患者就医过程中的安全感体验的内容，命名为"患方就医安全感"。

表2-14 医患社会心态问卷医患安全感分问卷因素项目及载荷（患方）

| 项目 | 患方评价医方安全感 | 患方就医安全感 |
| --- | --- | --- |
| pb102 | 0.476 | |
| pb108 | 0.556 | |
| pb109 | 0.745 | |
| pb110 | 0.679 | |
| pb112 | 0.764 | |
| pb101 | | 0.482 |
| pb105 | | 0.866 |
| pb106 | | 0.912 |
| pb107 | | 0.836 |

2. 医患满意度分问卷

医患满意度分问卷包括两个部分，医患满意度1有医方患方两个版本，医患满意度2仅有患方版本。首先对医患满意度1分问卷的医方患方版本分别进行探索性因素分析，提取的因素在医患间存在差别，适用于不同群体，分别进行分析。

医方版医患满意度1分问卷删除了不符合抽取条件的题目3个，剩余题目16个。其中，因素1包含题目9个，方差解释量0.243；因素2包含题目4个，方差解释量0.147；因素3包含题目3个，方差解释量0.142，三个因素总方差解释量0.532。具体结果见表2-15。

因素1包含的题目是关于医院环境、药品种类、治疗收费等内容，反映了医疗环境的软硬件设施情况，命名为"医方医疗环境满意度"；因素2包括对医患沟通时间、态度等内容的题目，命名为"医方医疗服务满意度"；因素3包括医疗信息的发布、个人信息的保护等内容，命名为"医方医疗信息满意度"。

表2-15 医患社会心态问卷医患满意度1分问卷因素项目及载荷（医方）

| 项目 | 医方医疗环境满意度 | 医方医疗服务满意度 | 医方医疗信息满意度 |
|---|---|---|---|
| db405 | 0.588 | | |
| db406 | 0.591 | | |
| db407 | 0.814 | | |
| db408 | 0.536 | | |
| db409 | 0.552 | | |
| db410 | 0.829 | | |
| db411 | 0.658 | | |
| db412 | 0.692 | | |
| db414 | 0.542 | | |
| db401 | | 0.632 | |
| db402 | | 0.608 | |
| db403 | | 0.818 | |
| db404 | | 0.883 | |
| db415 | | | 0.902 |
| db416 | | | 0.938 |
| db417 | | | 0.737 |

患方版医患满意度1分问卷没有不符合抽取条件的题目，共保留题目19个。其中，因素1包含题目13个，方差解释量0.297；因素2包含题目3个，方差解释量0.112；因素3包含题目3个，方差解释量0.100，三个因素总方差解释量0.509。具体结果见表2-16。

因素1包含的题目是关于医疗环境、医疗服务内容的题目，命名为"患方医疗服务满意度"；因素2包括对医疗药品、医疗项目的收费情况的题目，命名为"患方医疗费用满意度"；因素3反映的是与医疗保险有关的内容，命名为"患方医疗保险满意度"。

表 2-16 医患社会心态问卷医患满意度 1 分问卷因素项目及载荷（患方）

| 项目 | 患方医疗服务满意度 | 患方医疗费用满意度 | 患方医疗保险满意度 |
|---|---|---|---|
| pb401 | 0.739 | | |
| pb402 | 0.579 | | |
| pb403 | 0.772 | | |
| pb404 | 0.868 | | |
| pb405 | 0.778 | | |
| pb406 | 0.459 | | |
| pb407 | 0.498 | | |
| pb409 | 0.580 | | |
| pb412 | 0.659 | | |
| pb413 | 0.687 | | |
| pb414 | 0.680 | | |
| pb415 | 0.601 | | |
| pb416 | 0.503 | | |
| pb408 | | 0.713 | |
| pb410 | | 0.871 | |
| pb411 | | 0.763 | |
| pb417 | | | 0.875 |
| pb418 | | | 0.824 |
| pb419 | | | 0.575 |

医患满意度 2 分问卷仅针对患方群体，没有不符合抽取条件的题目，共保留题目 7 个。其中，因素 1 包含题目 4 个，方差解释量 0.298；因素 2 包含题目 3 个，方差解释量 0.249，两个因素总方差解释量 0.547。具体结果见表 2-17。

因素 1 包含的题目是对于与患者直接接触的医护人员的满意度评价，命名为"患方医护人员满意度"；因素 2 对与患者没有直接的接触，但在就医过程中会给患者提供一定服务的医务技术和行政人员的满意度的评价，命名为"患方医技人员满意度"。

表 2-17　医患社会心态问卷医患满意度 2 分问卷因素项目及载荷（患方）

| 项目 | 患方医护人员满意度 | 患方医技人员满意度 |
| --- | --- | --- |
| pb421 | 0.720 | |
| pb422 | 0.821 | |
| pb423 | 0.708 | |
| pb424 | 0.618 | |
| pb425 | | 0.716 |
| pb426 | | 0.803 |
| pb427 | | 0.748 |

3. 医患宽容度分问卷

医患宽容度分问卷包括医方和患方两个版本，分别进行分析。

医方版医患宽容度分问卷没有不符合抽取条件的题目，共包含题目 12 个。其中，因素 1 包含题目 6 个，方差解释量 0.205；因素 2 包含题目 3 个，方差解释量 0.146；因素 3 包含题目 3 个，方差解释量 0.113，三个因素总方差解释量 0.464。具体结果见表 2-18。

因素 1 包含的题目是关于发生医疗问题时患者对医生的理解与体谅的题目，反映了患方对医方的宽容，命名为"医方对医宽容"；因素 2 的题目是发生患者冒犯医生的情况下医生对患者理解与体谅的题目，反映了医方对患方的宽容，命名为"医方对患宽容"；因素 3 的题目是在一次医疗关系中医方和患方分别应该具有的行为和态度，命名为"医方医患互谅"。

表 2-18　医患社会心态问卷医患宽容度量表因素项目及载荷（医方）

| 项目 | 医方对医宽容 | 医方对患宽容 | 医方医患互谅 |
| --- | --- | --- | --- |
| db501 | 0.550 | | |
| db504 | 0.803 | | |
| db505 | -0.577 | | |
| db506 | -0.401 | | |
| db508 | 0.726 | | |

续表

| 项目 | 医方对医宽容 | 医方对患宽容 | 医方医患互谅 |
|---|---|---|---|
| db512 | -0.430 | | |
| db502 | | 0.552 | |
| db503 | | 0.583 | |
| db507 | | 0.663 | |
| db509 | | | -0.902 |
| db510 | | | -0.505 |
| db511 | | | 0.433 |

患方医患宽容度分问卷删除了不符合抽取条件的题目3个，剩余题目9个，提取了2个因素。其中，因素1包含题目6个，方差解释量0.345；因素2包含题目3个，方差解释量0.161，两个因素总方差解释量0.506。具体结果见表2-19。

因素1的题目是发生患者冒犯医生的情况下医生对患者理解与体谅或医方对患方应具有的心理预期的题目，反映了医方对患方的宽容，命名为"患方对患宽容"；因素2包含的题目是关于发生医疗问题时患者对医生的理解与体谅的题目，反映了患方对医方的宽容，命名为"患方对医宽容"。

表2-19 医患社会心态问卷医患宽容度量表因素项目及载荷（患方）

| 项目 | 患方对患宽容 | 患方对医宽容 |
|---|---|---|
| pb505 | 0.629 | |
| pb506 | 0.519 | |
| pb509 | -0.776 | |
| pb510 | -0.863 | |
| pb511 | 0.672 | |
| pb512 | 0.722 | |
| pb503 | | 0.471 |
| pb507 | | 1.001 |
| pb508 | | 0.442 |

### 4. 医患归因风格分问卷

医患归因风格分问卷包括医方和患方两个版本，在探索性因素分析中没有不符合抽取条件的题目，共保留题目 12 个。医方、患方两个版本分问卷都提取了 3 个因素，每个因素下 4 个题目，抽取因素和因素包含的题目一致。其中，医方因素 1 方差解释率 0.232，因素 2 方差解释率 0.199，因素 3 方差解释率 0.174，总方差解释率 0.605；患方因素 1 方差解释率 0.216，因素 2 方差解释率 0.180，因素 3 方差解释率 0.139，总方差解释率 0.535。具体结果见表 2-20。

因素 1 包含的是归因于医务人员能力的题目，命名为医方归因，得分越高表明越多的将责任归结于医方；因素 2 包含的是归因于社会环境或者媒体等内容的题目，是关于医患关系以外因素的归因，命名为外部归因，得分越高表明越倾向于将责任归因到外部因素上；因素 3 包含的是归因于患方的因素，包括患方的沟通能力或者心理预期等，命名为患方归因，得分越高表明越倾向于将责任归因于患方。根据量表版本不同，对相同命名的维度添加医方或者患方的前缀进行区分。

**表 2-20 医患社会心态问卷医患归因风格量表因素项目及载荷（医方/患方）**

| 项目 | 医方医方归因 | 医方外部归因 | 医方患方归因 | 患方医方归因 | 患方外部归因 | 患方患方归因 |
| --- | --- | --- | --- | --- | --- | --- |
| b601 | 0.704 | | | 0.787 | | |
| b602 | 0.683 | | | 0.724 | | |
| b605 | 0.898 | | | 0.837 | | |
| b606 | 0.866 | | | 0.758 | | |
| b609 | | 0.770 | | | 0.692 | |
| b610 | | 0.663 | | | 0.671 | |
| b611 | | 0.678 | | | 0.651 | |
| b612 | | 0.848 | | | 0.785 | |
| b603 | | | 0.774 | | | 0.794 |
| b604 | | | 0.731 | | | 0.712 |
| b607 | | | 0.634 | | | 0.518 |
| b608 | | | 0.532 | | | 0.425 |

### 5. 健康观分问卷

健康观分问卷包括医方和患方两个版本，在探索性因素分析中没有不符合提取条件的题目，保留题目7个，提取了2个因素。医方、患方两个版本分问卷存在一定差异。医方因素1包含4个题目，方差解释率0.406；因素2包含3个题目，方差解释率0.251，总方差解释率0.657。患方因素1包含3个题目，方差解释率0.316；因素2包含4个题目，方差解释率0.353，总方差解释率0.669。医方、患方两个版本维度划分差异表现在第4题，医方版本中第4题被划入因素1，患方版本中第4题被归入维度2。具体结果见表2-21。

总的来看，因素1包含的题目是对于健康观念的生理因素的认识，命名为"医方生理健康观"；因素2包含的题目是对于健康观念心理因素的认识，命名为"医方心理健康观"。根据量表版本不同，对相同命名的维度添加医方或者患方的前缀进行区分。从医患间存在争议的题目4良好的适应能力来看，医方版本中医生群体将之和生理健康、精神健康等具有生理性特征的因素归在一起，而患方版则将其与社会交往、情感生活和道德准则等与心理健康有关的因素归在一起，反映出了医、患两个群体在健康观念上存在的差异。

**表2-21 医患社会心态问卷医患健康观量表因素项目及载荷（医方/患方）**

| 项目 | 医方 | | 项目 | 患方 | |
|---|---|---|---|---|---|
| | 医方生理健康观 | 医方心理健康观 | | 患方生理健康观 | 患方心理健康观 |
| dc101 | 0.899 | | pc101 | 0.936 | |
| dc102 | 0.856 | | pc102 | 0.887 | |
| dc103 | 0.900 | | pc103 | 0.679 | |
| dc104 | 0.496 | | pc104 | | 0.658 |
| dc105 | | 0.573 | pc105 | | 0.841 |
| dc106 | | 0.949 | pc106 | | 0.884 |
| dc107 | | 0.567 | pc107 | | 0.692 |

### 6. 疾病观分问卷

疾病观分问卷有医方、患方两个版本，但根据探索性因素分析的结果，只有医方版适合进行因素分析。

医方版疾病观分问卷没有不符合因素抽取条件的题目，保留题目7个，抽取2个因素。其中，因素1包括4个题目，方差解释率0.281；因素2包括3个题目，方差解释率0.240，总方差解释率0.521。具体结果见表2-22。

因素1包含的题目针对的是关于疾病治疗内容的题目，命名为"医方疾病治疗观"；因素2包含的题目是关于疾病责任的问题，包括对疾病负责的对象等，命名为"医方疾病责任观"。

**表2-22　医患社会心态问卷医患疾病观量表因素项目及载荷（医方）**

| 项目 | 医方疾病治疗观 | 医方疾病责任观 |
| --- | --- | --- |
| dc203 | 0.741 | |
| dc204 | 0.516 | |
| dc205 | 0.831 | |
| dc207 | 0.653 | |
| dc201 | | 0.751 |
| dc202 | | 0.875 |
| dc206 | | 0.509 |

（三）信度检验

根据之前的研究发现中国医患社会心态问卷的各分问卷信度在0.757~0.932，两周重测信度在0.632~0.759。[①]

对本书中涉及的分问卷分别进行Cronbach's α内部一致性系数检验，结果见表2-23。α系数值在0.642~0.929，表明本书的分问卷总体上具有良好的内部一致性信度，但是医方疾病观的内部一致性信度还有待提升。

**表2-23　医患社会心态问卷分问卷信度测量**

| | 医患安全感 | | 医患满意度1 | | 医患满意度2 | 医患宽容度 | | 医患归因风格 | | 健康观 | | 疾病观 |
| --- | --- | --- | --- | --- | --- | --- | --- | --- | --- | --- | --- | --- |
| | 医方 | 患方 | 医方 | 患方 | 患方 | 医方 | 患方 | 医方 | 患方 | 医方 | 患方 | 医方 |
| α | 0.851 | 0.786 | 0.889 | 0.929 | 0.846 | 0.723 | 0.767 | 0.894 | 0.890 | 0.904 | 0.886 | 0.642 |

---

① 吕小康，汪新建，张慧娟，等.中国医患社会心态问卷的初步编制与信效度检验[J].心理学探新，2019，39（1）：57-63.

## （四）共同方法偏差检验

由于本书问卷的内容比较多，因此有必要进行共同方法偏差检验。本书使用 Harman 单因子检验的方法对本书是否存在共同方法偏差进行检验，结果发现，未旋转时特征根大于 1 的因子医方有 18 个，患方有 17 个，解释力最大的因子解释的方差变异分别均为 14%，没有超过一般临界值 40%，符合共同方法偏差检验要求。

## （五）验证性因素分析

根据探索性因素分析结果，使用 AMOS17.0 软件对医患数据进行验证性因素分析，根据修正指数对模型进行拟合和修正，修正后分问卷的模型拟合情况见表 2-24。

**表 2-24　医患社会心态问卷分问卷验证性因素分析模型拟合结果**

| 分问卷 | 版本 | $\chi^2$ | df | $\chi^2/df$ | GFI | AGFI | CFI | NNFI | RMSEA | SRMR |
|---|---|---|---|---|---|---|---|---|---|---|
| 医患安全感 | 医方 | 130.454 | 44 | 2.965 | 0.962 | 0.932 | 0.972 | 0.958 | 0.062 | 0.055 |
|  | 患方 | 38.724 | 24 | 1.614 | 0.991 | 0.984 | 0.995 | 0.992 | 0.025 | 0.033 |
| 医患满意度1 | 医方 | 253.992 | 95 | 2.674 | 0.942 | 0.917 | 0.939 | 0.922 | 0.057 | 0.054 |
|  | 患方 | 521.453 | 132 | 3.950 | 0.944 | 0.920 | 0.945 | 0.929 | 0.055 | 0.042 |
| 医患满意度2 | 患方 | 30.177 | 12 | 2.515 | 0.980 | 0.989 | 0.981 | 0.981 | 0.040 | 0.022 |
| 医患宽容度 | 医方 | 127.837 | 44 | 2.905 | 0.960 | 0.930 | 0.914 | 0.872 | 0.043 | 0.057 |
|  | 患方 | 53.406 | 20 | 2.670 | 0.988 | 0.974 | 0.982 | 0.968 | 0.041 | 0.031 |
| 医患归因风格 | 医方 | 129.565 | 44 | 2.945 | 0.960 | 0.928 | 0.971 | 0.956 | 0.062 | 0.054 |
|  | 患方 | 111.797 | 41 | 2.767 | 0.982 | 0.965 | 0.982 | 0.972 | 0.043 | 0.029 |
| 健康观 | 医方 | 28.530 | 12 | 2.375 | 0.984 | 0.962 | 0.985 | 0.974 | 0.052 | 0.029 |
|  | 患方 | 36.789 | 13 | 2.830 | 0.989 | 0.977 | 0.990 | 0.983 | 0.043 | 0.023 |
| 疾病观 | 医方 | 32.570 | 10 | 3.257 | 0.982 | 0.949 | 0.959 | 0.913 | 0.066 | 0.048 |

根据最终拟合结果的指标来看，研究涉及的几个分问卷经过修正后的拟合指标较好，验证了模型设想的有效性。

根据本书的研究结果，并结合之前的研究可以发现，医患社会心态问卷包含的医患社会认知模块和医患社会价值观模块两部分及其分问卷可以进行拆分和组合，对相关内容进行施测。其中医患社会认知模块的医患安全感（医方/患方）、医患满意度 1（医方/患方）、医患满意度 2（患方）、医患宽容度（医方/

患方)、医患归因风格(医方/患方)和医患社会价值观模块的健康观(医方/患方)和疾病观(医方)几个分问卷的结果可以进行分维度的解读,其他分问卷则可以看作单一维度进行使用。

### 三、医患社会心态现状

根据本书的发现,对医患社会心态的社会认知分问卷和社会价值观分问卷的各分问卷结果进行分维度统计和分析,并对医患双方在几个分问卷总分上的差异进行对比,结果见表2-25。

表2-25 医患社会心态现状—医患社会认知和医患社会价值观

| 分问卷 | | 维度 | 医方 M | 医方 SD | 维度 | 患方 M | 患方 SD | $t$ |
|---|---|---|---|---|---|---|---|---|
| 医患社会认知 | 医患安全感 | 总分 | 3.05 | 0.62 | 总分 | 2.73 | 0.62 | 16.342*** |
| | | 医方就医安全感 | 3.57 | 0.75 | 患方评价医方安全感 | 2.80 | 0.70 | — |
| | | 医方行医安全感 | 2.00 | 0.88 | 患方就医安全感 | 2.64 | 0.86 | — |
| | 医患信任感 | 总分 | 3.57 | 0.60 | 总分 | 3.58 | 0.62 | -0.501 |
| | 医患公正感 | 总分 | 2.50 | 0.59 | 总分 | 2.66 | 0.50 | -8.965*** |
| | 医患满意度1 | 总分 | 3.51 | 0.54 | 总分 | 3.49 | 0.58 | 1.135 |
| | | 医方医疗环境满意度 | 3.63 | 0.58 | 患方医疗服务满意度 | 3.62 | 0.59 | — |
| | | 医方医疗服务满意度 | 3.36 | 0.63 | 患方医疗费用满意度 | 3.02 | 0.87 | — |
| | | 医方医疗信息满意度 | 3.36 | 0.78 | 患方医疗保险满意度 | 3.36 | 0.86 | — |
| | 医患满意度2 | — | — | — | 总分 | 3.65 | 0.57 | — |
| | | — | — | — | 患方医护人员满意度 | 3.71 | 0.62 | — |
| | | — | — | — | 患方医技人员满意度 | 3.58 | 0.66 | — |
| | 医患宽容度 | 总分 | 3.03 | 0.30 | 总分 | 2.97 | 0.32 | 5.660*** |
| | | 医方对医宽容 | 3.14 | 0.35 | 患方对医宽容 | 2.68 | 0.73 | — |
| | | 医方对患宽容 | 3.28 | 0.75 | 患方对患宽容 | 3.12 | 0.32 | — |
| | | 医方医患互谅 | 2.55 | 0.41 | — | — | — | — |
| | 医患归因风格 | 总分 | 3.31 | 0.71 | 总分 | 3.22 | 0.66 | 4.208*** |
| | | 医方医归因 | 2.76 | 0.98 | 患方医方归因 | 3.11 | 0.84 | — |
| | | 医方外部归因 | 3.65 | 0.85 | 患方外部归因 | 3.38 | 0.77 | — |
| | | 医方患方归因 | 3.51 | 0.75 | 患方患方归因 | 3.18 | 0.75 | — |

续表

| 分问卷 | | 维度 | 医方 | | 维度 | 患方 | | t |
|---|---|---|---|---|---|---|---|---|
| | | | M | SD | | M | SD | |
| 医患社会价值观 | 健康观 | 总分 | 4.25 | 0.60 | 总分 | 4.15 | 0.63 | 5.096*** |
| | | 医方生理健康观 | 4.33 | 0.62 | 患方生理健康观 | 4.31 | 0.70 | — |
| | | 医方心理健康观 | 4.15 | 0.68 | 患方心理健康观 | 4.04 | 0.69 | — |
| | 疾病观 | 总分 | 3.22 | 0.43 | 总分 | 3.27 | 0.44 | −3.692*** |
| | | 医方疾病治疗观 | 4.02 | 0.62 | — | | | |
| | | 医方疾病责任观 | 2.15 | 0.76 | — | | | |
| | 医学观 | 总分 | 3.33 | 0.43 | 总分 | 3.26 | 0.42 | 4.958*** |
| | 公正观 | 总分 | 4.03 | 0.54 | 总分 | 3.99 | 0.58 | 2.087* |

注：*$p<0.05$，***$p<0.001$。

对医方和患方的医患社会心态问卷的医患社会认知和医患社会价值观分问卷进行统计分析可以发现，在医患信任感和医患满意度上两个群体不存在显著差异，在其他测量结果上两个群体都存在显著差异。

首先，对医患社会认知部分的分问卷的两个群体对比结果进行总结。从医患安全感量表结果来看，医方医患安全感整体得分较高（$M=3.05$，$SD=0.62$），尤其是医方就医安全感得分较高（$M=3.57$，$SD=0.75$），但同时医方群体的医方行医安全感很低（$M=2.00$，$SD=0.88$）；相对的患方医患安全感整体上显著低于医方（$t=16.342$，$p<0.001$），其中，患方评价医方安全感较低（$M=2.80$，$SD=0.70$），同时患方在就医中感受到的安全感也较低（$M=2.64$，$SD=0.86$）。从医患公正感分问卷得分结果来看，两个群体的医患公正感评价得分都不高，同时医方医患公正感得分显著低于患方（$t=-8.965$，$p<0.001$）。医患宽容度得分的差异检验结果表明，医方的医患宽容程度显著高于患方（$t=5.660$，$p<0.001$），医方、患方具有共同的对医宽容和对患宽容维度，从分维度结果来看，医方的对医宽容和对患宽容维度得分都高于患方，尤其是对医宽容维度的得分（$M=3.14>2.68$，$SD=0.35$），除了这两个维度外，医方医患宽容分问卷还提取出了一个因素被命名为"医方医患互谅"，医方该维度得分相对于该群体其他两个维度要低（$M=2.55$，$SD=0.41$）。医患归因风格分问卷医方、患方两个版本提取的因子一致，从分维度结果来看，医方群体的医方归因维度得分低于患方群体（$M=2.76<3.11$，$SD=0.98$），医方外部归因倾向得分高于患方群体（$M=3.65>3.38$，$SD=0.85$），医方患方归因倾向也高于患方群体（$M=3.51>3.18$，$SD=0.75$）。

其次，对医患社会价值观部分分问卷的两个群体对比结果进行总结。在健康观分问卷的得分上，医方群体显著高于患方群体（$t=5.096$，$p<0.001$），分维度结果来看，医方认为生理健康（$M=4.33>4.31$，$SD=0.62$）和心理健康（$M=4.15>4.04$，$SD=0.68$）构成健康概念的重要性程度上高于患方。疾病观分问卷的群体差异对比结果表明，医方群体疾病观得分显著小于患方群体（$t=-3.692$，$p<0.001$），从医方版本的疾病观分问卷中提取出了2个因子，分维度结果来看，在医方疾病治疗观上，医方群体更倾向于认为疾病的治疗更多地受到身心共同作用、个体自身条件、医疗条件和个人日常保养的影响，在医方疾病责任观上，更不倾向于将疾病的责任归结到主治医生或者社会的层面上。在医学观（$t=4.958$，$p<0.001$）和公正观（$t=2.087$，$p<0.05$）分问卷得分对比上，医方群体得分显著高于患方。

### 四、总结与讨论

**（一）研究结论**

本书通过探索和验证性因素分析，发现医患社会心态问卷包含的医患社会认知和医患社会价值观部分的分问卷具有良好的结构效度，为以后对分问卷的拆分、组合使用提供了基础。此外，对收集到的数据进行的描述统计的对比分析发现医患群体在社会认知和价值观上存在一定差异。

医患社会认知模块的医患安全感（医方/患方）、医患满意度1（医方/患方）、医患满意度2（患方）、医患宽容度（医方/患方）、医患归因风格（医方/患方）和医患社会价值观模块的健康观（医方/患方）和疾病观（医方）几个分问卷的结果可以作为量表进行分维度的解读，其他分问卷则不宜分维度进行使用。

从医患分量表维度提取情况可以发现，医患群体在相同分量表的因素提取上存在差异，主要表现在医患安全感、医患满意度、医患宽容度、健康观和疾病观方面，表明医患两个群体对于相同问题的理解的感受评价存在差异，体现出了群体间存在的差异性，同时，医患群体在同一量表的因素提取上也存在一定相似性，表现在各个量表上虽然具体的题项分布有一定不同，但是维度的划分和维度包含的主要内容存在一定相似性，尤其是在医患归因风格分量表上，医方、患方两个版本提取的公因子和包含的题目是一致的。

通过描述统计和差异检验结果则可以发现，医患群体在大部分量表结果上都存在显著差异，医患之间社会认知和价值观的不同能够在一定程度上对于其群体间的冲突进行解释，为我们分析和处理医患关系提供了帮助。在医患安全感方面的统计结果表明医方群体在工作中感受到了较强的不安全感，但当自己作为患者去就医时则安全感较高，但作为患者，则在很大程度上具有不安全感，不仅认为自身的就医安全得不到保障，还认为医生的行医安全也存在风险，医患两个群体在对医生群体接诊过程中的安全感判断存在一致性，表明双方有理解互谅的可能性。在公正感方面，相对于患方，医方群体感受到了更多的不公正感，这是医方群体同时受到来自患方的压力、来自组织的压力和来自社会的压力，尤其是目前很多医生认为个人收入水平与其工作强度不匹配的问题导致的。从医患宽容度的结果来看，医方的宽容程度显著高于患方，不仅是对其共同群体的宽容，还有对于外群体——患方群体的宽容程度，都显著高于患方，这可能得益于医方群体占有更多的知识资源，能够对医疗事故等进行理智的分析和处理。从医患归因风格结果来看，医患双方都倾向于不将责任归结到自己群体的身上，这也是医患之间产生争议和摩擦的最主要原因。从健康观结果来看，医方群体相对于患方群体，在健康观上对于生理健康和心理健康都更为重视。在疾病观方面，医方更不倾向于将疾病的责任归结到主治医生或者社会的层面上。在医学观和公正观分问卷上，医方群体得分显著高于患方，表明医方群体在医学观和公正观的一些题目上认同程度显著强于患方。医患群体在这些问卷上存在的异同反映出了其认知和观念的差异，是我们探索医患冲突原因的有效入手点。

（二）研究意义与不足

本书通过全国性数据对中国医患社会心态问卷的医患社会认知和医患社会价值观模块涉及的分问卷进行分析，证实了医患社会心态问卷的分问卷内容支持拆分和组合进行使用，具有实用意义，但仍然存在一定不足。

从现有研究结果来看，国内已有的与医患社会心态有关的调查或是将医患社会心态作为社会心态的一个侧面进行概括性的研究[1]，或是缺乏对于医患社会心态概念的操作化测量及相关问卷的有效信效度检验[2]；而国外有关医患关系的

---

[1] 王益富，潘孝富. 中国人社会心态的经验结构及量表编制 [J]. 心理学探新，2013 (1)：79-83.
[2] 苗京楠，张建，王晓燕，等. 风险社会视角下的医患信任研究：基于北京市三级甲等医院的实证研究 [J]. 中国社会医学杂志，2016 (6)：594-596.

研究则侧重于医患沟通或医患信任的内容①，整体来看所做的主要是医患社会心态概念下包含的内容，涉及的为内容比较单薄，缺少全面的探查。而中国医患社会心态问卷的研究则是以开发大型社会调查问卷为目标，在借鉴已有全国性调查经验的基础上，以指标建构法组建模块，在模块下设置二级指标，编制问卷，并对问卷的各个二级指标进行了信效度的检验，验证了问卷的有效性和可信性。本书则在已有研究的基础之上，对二级指标涉及的分量表进行了进一步的细化，总结整理了医患社会认知和医患社会价值观模块下二级指标分问卷能否作为量表使用以及作为量表使用时所包含的因素，一方面弥补目前国内外缺少对于医患社会心态全面研究的现状，另一方面也为医患社会心态问卷中的分问卷的拆分组合使用提供了依据，具有较强的实际意义。

但本书仍然存在一定的不足。首先，在因素提取结果上，由于部分分问卷题目较少，不适合做因素提取，因此缺少对于这些分问卷的进一步分析；其次，由于本书涉及的分问卷内容较多，在进行因素提取的过程中缺少对竞争模型的对比，这是在以后的研究中需要改进的内容；最后，对于本书涉及两个群体数据的对比分析上，仅进行了简单的整体结果差异检验，在以后的研究中，应该对这一部分数据进行深入的研究，探索不同研究内容间的关系，为进一步了解医患关系做出贡献。

（本节内容曾发表于《中国社会心理学评论》2020年第18辑，收录本辑时稍做调整）

## 第三节　中国医患信任量表的初步编制与检验

### 一、引言

医患信任是当今中国社会所面临的一项重大社会问题，是医患关系的核心特征之一。医患信任作为医患关系的重要影响因素，引起了国内外学者的普遍

---

① PATERNOTTE E, VAN D S, VAN D L N, et al. Factors influencing intercultural doctor-patient communication: a realist review [J]. Patient Education and Counseling, 2015, 98 (4): 420-445.

关注。医患信任是医方或患方做出医疗决策的重要影响变量。① 医患信任的脆弱性在风险社会下徘徊不定，这些都对医疗工作产生了挑战。因此有必要编制一套医患信任测量工具来评估医患信任的结构和水平。

由于医患关系涉及的利益相关者复杂，以不同利益相关者为测量对象的相关量表国外研究较多，现梳理如下：以医生为测量对象的医师信任量表（TPS）主要用于测量患者对个体医生的人际信任，患者信任问卷（PTS）以电话调查形式涵盖了10个项目的问卷，患者对医师的信任量表（PTTPS）分为仁爱和技术能力两个一级维度及十个二级维度共51个项目；以医学专业为测量对象的信任量表（TMP）具有良好的内部可靠性，与患者信任和满意度等其他指标存在显著相关性；以医学研究人员为测量对象的信任量表（TMR1和TMR2），其中，TMR1包含参与者欺骗和研究者诚实两个分量表，用于反映对医学研究者有高度信任的人更有可能表达对未来参与医学研究的兴趣；以医疗保健系统为测量对象的信任量表（PTHC）涵盖了六个维度37个项目，初级保健评估调查（PCAS）通过11个汇总量表测量7个保健领域，可靠性良好；以保险机构为测量对象的健康保险信任量表（HITS）从忠诚、能力、诚实、保密四个部分反映了保险组织的信任度，内部信度良好，两个月重测可靠性高。

关于医患信任量表开发，其中维克森林医师信任量表（WFPTS）被广泛应用，该量表设计背景是基于按人头付费的美国家庭医生保健制度，但在中国则是按服务收费的模式，患方可以自由选择医院和医生。考虑到医疗制度的差异，国内学者将其修订为中文版。量表分为"仁爱"和"技术能力"两个维度共10个条目，用以测量患者对医生的信任水平。该量表具有良好的信效度，但由于被试选择均为三甲医院患者且样本量较少、受高等教育人数超过60%，不符合我国高等教育人口规模，故还需扩大样本规模以构建符合大多数中国人的医患信任量表。与此同时，董恩宏和鲍勇通过专家函询法建立了基于医疗质量管理的患方信任度评价指标体系②，该量表包括了反应性、技术能力、仁爱、诊疗质量、沟通能力和整体信任6个维度，共24个条目，从宏观层面阐述了医疗服务信任程度的影响。此外，董照伦和陈长香翻译修订了医师信任患方量表（PTPS），分"患者角色"和"尊重人际关系"两个维度，但由于取样范围较

---

① DIAMOND-BROWN-Brown L. The doctor-patient relationship as a toolkit for uncertain clinical decisions [J]. Social Science and Medicine, 2016, 159: 108-115.
② 董恩宏，鲍勇. 患者信任：医疗质量管理评价方法及其应用 [M]. 北京：企业管理出版社，2016：43-77.

小，且没有做量表的效标关联效度，其信效度有待进一步考量。"中国医患社会心态调查问卷"里，在患方卷中的医患社会认知分问卷下编制了医患信任分问卷，但是只能测量患方对医方的信任，而且题量较少，没有进行进一步的维度划分。综上所述，目前国内尚缺乏被人们所一致认可的具有权威性的医患信任量表。因此，本次编制过程将结合已有研究，综合全面的医患信任特征构建相关量表。

关于医患信任的结构特征探讨，目前大多数研究已经将医患的主体扩展至医方和患方之间，汪新建认为医患信任作为一种产生于社会互动过程中的信任关系，必然也是双向的，应具有医方信任和患方信任双重主体结构，即医患信任不仅是患方对医方的信任，同样也包括医方对患方的信任。① 其中，医方包括医务工作者、医疗机构及医学教育工作者，患方则包括患者、患者家属及朋友等利益相关者。② 鉴于此，本次研究编制的量表将聚焦于当前矛盾突出的医方、患方间的信任关系，在量表的具体建构过程中，为兼顾其应用的普适性与针对性，采取以医方、患方为不同测量对象编制分量表的方式；同时，考虑到实际测量的便利性，拟尽量控制量表条目数，尤其是控制医方信任的条目数，以便能够让医方被试在繁重的日常工作间隙便捷有效地进行回答。其中，患方信任量表中的患方采用前述广义定义，但医方信任量表只涉及医师而不涉及其他医务工作者。

## 二、编制流程与维度构想

### （一）总体流程

2016年1月起，首先在参照国内外医患信任及医患关系研究文献的基础上通过半结构式访谈和征询专家意见初步形成了患方信任量表。该量表主要分三个部分，即对医生的一般看法、具体就医过程的特殊看法和个人信息部分。经由便利样本的小范围试测、项目组讨论、专家批评修改后形成了包含43个条目的预测试量表。其次由经过培训的学生调查员在全国范围内采用方便取样法回收450份有效数据，并利用SPSS软件对预测数据处理，最终保留了22个条目。

---

① 汪新建，王丛，吕小康. 人际医患信任的概念内涵、正向演变与影响因素 [J]. 心理科学，2016, 39 (5): 1093-1097.
② 卫生部统计信息中心. 中国医患关系调查研究：第四次国家卫生服务调查专题研究报告 [M]. 北京：中国协和医科大学出版社，2010: 4.

再次进一步对预测过程中的问题进行讨论汇总，对部分存在歧义的条目重新矫正修订，最后再进行大范围的初测，共收集有效数据2658份，基于此进行患方信任量表的信效度验证工作。

医方信任量表的编制过程同患方卷基本类似，经半结构化访谈、项目组讨论、条目编制、专家批评修改后形成13个条目的预测试量表，收回492份有效数据进行数据处理，最终保留8个条目，重新修订后进行初测，共收集有效数据1229份，基于此进行医方信任量表的信效度验证工作。

（二）患方信任量表的维度构想

在量表编制初期，预想从两个维度考察患方对医生和医疗体系的信任水平，即"预设性信任"和"现实性信任"。这两种信任的划分，在国内外相关文献中已有一定的体现。其中，"预设性信任"是指在人际交往中，交往各方未经实际有效的沟通和信息互动，未经了解、认识和直接交往实践过程的验证，交往者即通过对交往对方的地域、家庭出身、教育背景、社会身份与地位、职业角色与职业伦理、利益关系和社会声誉等分析，先验性的推定认为对方是可信/不可信的[1]；"现实性信任"是指患方在实际的就医过程中，对具体的接诊或主治医生的信任[2]。之所以做此区分，是因为患方信任通常可按就诊时序划分为两个阶段：一是就诊之前，患方个体已存在对医生职业和医疗系统的一般信任，这会影响其对个体医生的信任；二是就诊之后，当与具体的医生产生治疗互动后，患方会形成对医生个体的特殊信任，并据此修正其原有的一般信任。简而言之，"预设性信任"旨在从群际层面测量对医生群体的一般信任水平，不需要患方最近有过真实的就诊行为，重点在于测量其已有的信任"存量"；而"现实性信任"旨在从人际层面测量对具体医生的特殊信任水平。

同时，在"预设性信任"和"现实性信任"两个层面，拟分"医技信任"（对医生诊断和治疗疾病能力的信任）和"医德信任"（指患方相信医生能够将患方利益放在第一位，努力实现患方健康利益的最大化）两个维度，旨在区分患方对医方的技术信任和道德信任，探讨患方信任的内容结构。

由此，患方信任量表分为两个分量表：（1）"预设性信任"分量表，预测

---

[1] 王敏，兰迎春，赵敏.患者预设性不信任与医患信任危机[J].医学与哲学，2015(5)：47-50.

[2] 胡晓江，杨莉.从一般人际信任到医患信任的理论辨析[J].中国心理卫生杂志，2016(9)：641-645.

试题量为 17 题，正式量表题量缩减至 9 题；（2）"现实性信任"分量表，预测试题量为 26 题，正式量表题量缩减至 13 题。两个分量表采用"非常不认同"到"非常认同"的 Likert 5 点计分法，分数越高表示越认同。两个分量表具有不同的功能，故只单独计分，不合算总分。

"现实性信任"分量表的效标量表采用董恩宏、鲍勇[①]翻译、修订的中文版的"患者信任行为与态度量表"（PTBAS），共 5 题，以及"维克森林医师信任量表"（WFPTS），共 10 题。两个量表均采用"非常不认同"到"非常认同"的 Likert 5 点计分法，所有条目得分相加计算其平均分，分数越高表示患方对医方信任度越高。"预设性信任"分量表采用项目组之前编制的"中国医患社会心态调查问卷"中患方卷的医患社会认知分问卷中的医患信任分量表作为效标量表。

（三）医方信任量表的维度构想

编制初始，设想医方信任量表从两个维度考察对患方的信任水平：（1）"关系感知"，反映医患沟通过程中医生的信任感知，主要包括对患方的表达能力、依从性、对医生的信任度等方面判断；（2）"防御心态"，主要包括医生在治疗过程的防御性心理与行为，用于测量医生的执业安全感，以此作为医方信任的子维度。区分两个维度的目的，在于预想医生虽然可能在具体的沟通过程中信任某一患方个体，但出于对职业安全性的考虑和对整体医患关系氛围的感知，仍有可能倾向于做出某些防御性治疗行为。如此，对患方个体的信任并不能弥补对整个患方群体的不信任。

在与多地、多名医务人员进行面对面访谈及问卷调查后，形成的试测医方量表条目共 13 题，其中人际沟通 7 题，防御心态 6 题。采用"非常不认同"到"非常认同"的 Likert 5 点计分法，分数越高表示越认同，最后计算其平均分。量表的效标采用董照伦和陈长香[②]翻译修订的"医师信任患者量表"（PTPS），共 12 题，该量表采用 Likert 5 点计分法计分。

---

[①] 董恩宏，鲍勇. 维克森林医师信任量表中文修订版的信效度[J]. 中国心理卫生杂志，2012（3）：171-175.

[②] 董照伦，陈长香. 医师信任患者量表中文版的效度和信度初步研究[J]. 中国心理卫生杂志，2016（7）：481-485.

## 三、预测试量表的编制与信效度

### (一) 样本说明

中国医患信任量表（患方信任量表）的预测试量表在北京、天津、上海、浙江、深圳、贵州、陕西、新疆等地发放540份量表，回收450份有效数据，30岁以上的被试占82%。虽然在将来的应用中，患方信任的两个分量表将应用于不同人群，但在预测试阶段，仍对同一被试同时施测，以便比对，故统一要求被试在两周内有过就诊或陪同重要他人（限父母、子女和兄弟姐妹）就诊经历；其中，患方"现实性信任"分量表中的"医生"限最近1个月中最后一次就诊或陪同就诊时的门诊医生或住院主治医生。

中国医患信任量表（医方信任量表）的预测试量表主要在北京、天津、上海、浙江四地，向当地各级医院的医师发放540份问卷，共收回有效数据492份，30岁以上的被试占66%，其余情况见表2-26。统计分析过程使用SPSS25.0软件和AMOS24.0软件进行。

表2-26 医患预测式群体探索性因素分析与验证性因素分析样本基本情况

| 项目 | | 分类 | 患方 | | 医方 | |
|---|---|---|---|---|---|---|
| | | | n（人） | 百分率/% | n（人） | 百分率/% |
| 探索性因素分析 | 性别 | 男 | 84 | 37 | 76 | 23 |
| | | 女 | 141 | 63 | 170 | 77 |
| | 受教育程度 | 小学及以下 | 23 | 10 | — | — |
| | | 初中 | 36 | 16 | — | — |
| | | 高中或中专 | 27 | 12 | — | — |
| | | 本科或大专 | 112 | 50 | — | — |
| | | 研究生及以上 | 27 | 12 | — | — |
| | 医疗机构等级 | 三级医院 | — | — | 7 | 3 |
| | | 二级医院 | — | — | 238 | 97 |
| | | 一级医院 | — | — | 1 | 0 |

续表

| 项目 | 分类 | 患方 n（人） | 患方 百分率/% | 医方 n（人） | 医方 百分率/% |
|---|---|---|---|---|---|
| 验证性因素分析 | 性别 男 | 78 | 35 | 66 | 27 |
| | 性别 女 | 147 | 65 | 180 | 73 |
| | 受教育程度 小学及以下 | 21 | 10 | — | — |
| | 受教育程度 初中 | 41 | 18 | — | — |
| | 受教育程度 高中或中专 | 43 | 19 | — | — |
| | 受教育程度 本科或大专 | 104 | 46 | — | — |
| | 受教育程度 研究生及以上 | 16 | 7 | — | — |
| | 医疗机构等级 三级医院 | — | — | 2 | 1 |
| | 医疗机构等级 二级医院 | — | — | 242 | 98 |
| | 医疗机构等级 一级医院 | — | — | 2 | 1 |

（二）项目分析

对患方信任量表的"预设性信任"分量表中的17个原始条目和"现实性信任"分量表中的26个原始条目进行项目分析，分别计算各条目得分与对应分量表总分之间的线性相关系数及其显著性。结果显示，在"预设性信任"分量表中，有8个条目的相关系数未达到0.4或显著性大于0.05；在"现实性信任"分量表中，有13个条目的相关系数未达到0.4或显著性大于0.05。故删除相关条目，再分别对剩余的9个和13个条目进行信效度验证。

同样地，计算医方信任量表的13个条目的各自得分与总分之间的线性相关系数，发现有4个条目的相关系数未达到0.4，故予以删除，再对剩余9个条目进行信效度验证。

（三）信度检验

患方信任量表的两个分量表及医方信任量表的同质性信度系数（Cronbach's α）均在0.7以上，说明中国医患信任量表的内部一致性较好，稳定性良好（见表2-27）。

表 2-27　中国医患信任量表的同质性信度系数

| 量表 | | Cronbach's $\alpha$ |
|---|---|---|
| 患方信任量表（$n=450$） | "预设性信任"分量表 | 0.76 |
| | "现实性信任"分量表 | 0.91 |
| 医方信任量表（$n=492$） | | 0.65 |

（四）效度检验

1. 效标关联效度

删减条目后的患方"现实性信任"分量表（$n=450$）与"维克森林医师信任量表"的相关系数为 0.73（$p<0.01$），与中文版的"患者信任行为与态度量表"的相关系数为 0.50（$p<0.01$）；"预设性信任"分量表（$n=450$）与"中国医患社会心态问卷（患方卷）的医患信任分问卷"的相关系数为 0.64（$p<0.01$）。医方信任量表（$n=492$）与中文版"医师信任患者量表"的相关系数为 0.6（$p<0.01$）。综合来看，中国医患信任量表的效标效度在可接受范围，与现有相关指标呈显著的中等程度相关关系，说明问卷题项的内容选择较为合理。

2. 结构效度

首先进行探索性因素分析可行性检验，结果表明 Bartlett 球形检验显著，且 $KMO$ 值在 0.7 以上（见表 2-28），可进行探索性因素分析。

表 2-28　因素分析可行性检验结果

| 量表 | | Bartlett 球形检验近似卡方 | $KMO$ |
|---|---|---|---|
| 患方信任量表（$n=450$） | "预设性信任"分量表 | 898.95*** | 0.79 |
| | "现实性信任"分量表 | 2803.99*** | 0.95 |
| 医方信任量表（$n=492$） | | 1265.35*** | 0.79 |

注：***$p<0.001$。

对患方信任量表随机分半后的预测样本数据（$n=225$）进行探索性因素分析，参与分析的是删减后的"预设性信任"分量表的 9 个条目和"现实性信任"分量表的 13 个条目。使用主成分因素分析和斜交旋转法，按特征值大于 1 的标准进行探索性因素分析，"预设性信任"分量表共抽取出 3 个因子，累计方差贡献率为 61%；现实信任分量表提取出 2 个因子，累计方差贡献率为 59%（见表 2-29），但是，探索出来的 2 个因子下的条目与原先设想的条目所属维度并不完全相符。在尝试删除因素载荷值低于 0.5 和具有多重载荷的条目后，再次对两个分量表进行探索性因子分析，仍未能出现预想中的维度结构。这说明医德—医技二因子结构在两个分量表上未得到良好支持。

对医方信任量表随机分半后的预测样本数据（$n=246$）进行探索性因素分析，参与因素分析的是删减后的9个条目，采用主成分因素分析和斜交旋转法，按特征值大于1的标准共抽取出2个因子，但有1个条目具有双重载荷。删去该条目后，重新进行探索性因素分析，共提取出2个因子，累计方差贡献率为59%（见表2-29），且各因子下的条目与预先设想的维度一致。

表2-29 中国医患信任量表预测分析结果

| 量表 | | 因子 | 条目数量 | 因子负荷值 | 方差贡献率（%） |
|---|---|---|---|---|---|
| 患方信任量表（$n=225$） | "预设性信任"分量表 | 因子1 | 3 | 0.67~0.87 | 33 |
| | | 因子2 | 4 | 0.43~0.77 | 16 |
| | | 因子3 | 2 | 0.77~0.80 | 12 |
| 医方信任量表（$n=246$） | "现实性信任"分量表 | 因子1 | 11 | 0.57~0.80 | 50 |
| | | 因子2 | 2 | 0.72~0.84 | 9 |
| | | 因子1 | 4 | 0.70~0.86 | 35 |
| | | 因子2 | 4 | 0.64~0.75 | 24 |

使用随机分半后另一半患方信任的两个分量表（$n=225$）和医方信任量表（$n=246$）数据进行验证性因素分析。在进行单因素模型检验基础上，再根据原先理论构想，患方信任量表的两个分量表下各自分医德信任和医技信任维度，并将删减后的条目对应作为其观察变量进行二因素模型检验。

表2-30 患方"预设性信任"分量表与"现实性信任"分量表的验证性因素分析结果
（$n=225$）

| 项目 | | $\chi^2$ | $df$ | $\chi^2/df$ | GFI | AGFI | NFI | TLI | CFI | RMSEA |
|---|---|---|---|---|---|---|---|---|---|---|
| "预设性信任"分量表 | 单因素模型 | 140.39 | 27 | 5.20 | 0.86 | 0.77 | 0.73 | 0.69 | 0.77 | 0.14 |
| | 双因素模型 | 89.14 | 26 | 3.43 | 0.92 | 0.85 | 0.83 | 0.82 | 0.87 | 0.10 |
| "现实性信任"分量表 | 单因素模型 | 188.68 | 77 | 2.45 | 0.89 | 0.85 | 0.89 | 0.92 | 0.93 | 0.08 |
| | 双因素模型 | 142.06 | 54 | 2.22 | 0.90 | 0.86 | 0.91 | 0.93 | 0.95 | 0.07 |

结果如表2-30所示，患方信任量表的"预设性信任"分量表和"现实性

信任"分量表的单因素模型和双因素模型的验证性因素分析结果相差不大，无法说明采用双因素模型解释比采用单因素模型解释更好。

同样地，在进行单因素模型检验的基础上，医方信任量表对关系感知—防御心态的二因素模型进行检验。

表 2-31　医方信任量表的验证性因素分析结果（$n=246$）

| 项目 | $\chi^2$ | df | $\chi^2/df$ | GFI | AGFI | NFI | TLI | CFI | RMSEA |
| --- | --- | --- | --- | --- | --- | --- | --- | --- | --- |
| 单因素模型 | 192.89 | 20 | 9.64 | 0.81 | 0.66 | 0.61 | 0.47 | 0.63 | 0.19 |
| 双因素模型 | 60.35 | 19 | 3.18 | 0.94 | 0.89 | 0.88 | 0.87 | 0.91 | 0.09 |

结果如表 2-31 所示，医方信任量表的单因素模型的验证性因素分析结果与双因素模型的相比，双因素模型的 $\chi^2/df$ 值，5 个拟合指数以及 RMSEA 均比单因素模型的更好。这说明医方信任的双因素结构是可以成立的。

（五）小结

综合探索性因素分析与验证性因素分析的结果，可发现医患信任难以支持此前医德信任和医技信任的双重结构。不论如何删除条目，探索性因素分析很难抽取出与理论构想完全一致的条目归类，验证性因素分析也未能很好地达到相应的拟合值。这促使项目组进一步反思原有的患方信任二因子模型的自身合理性问题。虽然从理论上讲，医德信任和医技信任是可以独立界定的两个维度，但患者的实际就医体验未能充分支持这一点。这可能有两方面的原因。首先，在中国人的认知过程中，可能存在评价性与描述性混合的特征，即对个体或群体的认知并不完全从客观角度进行描述，而倾向于在描述的同时就做出评价。中国自古以来对医方的理想形象（其实包括所有的理想人物典范）就倾向于要求"德艺双馨""德才兼备""医者仁心"，体现出对道德的高度要求，甚至把道德水平作为其医学水平的一个有机组成部分。在中国患者的眼中，一个只有技术而没有仁心的医生，其实不能称为一个合格的医生。因此，患者将此种心理投射于现实中遇到的医生个体时，也难以从纯理智的层面去分析医生本身的治疗水平，而不去揣测其接诊动机和医德水平。这可能是导致患方信任未能验证医德—医技的维度独立性的原因。

相反，在医方信任中，经受过长期医学训练的医生群体，却能较好地区分对特定个体的特殊信任和对广义患方群体的一般信任。出于对自身执业安全的考虑，即使医生对某一陌生的患者存在较高的认同，较满意其依从性和治疗配合度，但这并未意味着他会完全放弃对可能出现的医学意外或患者可能的"事后翻脸"的可能性预估。因此，要让医生个体完全放弃防御心态，可能是不合实际的。只有在面对至亲的家属或朋友这种强关系个体时，医方个体才能完全放下内心的戒备。因此，在医方信任中，出现较为清晰的关系感知与防御心态二重结构，是较为符合当下中国的医患关系实际情况的。

由此，经项目组讨论，对原有的患方信任量表的结构设想进行了调整。患方信任量表中"预设性信任"和"现实性信任"两个分量表形式不变，但不再做进一步的维度划分，只将其分别作为单维度总加量表看待。而医方信任量表按原有理论设想进行二维度划分。同时，结合条目的区分度、因素荷载量和维度归属，最终将患方信任量表的"预设性信任"分量表删减至9个条目，"现实性信任"分量表删减至13个条目，医方信任量表则只保留8个条目。此外，针对预测试中部分被试的回馈和专家意见，对保留的条目重新进行文字修订，形成中国医患信任量表的最终条目（见附录A、附录B）。

### 四、初测量表的信效度检验

（一）样本说明

中国医患信任量表（患方信任量表）的预测试量表在我国各省市除台湾地区外便利抽样方式发放2832份量表，回收2658份有效数据，30岁以上的被试占86%。被试要求同预测试。

此外，有500名被试除填写患方信任量表外，一并填写中文版的维克森林医师信任量表、患者信任行为与态度量表和中国医患社会心态问卷（患方卷）的医患信任分问卷，以用于计算效标关联效度。其中，"预设性信任"分量表回收有效数据473份，"现实性信任"分量表回收有效数据466份。剩余被试只填写本书编制的患方信任量表。

中国医患信任量表（医方信任量表）的预测量表向在北京、天津、上海、重庆、广东、浙江、黑龙江、辽宁、河北、山东、山西、内蒙古、甘肃、陕西、贵州等15个省级行政单位下属的各级医院的医师发放1363份问卷，共收回有效数据1229份，30岁以上的被试占66%。其中，有500名被试同时填写中文版"医师信任患者量表"，以用于计算效标关联效度，此部分回收有效数据487份。

被试的其他基本信息见表2-32。

表 2-32 医患初测群体验证性因素分析样本的基本情况

| 项目 | 分类 | 患方 n（人） | 患方 % | 医方 n（人） | 医方 % |
|---|---|---|---|---|---|
| 性别 | 男 | 1206 | 45 | 288 | 23 |
|  | 女 | 1452 | 55 | 941 | 77 |
| 受教育程度 | 小学及以下 | 132 | 5 | 0 | 0 |
|  | 初中 | 257 | 10 | 1 | 0 |
|  | 高中或中专 | 244 | 9 | 39 | 3 |
|  | 本科或大专 | 1856 | 70 | 910 | 74 |
|  | 研究生及以上 | 169 | 6 | 279 | 23 |
| 医疗机构等级 | 三级医院 | — | — | 797 | 65 |
|  | 二级医院 | — | — | 314 | 26 |
|  | 一级医院 | — | — | 67 | 5 |
|  | 缺失值 | — | — | 51 | 4 |

（二）信度检验

1. 同质性信度

患方信任量表的两个分量表的同质性信度系数（Cronbach's $\alpha$）均在 0.7 以上，说明中国医患信任量表（患方信任量表）的内部一致性较好，稳定性良好。医方信任量表的同质性信度系数（Cronbach's $\alpha$）为 0.63，说明中国医患信任量表（医方信任量表）的内部一致性一般，还有待提高（见表 2-33）。当然，这也与医方信任量表只有 8 个条目有关，控制其条目数是为了考虑施测的便利性而采取的折中办法。

表 2-33 中国医患信任量表的同质性信度系数

| 量表 |  | Cronbach's $\alpha$ |
|---|---|---|
| 患方信任量表（$n=2658$） | "预设性信任"分量表 | 0.71 |
|  | "现实性信任"分量表 | 0.85 |
| 医方信任量表（$n=1229$） |  | 0.63 |

2. 重测信度

在量表初测时，另邀请 150 名患方被试和医方被试间隔两周进行重测，实际重测完成时间为14~18天。其中，患方信任量表排除两次测试之间有再次就医或陪同就医经历的患方被试，以确保其回答不受此期间的就医经历的影响，尽可能地还原前一次测量时的情境；医方信任量表排除两周重测期间出现新增医疗纠纷事件和重大医疗事故的医方被试。按以上标准，结合实际回答情况筛选有效重测问卷，患方卷有效回收139份，医方卷有效回收145份，以此为基础计算两周重测信度。

结果显示，患方"预设性信任"分量表的两周重测信度为0.72，患方"现实性信任"分量表的两周重测信度为0.69，医方信任量表的两周重测信度为0.73。医方信任的稳定性要强于患方信任，这与之前研究发现的整体性医患双方的社会心态的稳定性强弱趋势相同。

3. 分半信度

分别计算中国医患信任量表各分量表的Spearman-Brown分半信度系数。结果显示，患方"预设性信任"分量表的分半信度为0.76，患方"现实性信任"分量表的分半信度为0.85，医方信任量表的分半信度为0.66。患方信任量表的分半信度均在0.7以上，要高于医方信任量表；医方信任量表的分半信度还有待提高，这与同质性信度结果类似。

（三）效度检验

1. 效标关联效度

患方"现实性信任"分量表（$n=466$）与"维克森林医师信任量表"的相关系数为0.71（$p<0.01$），与中文版的"患者信任行为与态度量表"的相关系数为0.54（$p<0.01$）；"预设性信任"分量表（$n=473$）与中国医患社会心态问卷（患方卷）的"医患信任分问卷"的相关系数为0.59（$p<0.01$）。医方信任量表（$n=487$）与中文版"医师信任患者量表"的相关系数为0.62（$p<0.01$）。各量表的效标效度在可接受范围，且与预测试结果基本保持一致。

2. 内容效度

采用专家评定法，聘请6名专家，其中2名主任医师、1名护士长、1名医政管理人员、1名心理学教授和1名社会学教授，对初测量表的整体结构和具体条目进行4点打分（1表示非常不合适，2表示比较不合适，3表示基本合适；4表示非常合适），并将评定结果填写到"问卷效度专家评价表"。一共进行了2轮评定，结合评价表上的数据，在计算时将"非常不合适"和"比较不合适"都赋值为0，将"基本合适"和"非常合适"赋值为1，最终得出患方"预设性信任"分量表的肯德尔和谐系数为0.77，患方"现实性信任"分量表的肯德尔和谐系数为0.81，医方信任量表的肯德尔和谐系数为0.79。

3. 结构效度

前面已说明，患方信任的两个分量表不再区分维度，只作为单维度总加量表。为进一步验证这一点，仍按之前的理论设想进行验证性因子分析。使用患方正式量表初测的2658份数据进行验证性因素分析，多数指标结果均超过相应的临界值，进一步表明医德—医技二因素结构是难以成立的，两个分量表仍宜只作为单维度量表施测（见表2-34）。

表2-34 患方"预设性信任"分量表与"现实性信任"分量表的验证性因素分析结果

| 项目 | | $\chi^2$ | $df$ | $\chi^2/df$ | GFI | AGFI | NFI | TLI | CFI | RMSEA |
|---|---|---|---|---|---|---|---|---|---|---|
| "预设性信任"分量表 | 单因素模型 | 884.93 | 27 | 32.78 | 0.93 | 0.88 | 0.78 | 0.71 | 0.79 | 0.11 |
| | 双因素模型 | 791.75 | 26 | 30.45 | 0.94 | 0.89 | 0.80 | 0.74 | 0.81 | 0.11 |
| "现实性信任"分量表 | 单因素模型 | 690.70 | 65 | 10.63 | 0.96 | 0.95 | 0.93 | 0.92 | 0.93 | 0.06 |
| | 双因素模型 | 686.26 | 64 | 10.72 | 0.96 | 0.94 | 0.93 | 0.92 | 0.94 | 0.06 |

使用医方正式量表初测的1229份数据进行验证性因素分析，在关系感知和防御心态两个维度下各设置了4个观察变量，由此进行模型检验。

表2-35 医方信任量表的验证性因素分析结果

| 项目 | $\chi^2$ | $df$ | $\chi^2/df$ | GFI | AGFI | NFI | TLI | CFI | RMSEA |
|---|---|---|---|---|---|---|---|---|---|
| 单因素模型 | 192.89 | 20 | 9.64 | 0.81 | 0.66 | 0.61 | 0.47 | 0.63 | 0.19 |
| 双因素模型 | 161.90 | 19 | 8.52 | 0.97 | 0.94 | 0.91 | 0.88 | 0.92 | 0.08 |

结果显示，医方信任量表的单因素模型拟合指数除了GFI为0.81以外，其余4个指数均小于0.7，RMSEA为0.19，而双因素模型的5个拟合指数除了TLI为0.88以外，其余指数均大于0.9，RMSEA为0.08（见表2-35），均符合相关临界值要求。这说明医方信任量表用双因素模型解释更好，这与预测试结果一致，进一步说明医方信任的双因素结构可以成立。

**五、总结与讨论**

中国医患信任量表的患方信任量表与医方信任量表总体上具有较好的信度和效度，可作为评估医患双方信任度的有效工具。其中，患方量表中的"预设性信任"分量表可针对最广泛意义的患方群体（不论其最近是否有过就诊行为）进行群际层面的医患信任水平测量，从而建立中国社会的"医患信任指数"，用于长期追踪医患信任变化过程，以及不同地区间的医患信任差异；"现实性信任"分量表可用于评定患方对最近直接就诊（或陪同就诊时）遇到的医师个体的信任水平，可用于与其他医疗机构或同一机构内部不同科室之间的就医信任水平的横向比较，还可以用于患者自身的医患信任水平的历史发展评估。医方信任量表可用于评估医师对其所接诊的患方个体的信任度。结合三个医患信任量表的测评结果，可以评估医患双方信任的匹配度。

同时，本书未发现患方信任存在医德信任与医技信任的双因子维度，对患方信任两个量表只能作为单维度总加量表使用；但在医方信任中存在较为清晰的双因子维度，关系感知和防御心态。这说明患方信任更具综合感受性，较难区分患方信任的构成成分；而医方则能够相对明确地区分对特殊个体的信任度和对患方群体的整体信任度。医方信任量表的有效回收率、配合度、信度系数等要强于患方信任量表，这部分得益于医生群体自身的职业素养和高组织化特征。对患方的调查更具有不可控制性，其回答的随意性也强于医方，对患方信任的测量还需要从测量工具、测量方式和测量环境等多方面加以改进。

当然，由于编制过程中难免有研究者的主观因素以及问卷调查法的局限性，中国医患信任量表在部分效度指标和因素分析结果上还有待进一步提升，同时还需进一步采用更为科学合理的抽样设计，涵盖更广阔的被试群体与医疗机构类型，从而进一步验证现有量表的信效度。

（本节内容曾发表于《中国社会心理学评论》2020年第18辑，收录本辑时稍做调整）

# 第三章

# 医患信任与医患关系的影响因素

## 第一节 主观社会阶层和负性情绪对医患信任的影响

### 一、引言

医患信任作为一种相对复杂的社会心理现象,既受到个体社会属性这一稳定性因素的影响,也受其实际医疗情境及具体情绪的影响。其中,个体的社会阶层作为个体最基本的社会属性之一,很大程度上形塑着个体的稳定认知模式;不论是客观社会阶层还是主观社会阶层,都可能影响个体对医患关系的认知和体验,因客观社会阶层在短时间内很难有大幅度改善,且主观社会阶层比客观社会阶层的预测力更高[1],故本文暂只探讨主观社会阶层。社会阶层形塑着个体的稳定认知模式,低阶层者倾向于情境式认知,高阶层者倾向于唯我主义认知[2]。而相比于高社会阶层的个体,低社会阶层关注外部的不可控的社会力量以及其他能影响个人生活的个体,表现为低社会阶层个体有较低的控制感。另外,低阶层的人际敏感性更高[3],更可能对负性医疗情境产生共情,更加容易投入情境和正确记忆情境,从而导致医患信任水平较低;高阶层的个体人际敏感性较低,较少地关注他人与事件,越能脱离情境做出自己的判断,因此可推测负性

---

[1] LAPOUR A S, HEPPNER M J. Social class privilege and adolescent women's perceived career options [J]. Journal of Counseling Psychology, 2009, 56 (4): 477-494.

[2] KRAUS M W, PIFF P K, MENDOZA-DENTON R, et al. Social class, solipsism, and contextualism: how the rich are different from the poor [J]. Psychological Review, 2012, 119 (3): 546-572.

[3] 管健. 低社会阶层的社会心理与行为倾向:基于积极和消极视角 [J]. 南京师大学报(社会科学版), 2016 (6): 136-144.

医疗情境对于高阶层者的医患信任水平影响较小。由此提出第一个研究假设。

假设1：医疗情境和主观社会阶层均对医患信任产生影响，处于负性情境和低阶层者的医患信任水平最低。

同时，医疗情境往往容易诱发患者的消极情绪体验进而影响医患信任。一般而言，积极情绪下个体对他人的信任度较高，消极情绪下对他人的信任度较低。[①] 此外，相比于高阶层者，低阶层者的人际敏感性高，对敌意情绪感知更加敏感，更容易从模棱两可的情境中预估出更多的敌意行为。[②] 因此，在现实的医疗情境中，低阶层者可能在模棱两可的事件中体验到更多的敌意情绪；相比于高阶层者，低阶层者也可能从相同情境中体会到更多的负面情绪，进而弱化对医方的信任程度。此外，主观社会阶层影响患者对于医疗情境的情绪感知，当个体的主观阶层较低时，更容易产生共情，更多地将置身于情境之中[③]，因此更容易从医疗情境中感知到负面情绪进而影响医患信任。因此，有理由认为对医疗情境的正负性感知能够直接影响医患信任水平，正性情境下个体产生积极情绪，正向影响医患信任；负性情绪下更易产生医患冲突，从而破坏医患信任关系。已有医患关系调查发现，高社会阶层的患者在与医护人员交往中更活跃、更愿意向医护人员提出疑问并要求解释，与医生的社会经济地位接近的患者更容易与医生平等交往。[④] 这能在一定程度上佐证前述理论设想，但尚不能验证因果关系与作用机制。

为此，本书将进一步对社会经济地位、医患社会情绪和医患信任之间的关系加以验证，并提出如下有调节的中介效应模型（见图3-1），并建立如下系列假设（假设2）：

假设2a，医疗情境对医患信任水平有正向预测作用；

假设2b，医疗情境影响医患社会情绪；

假设2c，医患社会情绪在医疗情境与医患信任之间起中介作用；

假设2d，主观社会阶层调节中介模型的前半路径，即在医疗情境与医患社会情绪的关系中起调节作用。

---

[①] 丁如一，王飞雪，牛端，等．高确定性情绪（开心、愤怒）与低确定性情绪（悲伤）对信任的影响［J］．心理科学，2014，37（5）：1092-1099.

[②] DAVID A K, AMANDA S, ELAINE M B, et al. Interpersonal sensitivity, status, and stereotype accuracy [J]. Psychological Science, 2010, 21 (12): 1735-1739.

[③] STELLAR J E, MANZZO V M, KRAUS M W, et al. Class and compassion: socioeconomic factors predict responses to suffering [J]. Emotion, 2012, 12 (3): 449-459.

[④] 谢铮，邱泽奇，张拓红．患者因素如何影响医方对医患关系的看法．北京大学学报（医学版）［J］，2009，41（2）：141-143.

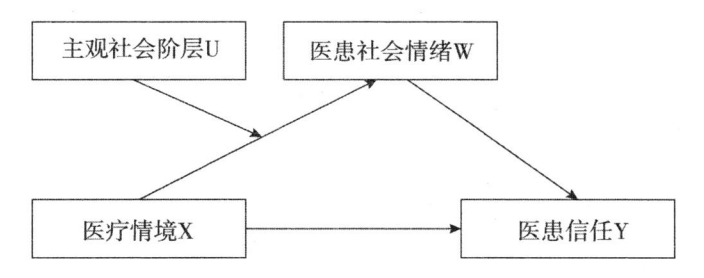

图 3-1　医疗情境、医患社会情绪、主观社会阶层与医患信任关系的假设模型

## 二、方法

（一）被试

研究所选被试为已婚已育的成年人，目的是希望被试具有相对充分的真实就医经历。研究共对 298 个成年被试进行实验操纵，有效被试 249 个，其中女性 172 人，男性 77 人；年龄在 20~60 岁，平均年龄 35 岁（$SD=8$）。

（二）材料和工具

1. 医疗情境

医疗情境包括两可情境和负性情境。一般可以认为积极情境下很少产生医患冲突，因此医疗情境只设计两可情境和负性情境，以探究其对医患信任的不利影响。其中，两可情境指的是模棱两可的情境，既可理解为正性情境，也可理解为负性情境，还可理解为中性情境。医疗情境除了极端的负性情境和正性情境外，大部分属于这种情境，由患者个人进行理解。

医疗情境改编自以往研究认知偏见时提供的研究材料。[①] 改编后的模棱两可的医疗情境为：您身体有些不舒服，到医院挂号看病，进了诊疗室后，刚刚陈述完病情，听到旁边的医生笑了起来。

改编后的负性医疗情境为：在一次看病中，医生问您是否遵医嘱了，但是您并不知道医生给您留了什么医嘱，医生说上次他告诉护士转告给您医嘱的具体内容，但是该护士在换班时，遗落了您的信息，忘记交接给接班护士了。

2. 主观社会阶层

采用图片启动方式。采用体现低阶层的图片（破落的房子、匮乏的食物、落后的儿童教育、脏乱的儿童学习环境）等启动被试的高阶层感知；采用体现

---

① CHEN E, MATTHEWS K A. Cognitive appraisal biases: an approach to understanding the relation between socioeconomic status and cardiovascular reactivity in children [J]. Annals of Behavioral Medicine, 2001, 23 (2): 101-111.

高阶层的图片（拥有带泳池的别墅、豪华的晚餐、优质的儿童教育、奢华的儿童房）等启动被试的低阶层感知。

3. 医患社会情绪和医患信任水平

医患社会情绪和医患信任水平均采用医患社会心态问卷里的相关分问卷，各分问卷的内部一致性系数在0.757~0.932，两周重测信度在0.632~0.759。其中，医患社会情绪主要衡量负性医患社会情绪，包括怨恨、悲伤、冷漠、焦虑、愤怒、恐惧和厌恶，被试选定相应情绪词后进行1~10的10点计分，分数越高，表示体验到的强度越高。医患信任水平包括四个题项：总的来说，医务人员还是可信任的；总的来说，患者还是相信医务人员的；医生开出的药品都是治疗疾病所必需的；医生开出的检查都是治疗疾病所必需的。每个题项采用Likert 5点计分法，分数越高表示信任度越高。

（三）实验程序

实验采用2（高阶层，低阶层）×2（负性情境，两可情境）被试间设计，遵循如下操作程序：（1）给被试呈现保密承诺书；（2）呈现阶层启动的图片，此部分阶层启动图片随机呈现，要求被试仔细浏览图片，继而回答谁在过上述照片中的生活，并且追问"如果过这样的日子，生活会是什么样的"并要求被试用文字叙述出具体内容，以此加强启动效果；（3）运用麦克阿瑟（MacArthur）主观社会阶层量表[①]，要求被试评定照片中的人所处的阶层，紧接着要求被试衡量相比于照片中的人，自己所处的阶层；（4）随机呈现两可情境和负性情境，要求被试阅读完这些情境后，评定自己在该情境下的感受，以此测量此刻的医患社会情绪；（5）填写医患信任问卷以及人口学信息。

## 三、结果

（一）实验材料有效性

为检验社会阶层启动的有效性，对高阶层组与低阶层组被试的主观社会阶层得分进行独立样本$t$检验，$t(249)=8.71$，$p<0.001$，$d=0.78$，高阶层组被试启动后的主观阶层（$M=5.96$）显著高于低阶层组被试启动后的主观阶层（$M=3.67$）；为检验情境启动的有效性，对模棱两可情境组与负性情境组被试的医患社会情绪得分进行独立样本$t$检验，$t(249)=5.69$，$p<0.001$，$d=0.51$，

---

[①] ADLER N E, EPEL E S, CASTELLAZZO G, et al. Relationship of subjective and objective social status with psychological and physiological functioning: preliminary data in healthy white women [J]. Health Psychology, 2000, 19 (6): 586-592.

负性情境组被试的负性医患社会情绪（$M = 18.05$）显著高于两可情境组被试的负性医患社会情绪（$M = 14.62$）。结果表明，主观社会阶层与情境实验材料启动均有效。

（二）主观社会阶层和医疗情境对医患信任的影响

为检验医疗情境和主观社会阶层对医患信任的影响，对医疗情境2（两可与负性情境）×主观社会阶层2（低阶层与高阶层）进行了双因素方差分析，结果如表3-1所示：医疗情境的主效应显著，$F(1, 248) = 11.925$，$p<0.01$，$\eta^2 = 0.044$，负性情境下被试医患信任水平（$M = 14.91$，$SD = 2.07$）比两可情境下（$M = 14.10$，$SD = 1.81$）要更低（医患信任分值越高则信任水平越低）；主观社会阶层主效应显著，$F(1, 248) = 12.737$，$p<0.001$，$\eta^2 = 0.047$，主观社会阶层较高的被试对医患信任水平（$M = 14.07$，$SD = 1.72$）比主观社会阶层较低被试医患信任水平（$M = 14.85$，$SD = 2.13$）更高；两因素的交互作用显著，$F(1, 1) = 5.587$，$p<0.05$，$\eta^2 = 0.02$，负性情境的高阶层被试医患信任水平（$M = 14.22$，$SD = 1.69$）高于模棱两可的低阶层医患信任水平（$M = 14.25$，$SD = 1.88$）。此结果验证了假设1。

表3-1 医疗情境和主观社会阶层对医患信任的影响

| 维度 | | n（人） | $M$ | $SD$ | $F$ | $\eta^2$ |
|---|---|---|---|---|---|---|
| 医疗情境 | 两可 | 144 | 14.10 | 1.81 | 11.925** | 0.044 |
| | 负性 | 105 | 14.91 | 2.07 | | |
| 主观社会阶层 | 高阶层 | 130 | 14.07 | 1.72 | 12.737*** | 0.047 |
| | 低阶层 | 119 | 14.85 | 2.13 | | |
| 医疗情境×社会阶层 | 两可/高阶层 | 76 | 13.96 | 1.74 | 5.587* | 0.02 |
| | 两可/低阶层 | 68 | 14.25 | 1.88 | | |
| | 负性/高阶层 | 54 | 14.22 | 1.69 | | |
| | 负性/低阶层 | 51 | 15.65 | 2.20 | | |

注：*$p<0.05$，**$p<0.01$，***$p<0.001$，后表同。

在模棱两可医疗情境中主观社会阶层对医患信任的影响呈现显著性差异（$p<0.01$），在负性医疗情境中主观社会阶层对医患信任的影响也呈现显著性差异（$p<0.001$），且两组中高阶层者的医患信任均高于低阶层者的医患信任（医患信任得分越高医患信任越低）；在高、低主观社会阶层实验组中，医疗情境对医患信任的影响呈现显著性差异（$p<0.001$），模棱两可医疗情境中的医患信任

显著高于负性医疗情境中的医患信任（见图3-2）。

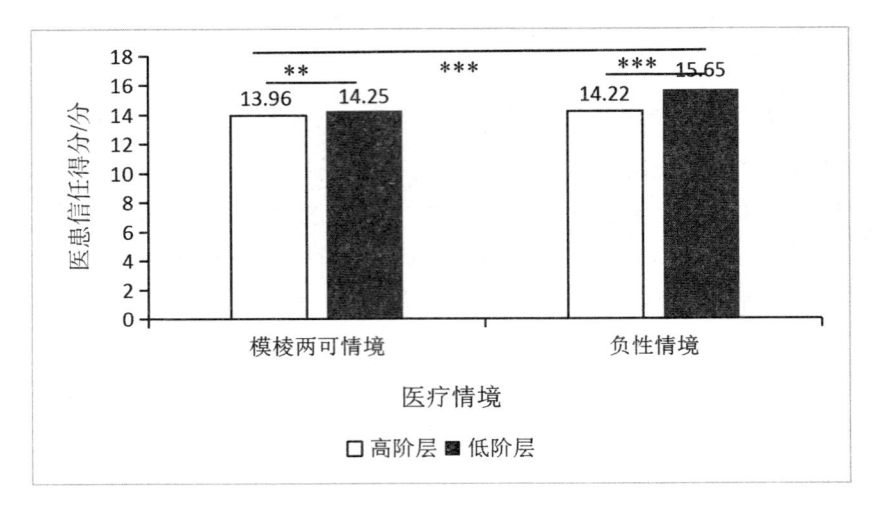

图3-2 医疗情境和社会阶层对医患信任的影响

（三）变量的描述统计及相关分析

医疗情境、医患社会情绪、主观社会阶层与医患信任两两之间均呈显著性相关，被试性别、年龄、学历程度等与各个变量之间相关不显著（见表3-2），因而不用加以控制。

表3-2 各变量描述统计及相关系数

| 变量 | $M$ | $SD$ | 1 | 2 | 3 | 4 | 5 | 6 | 7 |
| --- | --- | --- | --- | --- | --- | --- | --- | --- | --- |
| 1. 性别 | — | — | 1 | | | | | | |
| 2. 年龄 | 35.04 | 8.326 | -0.068 | 1 | | | | | |
| 3. 学历程度 | — | — | -0.016 | -0.180** | 1 | | | | |
| 4. 医疗情境 | 0.58 | 0.495 | -0.008 | -0.051 | 0.008 | 1 | | | |
| 5. 医患社会情绪 | 16.06 | 4.984 | 0.000 | 0.092 | -.0022 | -0.340** | 1 | | |
| 6. 医患信任 | 14.44 | 1.961 | 0.036 | 0.045 | -0.109 | -0.206** | 0.266** | 1 | |
| 7. 主观社会阶层 | 4.87 | 1.962 | 0.008 | 0.005 | 0.062 | 0.017 | -0.296** | -0.260** | 1 |

（四）共同方法偏差效应检验

采取哈曼单因素分析来衡量共同方法偏差检验。结果表明，未旋转的情况下共产生五个特征根大于1的因子，第一个因子方差解释率为24.82%，远低于40%的临界标准，表明本书不存在明显的共同方法偏差。

### （五）医疗情境对于医患信任水平的影响：一个有调节的中介模型

根据温忠麟和叶宝娟[①]提出的验证有调节的中介模型的方法进行检验，结果如表3-3所示。

表3-3 医疗情境对医患信任有调节的中介效应检验

| 结果变量 | 回归方程 预测变量 | 整体拟合指数 |  |  | 回归系数显著性 |  |  |  |
|---|---|---|---|---|---|---|---|---|
|  |  | $R$ | $R^2$ | $F$ | $\beta$ | $t$ | LLCI | ULCI |
| 医疗情境 | 医疗情境 $c_1$ | 0.333 | 0.111 | 10.186*** | -0.201 | -3.344* | -0.320 | -0.083 |
|  | 主观社会阶层 $c_2$ |  |  |  | -0.262 | -4.325*** | -0.381 | -0.143 |
|  | 医疗情境×主观社会阶层 $c_3$ |  |  |  | -0.143 | -2.364* | -0.263 | -0.024 |
| 医患社会情绪 | 医疗情境 $a_1$ | 0.465 | 0.216 | 22.508*** | -0.335 | -5.915*** | -0.446 | -0.223 |
|  | 主观社会阶层 $a_2$ |  |  |  | -0.303 | -5.327*** | -0.415 | -0.191 |
|  | 医疗情境×主观社会阶层 $a_3$ |  |  |  | 0.128 | 2.244* | 0.016 | 0.224 |
| 医患信任 | 医疗情境 $c_1'$ | 0.362 | 0.131 | 7.309*** | -0.156 | -2.437* | -0.282 | -0.030 |
|  | 主观社会阶层 $c_2'$ |  |  |  | -0.209 | -3.266** | -0.336 | -0.083 |
|  | 医疗情境×主观社会阶层 $c_3'$ |  |  |  | 0.054 | 0.813 | -0.078 | 0.188 |
|  | 医患社会情绪 $b_1$ |  |  |  | 0.152 | 2.239* | 0.018 | 0.285 |
|  | 主观社会阶层×医患社会情绪 $b_2$ |  |  |  | 0.060 | 0.898 | -0.068 | 0.183 |

在医疗情境回归方程中，$c_1$显著，说明医疗情境对医患信任有正向影响，支持了假设2a；$c_2$显著，说明主观社会阶层对医患信任产生正向影响，这与双因素方差分析中主观阶层主效应显著结果是相一致的；$c_3$显著，说明主观社会阶层在医疗情境对医患信任的影响中起到调节作用，这与双因素方差分析中医疗情境与主观社会阶层交互效应显著的结果也是相一致的。在医患社会情绪回归方程中，$a_1$显著，说明医疗情境对医患社会情绪有正向影响，支持了假设2b；$a_3$显著，说明医疗情境对医患社会情绪的影响受到了主观社会阶层的调节作用。在医患信任回归方程中，$b_1$显著，说明医患社会情绪负向影响医患信任（医患社会情绪分值越高，表明负性情绪越高）；且$c_1'$显著，说明医患社会情绪在医疗情境和医患信任之间起部分中介作用，支持了假设2c；$c_3'$不显著，说明

---

① 温忠麟，叶宝娟. 有调节的中介模型检验方法：竞争还是替补［J］. 心理学报，2014（5）：714-726.

在考虑了中介路径后,直接路径没有受到主观社会阶层的调节作用;$a_3$ 显著,$b_2$ 不显著,说明前半路径受到调节,后半路径没有受到调节,支持了假设 2d。并且,根据中介效应的表达式 $(a_1+a_3u)(b_1+b_2u)$ 计算出本书中介效应表达式 $(-0.335+0.128u)\times 0.152$。由于标准化后调节变量 $U$ 平均值为 0,标准差为 1,而中介效应值分别为 $-0.0704$、$0.0509$ 和 $-0.0315$。这表明随着社会阶层的升高,医患社会情绪在医疗情境和医患信任之间的中介效应逐渐减小。

将主观社会阶层按照正负一个标准差分成高低两组,在主观社会阶层的高低水平下,可更清楚地描述出主观社会阶层与医疗情境的交互效应实质(见图 3-3)。当主观社会阶层较低时,医疗情境对医患信任影响较大,主观社会阶层较高时,医疗情境对医患信任的影响变小。

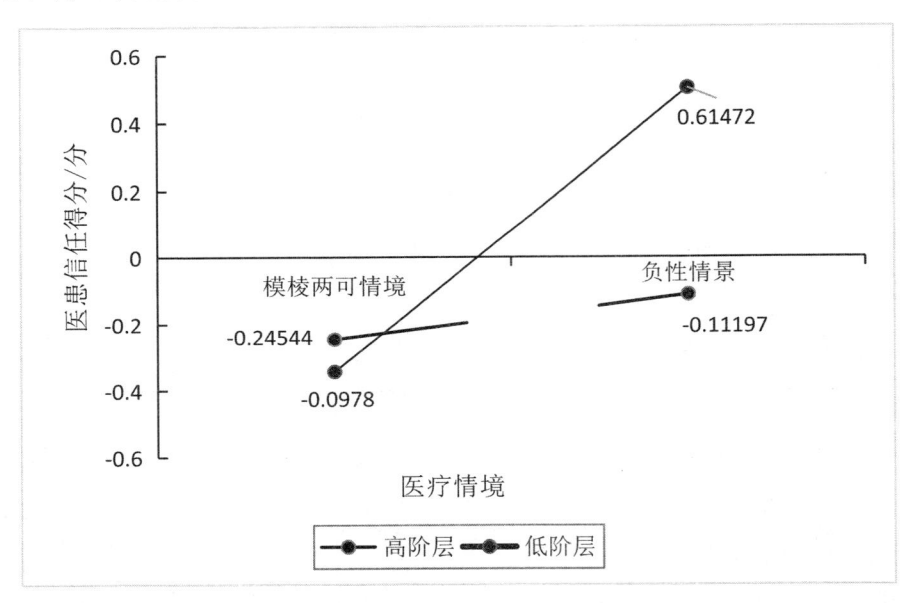

图 3-3 主观社会阶层对医疗情境在医患信任间的调节作用

## 四、讨论

### (一)医疗情境对医患信任的影响:医患社会情绪的中介作用

医患社会情绪在医疗情境与医患信任的关系中起部分中介作用,即医疗情境通过医患社会情绪影响医患信任,充分证明了医患社会情绪显著影响医患信任水平。当个体感知到负面情绪时,更可能调用负面刻板印象来认知医方行为,消极的刻板印象解释可能会歪曲患者对医方的认知,从而削弱个体的医患信任水平。而当医生感知到患者对自己信任水平较低时,也会对患者保持较低的信任水平，做出更多的防御性医疗行为①，从而造成恶性循环。

（二）医疗情境对医患信任的影响：主观社会阶层的调节作用

主观社会阶层调节患者对医疗情境的医患社会信任水平感知。首先，当个体主观阶层越低时，负性医疗情境显著影响医患信任水平；当主观社会阶层越高时，负性医疗情境对个体医患信任水平的影响效果越小。其次，当患者主观社会阶层越高时，越不受当下医疗情境的影响，所以当下负性的医疗情境对于高阶层患者的医患信任水平的影响显著低于低阶层患者。该项研究结果证明了阶层认知理论的合理性：人们面对具体的情境产生何种认知，进而产生何种行为受到社会阶层的影响。

（三）医疗情境对医患信任的影响：有调节的中介模型

主观社会阶层调节了患者对于医疗情境的医患社会情绪感知，医患社会情绪在医疗情境对医患信任水平的影响中起中介作用，进而影响医患信任水平。社会阶层对于模型的前半路径，即医疗情境对医患社会情绪的影响这一路径产生影响，但是并没有对后半路径及直接路径产生影响。充分说明，当负面的医患社会情绪产生之后，负面的情绪会影响人的信息处理加工过程②，社会阶层就不再起作用，而是情绪在影响认知进而影响个体行为。

综上所述，医疗情境是医患信任的影响因素，医患社会情绪起部分中介作用，同时主观社会阶层调节了中介路径的前半路径：主观社会阶层越高，医疗情境对医患信任的影响越小，相应地，医患社会情绪的中介作用也就越弱。医患社会情绪在医疗情境对医患信任模型中起部分中介作用，是否还存在其他中介变量或是存在链式中介效应等的情况，仍值得进一步探讨。

**五、结论**

医疗情境和主观社会阶层对医患信任水平感知有显著性差异，相较于两可情境，负性情境下医患信任水平更低，高阶层者医患信任感知水平显著高于低阶层者。医疗情境对医患信任的影响受到主观社会阶层的调节作用：个体主观阶层越低，负性医疗情境对于个体医患信任水平的负向影响越显著；主观阶层越高，负性医疗情境对于个体医患信任水平的负向影响效果越小。医患社会情

---

① 刘宏眉，杨晓枫，杨军，等．医疗纠纷对医师防御性医疗行为影响的研究［J］．现代医院管理，2016，14（6）：24-26.
② 黄静，童泽林，张友恒，等．负面情绪和说服策略对品牌关系再续意愿的影响［J］．心理学报，2012，44（8）：1114-1123.

绪在医疗情境对医患信任水平的影响中起部分中介作用，主观社会阶层调节了患者对于医疗情境的医患社会情绪感知，医患社会情绪在医疗情境对医患信任水平的影响中起中介作用进而影响医患信任水平。

（本节内容曾发表于《西北师大学报》2019年第2期，收录本辑时稍做调整）

## 第二节　心理疾病的社会排斥及其对医患关系的影响

社会排斥被认为最早出现于20世纪70年代的法国，指排斥于社会保障制度的人。① 随着对社会排斥研究的深入，不同语境下对概念的阐释存在一定差异。② 在本书中，社会排斥主要是指由于受到某一社会团体或他人的排斥和拒绝，在实现个人归属需求和关系需求的过程中被阻碍的现象和过程。③

在我国，受心理健康教育发展不完善等原因的影响，心理疾病患者群体在社会中极易被污名化和被排斥。④ 这种倾向的后果是导致原本已经受到心理疾病困扰的人遭遇进一步伤害，不仅不利于疾病的康复，而且有可能会加重症状，导致更为严重的后果。因此，有必要对心理疾病患者的社会排斥这一现象进行研究。

### 一、数据来源和研究设计

本书使用中国综合社会调查（CGSS）的数据进行分析，探讨个体对于心理疾病患者群体的社会排斥情况以及这种社会排斥对于医患关系的影响，根据研究目的设计了两个分研究。自2003年项目开展以来，每年都会结合不同的主题进行调查并对数据进行公开。其中只有2011年的主题模块为心理健康与社会污名，扩展模块为健康。因此，本书的分析是基于中国综合社会调查2011年数据，心理健康与社会污名问卷和健康问卷进行的。

在2011年中国综合社会调查心理健康与社会污名模块中，调研员通过出示关于X（指示卡中主人公的姓名）情况的示卡，要求被试针对X的状况进行作

---

① LEVITAS R. The concept of social exclusion and the new Durkheimian hegemony [J]. Critical Social Policy, 1996, 16 (46): 5-20.
② 曾群，魏雁滨. 失业与社会排斥：一个分析框架 [J]. 社会学研究，2004 (3)：11-20.
③ WILLIAMS K D. Ostracism [J]. Annual Review of Psychology, 2007, 58: 425-452.
④ 李强，高文珺，许丹. 心理疾病污名形成理论述评 [J]. 心理科学进展，2008 (4)：582-589.

答。针对我国公民的心理健康状况与对心理健康存在问题群体的社会污名情况进行了调查。在健康模块中,要求被试对医生的信任、医术、道德和沟通等问题进行评价,还涉及了对于中国医疗体系的满意度评价。

2011年中国综合社会调查共收集数据样本5620份,结合本书的目的和以往研究的成果,对所有数据进行了筛选,确定了相应研究中的自变量、因变量和控制变量并根据统计需求重新进行编码。

(一)研究一:心理疾病与社会排斥

1. 自变量

本书的目的是考察我国公民对于患心理疾病群体的社会排斥情况,因此在中国综合社会调查(2011)B卷中选择两个题目作为自变量的数据来源。第一个题目是量表题"X有没有可能是正在经历下面的状况?",包含3个,分别是"正常的生活起伏""心理疾病"和"生理疾病",要求被试在4点量表上进行打分,1表示很可能,4表示完全不可能,"不知道"选8,在统计中,将选择"不知道"的处理为缺失值,得分越高,该状况可能性越低。第二个题目是单项选择题"您认为X的情况主要是由抑郁、哮喘、精神分裂、压力过大还是其他原因引起的?","不知道"选8,统计中记为缺失值。

2. 因变量

在中国综合社会调查问卷(2011)中没有专门测量被试对他人社会排斥的题目,关于社会排斥的以往研究也更多地关注被排斥者,很少有对排斥者心理进行研究的内容。因此在本书中,使用原问卷中社会距离和社会污名两个分问卷进行统计。

社会距离分问卷包含Q13到Q18 6个题目,在4点量表上作答,1表示绝对愿意,4表示绝对不愿意,8表示"不知道",在统计中处理为缺失值,得分越高代表社会距离越远。社会污名分问卷包含Q23到Q42共20个题目,在4点量表上作答,1表示非常同意,4表示非常不同意,8表示"不知道",在统计中处理为缺失值,其中除了Q28、Q32、Q34、Q36、Q38以外都是反向计分题目,得分越高表示对X的污名程度越高。

社会排斥的表现可以划分为多个方面,其中包括经济排斥[1]、政治排斥[2]、

---

[1] WILLIAMS C C, WINDEBANK J. The "excluded consumer": A neglected aspect of social exclusion?[J]. Policy and Politics, 2002, 30(4): 501-513.

[2] PERCY-SMITH J. Policy responses to social exclusion: Towards inclusion? [M]. New York: McGraw-Hill Education, 2000: 148-163.

文化排斥①、福利制度排斥②和社会关系排斥③。本书中关注社会关系方面的排斥，社会距离作为判断社会关系亲密与否的一个指标，可以在本书中作为社会排斥的行为指标。此外，之前的研究认为社会排斥一般针对的对象是具有某些消极特质的个体，如自私、冲动、违反道德等④，即个体对于他人污名的倾向可以作为判断其排斥他人与否的态度指标。将社会距离作为衡量个体社会排斥与否的行为指标，将社会污名作为衡量个体社会排斥与否的态度指标，并且将二者相加，生成新的变量，命名为"社会排斥"。

将社会距离、社会污名和社会排斥作为本书的三个因变量。

3. 控制变量

除了主要的研究变量之外，本书还加入了部分可能会影响被试社会排斥与否的其他变量作为控制变量。主要包括性别、年龄、民族、宗教信仰、政治面貌、户口类型、受教育程度、主观社会阶层、客观社会阶层、生活满意度、生活幸福感。

年龄变量通过用2011减去被试填写的出生年份变量进行计算生成；民族变量通过将原有数据重新编码得到，设置为汉族和少数民族的二分变量；宗教信仰变量通过将原有变量进行重新编码得到，设置为有宗教信仰和没有宗教信仰的二分变量；户口类型变量通过将原变量进行重新编码得到，设置为农业户口和非农业户口的二分变量。

在本书中对受教育程度变量进行重新编码，将小学和私塾选项合并为小学及以下，将职业高中、普通高中、中专和技校合并为高中及中专，将大学专科、大学本科、研究生及以上合并为大专及以上，将其他处理为缺失值，形成了"没有受过任何教育""小学及以下""初中""高中及中专""大专及以上"5个选项。

客观社会阶层根据被试去年一年的收入进行向上累计分布统计，结合客观社会阶层的十级划分方式，按照累计百分比划分为10个等级。其中，按照向上频次累计，将年收入在前0~10%（年收入390元以下）的被试重新编码为1，

---

① KRONAUER, M. Social exclusion and underclass-new concepts for the analysis of poverty [M] // Hans - Jürgen Andreβ. Empirical Poverty Research in a Comparative Perspective. London: Routledge 1998: 51-75.
② SOMERILLE P. Explanations of social exclusion: where does housing fit in? [J]. Housing Studies, 1998, 13 (6): 761-780.
③ 杜建政，夏冰丽. 心理学视野中的社会排斥 [J]. 心理科学进展, 2008 (6): 981-986.
④ BAUMEISTER R F, TICE D M. Anxiety and social exclusion [J]. Journal of Social and Clinical Psychology, 1990, 9 (2): 165-195.

前10%~20%（年收入400~1960元）的被试重新编码为2，前20%~30%（年收入2000~3900元）的被试重新编码为3，30%~40%（年收入4000~6750元）的被试重新编码为4，40%~50%（年收入6800~9855元）的被试重新编码为5，50%~60%（年收入10000~13560元）的被试重新编码为6，60%~70%（年收入14000~19850元）的被试重新编码为7，70%~80%（年收入20000~24960元）的被试重新编码为8，80%~90%（年收入25000~35600元）的被试重新编码为9，90%~100%（年收入36000元以上）的被试重新编码为10。

4. 研究设计

本书使用SPSS19.0软件对研究变量进行了多元线性回归分析，将自变量和控制变量分别引入模型。首先，在模型一中将自变量一"X正在经历的情况"引入模型，观察被试对于X情况的判断对于3个因变量的影响状况；其次，模型二在模型一的基础上引入控制变量，观察受控制变量影响下的自变量对于因变量的影响情况；最后，模型三在模型二的基础上将自变量二对"X目前状况的原因判断"这个分类变量引入模型，观察对于导致X目前状况的原因的不同判断对于因变量的影响。

（二）研究二：社会排斥与医患关系

1. 自变量

本书的目的是考察社会排斥对医患关系的影响，因此自变量选取为研究一中通过社会距离和社会污名两个变量生成的变量社会排斥。

2. 因变量

在中国综合社会调查问卷（2011）中没有专门测量被试对国内医患关系评价的题目，但是在扩展模块D卷中，D16分问卷涉及对于中国医生的评价，共5个题目，包括对医生的信任程度（总的来说，医生还是可信的）、医患沟通能力（医生会同病人讨论所有可能的治疗方案）、医术（医生的医术没有他们应有的那样好）和医德（比起关心病，医生更关心自己的收入；如果医生在治疗中出了错，他们会告诉病人）的评价。D16分问卷要求被试在5点量表上进行评分，1代表非常不同意，5代表非常同意，8代表无法选择，在统计中按缺失值处理，其中，D16a、D16b和D16e为反向计分题目，得分越高表明对中国医生总体评价越好，也反映出患者与医生之间关系更为和谐。计算D16分问卷5个题目的平均值作为因变量，反映对医患关系现状的评价。

3. 控制变量

本书控制变量的类型包括性别、年龄、民族、宗教信仰、政治面貌、户口类型、受教育程度、主观社会阶层、客观社会阶层、生活满意度、生活幸福感。变量处理方法与研究一中对控制变量的处理方法相同。

4. 研究设计

本书使用 SPSS19.0 软件对研究变量进行了多元线性回归分析,将自变量和控制变量分别引入模型。首先,在模型一中将自变量社会排斥引入模型,观察被试对于 X 社会排斥的情况对于医患关系评价的影响;其次,模型二在模型一的基础上引入控制变量,观察受控制变量影响下的自变量对于因变量的影响情况。

## 二、样本描述

### (一)被试基本情况描述

在研究开始前,研究者对数据进行了简单的筛选。主要根据年龄结构删除了未成年被试 1 人,85 岁以上被试 33 人,剩余被试共 5586 人。所有被试男女比例基本平衡,被试最小年龄为 18 岁,最大年龄为 85 岁,平均年龄 48 岁 ($SD=16$),68.03% 的被试接受过初中及以上教育。被试其他基本信息情况见表 3-4。

表 3-4 被试基本情况统计($N=5586$)

| 题目 | 类别 | n/人 | 百分比/% |
|---|---|---|---|
| 性别 | 男性 | 2547 | 45.60 |
|  | 女性 | 3039 | 54.40 |
| 民族 | 少数民族 | 301 | 5.39 |
|  | 汉族 | 5276 | 94.45 |
|  | 缺失值 | 9 | 0.16 |
| 宗教信仰情况 | 信仰宗教 | 625 | 11.19 |
|  | 不信仰宗教 | 4961 | 88.81 |
| 政治面貌 | 共产党员 | 605 | 10.83 |
|  | 民主党派 | 9 | 0.16 |
|  | 共青团员 | 306 | 5.48 |
|  | 群众 | 4647 | 83.19 |
|  | 缺失值 | 19 | 0.34 |

续表

| 题目 | 类别 | n/人 | 百分比/% |
|---|---|---|---|
| 户口登记类型 | 农业户口 | 3145 | 56.30 |
|  | 非农业户口 | 2439 | 43.66 |
|  | 缺失值 | 2 | 0.04 |
| 受教育程度 | 未受过教育 | 737 | 13.19 |
|  | 小学及以下 | 1327 | 23.76 |
|  | 初中 | 1736 | 31.08 |
|  | 高中 | 991 | 17.74 |
|  | 大专及以上 | 793 | 14.20 |
|  | 缺失值 | 2 | 0.04 |
| 年龄（岁） |  | $M=47.93$，$SD=15.78$ | |
| 主观社会阶层 |  | $M=4.15$，$SD=1.80$ | |
| 客观社会阶层 |  | $M=5.61$，$SD=2.86$ | |
| 生活满意度 |  | $M=3.74$，$SD=0.98$ | |
| 生活幸福感 |  | $M=3.90$，$SD=0.87$ | |

（二）研究变量统计结果描述

对于自变量和因变量各题目的描述统计结果如表3-5所示。其中，因变量包括社会距离分问卷（$\alpha=0.875$）、社会污名分问卷（$\alpha=0.837$）和社会排斥（两分问卷平均得分相加，$\alpha=0.872$）三个部分。

表3-5 研究变量描述性统计结果

| 变量 | 项目 | n/人 | M | SD |
|---|---|---|---|---|
| X 有没有可能是正在经历下面的状况？ | 正常的生活起伏 | 5203 | 2.18 | 0.825 |
|  | 心理疾病 | 5299 | 1.97 | 0.833 |
|  | 生理疾病 | 5222 | 2.31 | 0.845 |

续表

| 变量 | 项目 | n/人 | M | SD |
|---|---|---|---|---|
| 您认为X的情况主要是由什么原因引起的？ | 抑郁 | 1151 | 20.61 | |
| | 哮喘 | 964 | 17.26 | |
| | 精神分裂 | 579 | 10.37 | |
| | 压力过大 | 2205 | 39.47 | |
| | 其他 | 162 | 2.90 | |
| | 缺失值 | 525 | 9.40 | |
| 社会距离量表 | 跟X做邻居 | 5342 | 2.33 | 0.820 |
| | 花时间和X交往 | 5382 | 2.37 | 0.806 |
| | 让X照顾您的小孩或您认识的小孩 | 5394 | 3.23 | 0.818 |
| | 和X交朋友 | 5371 | 2.43 | 0.822 |
| | 在工作中和X密切合作 | 5224 | 2.59 | 0.840 |
| | 让X和你的亲戚结婚 | 5084 | 3.33 | 0.770 |
| | 得分 | 5516 | 2.71 | 0.646 |
| 社会污名量表 | 如果X接受治疗，他周围的人会排斥他 | 5336 | 2.10 | 0.624 |
| | 如果X让人知道他正在接受治疗，他就会失去一些朋友 | 5298 | 2.15 | 0.633 |
| | 如果别人知道X接受过治疗，不管他现在取得多大的成绩，他以后的发展机会还是会受到限制 | 5110 | 2.28 | 0.682 |
| | X在我旁边会让我觉得不舒服 | 5337 | 2.25 | 0.675 |
| | X这样的人是猜不透的 | 4821 | 2.49 | 0.689 |
| | X这样的人和其他人一样聪明 | 4685 | 2.22 | 0.624 |
| | 不应该让X这样的人当公务员 | 4947 | 2.36 | 0.750 |
| | 很难和X这样的人交谈 | 5149 | 2.38 | 0.674 |
| | 不应该准许X这样的人有小孩 | 5138 | 1.98 | 0.697 |
| | X这样的人比大多数人更有创造性 | 4059 | 2.70 | 0.673 |
| | X在我身边会让我紧张 | 5293 | 2.25 | 0.675 |
| | X这样的人在工作上和其他人的效率一样 | 4702 | 2.50 | 0.689 |

续表

| 变量 | 项目 | n/人 | M | SD |
|---|---|---|---|---|
| 社会污名量表 | X 应该对他的情况感到丢脸 | 5260 | 1.95 | 0.626 |
| | X 这样的人和其他人一样值得信任 | 4930 | 2.23 | 0.620 |
| | X 这样的人很难被他周围的人接受 | 5149 | 2.40 | 0.672 |
| | 如果 X 这样的人有做哪个工作的资格，他就应该有和其他人一样的工作机会 | 5159 | 2.10 | 0.577 |
| | X 应该害怕告诉别人他的情况 | 5095 | 2.42 | 0.718 |
| | 如果对 X 的情况保密，他家里人的生活会更好 | 5028 | 2.33 | 0.714 |
| | 不应该允许 X 这样的人在工作上管人 | 5040 | 2.41 | 0.718 |
| | 不应该允许 X 这样的人教育孩子 | 5165 | 2.37 | 0.763 |
| | 得分 | 5517 | 2.29 | 0.343 |
| 社会排斥 | | 5546 | 4.97 | 0.896 |
| 医患关系 | 总的来说，医生还是可信的 | 5540 | 3.83 | 0.735 |
| | 医生会同病人讨论所有可能的治疗方案 | 5416 | 3.26 | 1.017 |
| | 医生的医术没有他们应该有的那样好 | 5354 | 2.66 | 0.889 |
| | 比起关心病人，医生更关心自己的收入 | 5416 | 2.41 | 1.028 |
| | 如果医生在治疗中出了错，他们会告诉病人 | 5392 | 2.35 | 1.069 |
| | 得分 | 5563 | 2.91 | 0.596 |

### 三、模型结果

在建立模型之前，研究者对自变量和控制变量中的分类变量进行了处理，建立了相应的虚拟变量。其中性别的参照类是"女性"，受教育程度的参照类是"大专及以上"，宗教信仰参照类是"有宗教信仰"，民族参照类是"少数民族"，政治面貌参照类是"群众"，户口类型参照类是"非农业户口"，导致 X 目前状况的具体原因的参照类是"其他原因"。

（一）心理疾病与社会排斥研究模型结果

将自变量一"X 目前的状况"引入建立模型一，之后在模型一基础上加入控制变量建立模型二，最后在模型二的基础上添加对导致 X 目前原因判断的变量建立模型三。对 3 个因变量分别生成模型。

1. 社会距离模型结果

以社会距离为因变量，得到的模型拟合结果如表 3-6a 所示。

表 3-6a 社会距离模型结果

| 项目 | 模型一a B | 标准误差 | 模型二a B | 标准误差 | 模型三a B | 标准误差 |
|---|---|---|---|---|---|---|
| （常量） | 2.730*** | 0.044 | 2.604*** | 0.089 | 2.463*** | 0.106 |
| 正常的生活起伏 | 0.073*** | 0.012 | 0.069*** | 0.012 | 0.070*** | 0.012 |
| 心理疾病 | -0.187*** | 0.012 | -0.184*** | 0.011 | -0.130*** | 0.013 |
| 生理疾病 | 0.068*** | 0.011 | 0.069*** | 0.011 | 0.039* | 0.012 |
| 性别（参照类：女性） | | | -0.035* | 0.021 | -0.035 | 0.020 |
| 年龄 | | | 0.116*** | 0.001 | 0.114*** | 0.001 |
| 受教育程度（参照类：大专及以上） | | | | | | |
| 未受教育 | | | -0.071** | 0.049 | -0.075** | 0.049 |
| 小学及以下 | | | -0.107*** | 0.040 | -0.114*** | 0.040 |
| 初中 | | | -0.039 | 0.034 | -0.044 | 0.034 |
| 高中 | | | -0.016 | 0.035 | -0.017 | 0.035 |
| 您的宗教信仰（参照类：有宗教信仰） | | | -0.025 | 0.032 | -0.023 | 0.032 |
| 您的民族是（参照类：少数民族） | | | 0.012 | 0.043 | 0.017 | 0.043 |
| 客观社会阶层 | | | 0.030 | 0.004 | 0.025 | 0.004 |
| 主观社会阶层 | | | 0.034* | 0.006 | 0.031 | 0.004 |
| 总的来说，您觉得您的生活是否幸福 | | | 0.035 | 0.016 | 0.039 | 0.015 |
| 总的来说，您对您的生活状况感到满意吗 | | | -0.085*** | 0.014 | -0.087*** | 0.014 |
| 政治面貌（参照类：群众） | | | | | | |
| 共产党员 | | | -0.024 | 0.033 | -0.023 | 0.033 |
| 民主党派 | | | -0.009 | 0.254 | -0.010 | 0.252 |
| 共青团员 | | | -0.024 | 0.049 | -0.024 | 0.049 |
| 户口类型（参照类：非农业户口） | | | -0.009 | 0.012 | -0.011 | 0.012 |
| 具体归因（参照类：其他原因） | | | | | | |

续表

| 项目 | 模型一a B | 标准误差 | 模型二a B | 标准误差 | 模型三a B | 标准误差 |
|---|---|---|---|---|---|---|
| 抑郁 | | | | | 0.098** | 0.058 |
| 哮喘 | | | | | −0.022 | 0.057 |
| 精神分裂 | | | | | 0.146*** | 0.061 |
| 压力过大 | | | | | −0.081 | 0.056 |
| F值 | 66.487*** | | 15.407*** | | 16.281*** | |
| 调整$R^2$ | 0.045*** | | 0.062*** | | 0.078*** | |

注：$^*p<0.05$，$^{**}p<0.01$，$^{***}p<0.001$，后表同。

2. 社会污名模型结果

以社会污名为因变量，得到的模型拟合结果如表3-6b所示。

表3-6b 社会污名模型结果

| 项目 | 模型一b B | 标准误差 | 模型二b B | 标准误差 | 模型三b B | 标准误差 |
|---|---|---|---|---|---|---|
| （常量） | 2.395*** | 0.023 | 2.374*** | 0.047 | 2.267*** | 0.055 |
| 正常的生活起伏 | 0.084*** | 0.006 | 0.078*** | 0.006 | 0.083*** | 0.006 |
| 心理疾病 | −0.265*** | 0.006 | −0.265*** | 0.006 | −0.188*** | 0.007 |
| 生理疾病 | 0.024*** | 0.006 | 0.027 | 0.006 | −0.021 | 0.006 |
| 性别（参照类：女性） | | | −0.014 | 0.011 | −0.013 | 0.011 |
| 年龄 | | | 0.079*** | 0.000 | 0.075*** | 0.000 |
| 受教育程度（参照类：大专及以上） | | | | | | |
| 未受教育 | | | 0.000 | 0.026 | −0.004 | 0.026 |
| 小学及以下 | | | 0.023 | 0.021 | 0.016 | 0.021 |
| 初中 | | | 0.014 | 0.018 | 0.010 | 0.018 |
| 高中 | | | 0.010 | 0.018 | 0.009 | 0.018 |
| 您的宗教信仰（参照类：有宗教信仰） | | | 0.025 | 0.017 | 0.029 | 0.016 |
| 您的民族是（参照类：少数民族） | | | 0.002 | 0.022 | 0.009 | 0.022 |
| 客观社会阶层 | | | −0.019 | 0.002 | −0.016 | 0.002 |
| 主观社会阶层 | | | 0.010 | 0.003 | 0.007 | 0.003 |
| 总的来说，您觉得您的生活是否幸福 | | | −0.016 | 0.008 | −0.010 | 0.008 |
| 总的来说，您对您的生活状况感到满意吗 | | | −0.016 | 0.007 | −0.020 | 0.007 |

续表

| 项目 | 模型一 b B | 标准误差 | 模型二 b B | 标准误差 | 模型三 b B | 标准误差 |
|---|---|---|---|---|---|---|
| 政治面貌（参照类：群众） | | | | | | |
| 共产党员 | | | -0.040* | 0.017 | -0.040 | 0.017 |
| 民主党派 | | | 0.002 | 0.133 | 0.000 | 0.131 |
| 共青团员 | | | -0.018 | 0.026 | -0.018 | 0.025 |
| 户口类型（参照类：非农业户口） | | | -0.021 | 0.006 | -0.023 | 0.006 |
| 具体归因（参照类：其他原因） | | | | | | |
| 抑郁 | | | | | 0.150*** | 0.030 |
| 哮喘 | | | | | -0.043 | 0.030 |
| 精神分裂 | | | | | 0.176*** | 0.032 |
| 压力过大 | | | | | 0.127*** | 0.029 |
| $F$ 值 | 114.286*** | | 21.389*** | | 24.441*** | |
| 调整 $R^2$ | 0.076*** | | 0.085*** | | 0.115*** | |

3. 社会排斥模型结果

以社会排斥为因变量，得到的模型拟合结果如表 3-6c 所示。

表 3-6c 社会排斥模型结果

| 项目 | 模型一 c B | 标准误差 | 模型二 c B | 标准误差 | 模型三 c B | 标准误差 |
|---|---|---|---|---|---|---|
| （常量） | 5.115*** | 0.059 | 4.973*** | 0.119 | 4.727*** | 0.141 |
| 正常的生活起伏 | 0.089*** | 0.016 | 0.084*** | 0.016 | 0.087*** | 0.017 |
| 心理疾病 | -0.243*** | 0.015 | -0.240*** | 0.015 | -0.171*** | 0.016 |
| 生理疾病 | 0.058*** | 0.015 | 0.059*** | 0.015 | 0.018 | 0.016 |
| 性别（参照类：女性） | | | -0.035* | 0.028 | -0.035* | 0.027 |
| 年龄 | | | 0.110*** | 0.001 | 0.107*** | 0.001 |
| 受教育程度（参照类：大专及以上） | | | | | | |
| 未受教育 | | | -0.049 | 0.066 | -0.054 | 0.065 |
| 小学及以下 | | | -0.063 | 0.053 | -0.071* | 0.052 |
| 初中 | | | -0.018 | 0.046 | -0.024 | 0.045 |
| 高中 | | | -0.004 | 0.047 | -0.006 | 0.046 |
| 您的宗教信仰（参照类：有宗教信仰） | | | -0.008 | 0.043 | -0.005 | 0.042 |

续表

| 项目 | 模型一 c B | 模型一 c 标准误差 | 模型二 c B | 模型二 c 标准误差 | 模型三 c B | 模型三 c 标准误差 |
|---|---|---|---|---|---|---|
| 您的民族是（参照类：少数民族） |  |  | 0.007 | 0.057 | 0.014 | 0.057 |
| 客观社会阶层 |  |  | 0.022 | 0.005 | 0.025 | 0.005 |
| 主观社会阶层 |  |  | 0.027 | 0.008 | 0.024 | 0.008 |
| 总的来说，您觉得您的生活是否幸福 |  |  | 0.020 | 0.021 | 0.025 | 0.020 |
| 总的来说，您对您的生活状况感到满意吗 |  |  | -0.068** | 0.018 | -0.072** | 0.018 |
| 政治面貌（参照类：群众） |  |  |  |  |  |  |
| 共产党员 |  |  | -0.033* | 0.044 | -0.032* | 0.044 |
| 民主党派 |  |  | -0.005 | 0.340 | -0.007 | 0.335 |
| 共青团员 |  |  | -0.026 | 0.066 | -0.027 | 0.065 |
| 户口类型（参照类：非农业户口） |  |  | -0.017 | 0.016 | -0.019 | 0.016 |
| 具体归因（参照类：其他原因） |  |  |  |  |  |  |
| 抑郁 |  |  |  |  | 0.133*** | 0.077 |
| 哮喘 |  |  |  |  | -0.030 | 0.076 |
| 精神分裂 |  |  |  |  | 0.180*** | 0.081 |
| 压力过大 |  |  |  |  | 0.114** | 0.074 |
| $F$ 值 | 105.144*** |  | 20.126*** |  | 22.560*** |  |
| 调整 $R^2$ | 0.070*** |  | 0.081*** |  | 0.107*** |  |

4. 研究一模型结果总结

从表3-6a、表3-6b、表3-6c可以看出，模型一a、模型一b和模型一c中自变量"对X目前状况的判断"与社会距离、社会污名和社会排斥情况之间有显著的相关关系，其中，正常生活起伏和生理疾病与因变量的相关关系在加入控制变量的情况下依然显著。其中社会距离、社会污名和社会排斥程度与正常生活起伏和生理疾病呈显著正相关关系，与心理疾病呈显著负相关关系，而这一自变量得分越低代表越可能是某一状况。即当X的状况更多的被认为是处于心理疾病的状况时，被试对X的社会距离、社会污名和社会排斥会更倾向于增强。

从模型二a、模型二b和模型二c可以发现，加入控制变量后，自变量"X目前的状况"与因变量的关系依然显著。控制变量中年龄变量与3个因变量都呈显著的正相关关系，随着年龄的增加，对X的社会距离、社会污名和社会排斥都是显著增强的；性别变量只与社会排斥变量有关，相对于女性，男性更不倾向于社会排斥；主观社会阶层变量只与社会距离变量有关，主观社会阶层越高，社会距离越大；受教育程度变量也只与社会距离变量呈显著相关关系，相对于大专及以上受教育者，未受教育和小学及以下受教育者对于 X 的社会距离会更近；生活满意度变量与社会距离和社会排斥呈显著负相关关系，生活满意度越高，社会距离和社会排斥越低；政治面貌与社会污名和社会排斥呈显著相关关系，相对于群众，党员更不倾向于有社会污名和社会排斥。

模型三 a、模型三 b 和模型三 c 中加入了另一个自变量，即对于 X 目前状况原因的判断，从模型的结果可以看出，相对于其他原因，抑郁、精神分裂与社会距离、社会污名和社会排斥之间呈显著的正相关关系，哮喘与 3 个因变量之间的相关关系不显著，压力过大与社会距离关系不显著，与社会污名和社会排斥呈显著正相关关系。从结果来看，精神分裂和抑郁对于社会排斥程度的贡献更大，即对于被认为是抑郁和精神分裂的对象，被试对其社会排斥程度更强。

（二）社会排斥与医患关系研究模型结果

将自变量社会排斥引入建立模型一，之后在模型一的基础上引入控制变量建立模型二。

1. 模型结果

以医患关系评价为因变量，以社会排斥为自变量建立模型，并且加入控制变量，模型拟合结果如表 3-7 所示。

表 3-7 社会排斥与医患关系模型拟合结果

| 项目 | 模型一 d B | 标准误差 | 模型二 d B | 标准误差 |
|---|---|---|---|---|
| （常量） | 3.266*** | 0.048 | 3.150*** | 0.083 |
| 社会排斥 | -0.105*** | 0.009 | -0.098*** | 0.009 |
| 性别（参照类：女性） |  |  | -0.024 | 0.018 |
| 年龄 |  |  | -0.011 | 0.001 |
| 受教育程度（参照类：大专及以上） |  |  |  |  |
| 未受教育 |  |  | 0.082** | 0.042 |
| 小学及以下 |  |  | 0.047 | 0.035 |
| 初中 |  |  | 0.035 | 0.031 |
| 高中 |  |  | -0.003 | 0.031 |

续表

| 项目 | 模型一 d B | 模型一 d 标准误差 | 模型二 d B | 模型二 d 标准误差 |
|---|---|---|---|---|
| 您的宗教信仰（参照类：有宗教信仰） | | | 0.040* | 0.027 |
| 您的民族是（参照类：少数民族） | | | -0.048** | 0.038 |
| 客观社会阶层 | | | -0.090*** | 0.004 |
| 主观社会阶层 | | | 0.066*** | 0.005 |
| 总的来说，您觉得您的生活是否幸福 | | | 0.022 | 0.013 |
| 总的来说，您对您的生活状况感到满意吗 | | | 0.081*** | 0.012 |
| 政治面貌（参照类：群众） | | | | |
| 共产党员 | | | 0.031* | 0.029 |
| 民主党派 | | | 0.016 | 0.222 |
| 共青团员 | | | 0.013 | 0.044 |
| 户口类型（参照类：非农业户口） | | | -0.045** | 0.010 |
| $F$ 值 | 54.877*** | | 18.002*** | |
| 调整 $R^2$ | 0.011*** | | 0.055*** | |

2. 研究二模型结果总结

从模型一 d 的结果来看，社会排斥对医患关系有显著的负向预测作用，即社会排斥程度越强，对于医生的评价越低，相应地反映出医患关系越不和谐。

从模型二 d 的结果来看，在加入控制变量后，社会排斥对于医患关系的负向预测作用依然显著。同时，控制变量中，未受教育的被试相对于大专及以上教育程度被试对医患关系的评价更积极；相对于有宗教信仰的被试，没有宗教信仰的被试对于医患关系的评价更积极；相对于少数民族，汉族对于医患关系的评价更消极；客观社会阶层对医患关系有显著的负向预测作用，主观社会阶层对医患关系则有显著的正向预测作用，即客观社会阶层越高，对医患关系评价越消极，而主观社会阶层越高，对于医患关系评价则越积极；对生活的满意程度越高，对于医患关系的评价也会越积极；相对于群众，党员对于医患关系的评价更为积极；相对于非农业户口被试，农业户口被试对于医患关系的评价更消极。

## 四、总结与讨论

### （一）社会排斥与社会污名

我国公民对于患有心理疾病的群体具有较明显的社会排斥，表现出较大的社会距离和较强的社会污名。本书发现当被试认为 X 更有可能处于心理疾病影响的状况下时，对于 X 就有更大的社会距离和更强的社会污名程度，也会有更强烈的社会排斥。从模型三 a、模型三 b 和模型三 c 的结果来看，相对于其他原因，认为 X 是抑郁症和精神分裂的情况下，被试对于 X 有更强的社会排斥倾向。其中，精神分裂对因变量的预测作用强于抑郁，即相对于抑郁症患者，当被试认为 X 是精神分裂症的话，对 X 会有更大程度的社会距离、社会污名和社会排斥。

与精神分裂症患者相比，抑郁症患者是一类以低落心境为核心的情绪障碍，表现为在情绪上的悲伤、空虚等症状，伴随着认知和躯体上的症状，但具有自知力；而精神分裂症患者则会出现幻觉、妄想、脱离现实，缺乏自知力等症状。[①] 总的来说，精神分裂症患者与人们日常认知的健康人有着更多的差异，从本书的研究结果来看，对于精神分裂症患者的社会排斥也更为强烈。抑郁症患者在外显行为上与健康个体的差异并不明显，在康复治愈过程中也需要人们的理解和关心，但从本书的研究结果来看，我国公民对于抑郁症患者的社会排斥程度也比较强烈。这反映出不论心理疾病的种类是什么，人们对于具有"心理疾病"标签的个体通常会产生厌恶、恐惧等情绪，进而排斥和疏远他们。而标签理论认为标签和社会群体对于被标定群体的反应是心理疾病患者持续性混乱行为的原因。[②] 因此，对于心理疾病患者的污名和排斥带来的可预见的后果会对抑郁症患者的治疗造成困扰，同时会影响抑郁症患者的就医倾向[③]，不利于患者的好转和康复，甚至可能造成更严重的后果。

### （二）心理疾病认知

在以往的研究中发现，被社会排斥的对象往往是缺乏能力、违反规则的个

---

[①] 美国精神医学学会. 精神障碍诊断与统计手册：第 5 版 [M]. 张道龙，等译. 北京：北京大学出版社，2015：83，149.

[②] CORRIGAN P W. The impact of stigma on severe mental illness [J]. Cognitive and Behavioral Practice，1998，5（2）：201-222.

[③] 岳童，王晓刚，黄希庭. 心理疾病自我污名：心理康复的一个高危因子 [J]. 心理科学进展，2012，20（9）：1448-1456.

体。① 从医学社会学的角度来看，"疾病"符合社会学中对于越轨行为的界定②，病态作为一种社会状态，会削弱患病者原有的社会角色，与社会对病人的期望和规范的行为有关③。心理疾病患者被认为是越轨群体，丧失原有的社会角色地位，违背社会期待，与社会文化相悖受到社会排斥，符合以往研究的发现。

本书研究的结果也反映出了我国公民对于心理疾病患者的社会文化认知。在我国传统文化中，倾向于将羞耻作为道德的基本取向④，而中国人所特有的"面子"问题则使他们以不能够得到社会圈的认同为耻。而对心理疾病的污名则是加在心理疾病患者身上的负面标记，容易引发社会地位的丧失和歧视⑤。因此，对于心理疾病的社会污名和社会排斥与我国公民对心理疾病患者的评价，以及心理疾病患者的自我评价有极大消极影响，不利于心理疾病患者的积极就医和治疗。这启示我们在心理疾病的治疗过程中，不能忽略社会文化影响下的社会认知⑥，尤其是在我国现有社会文化体系下，已有的很多研究都发现中国受心理疾病困扰群体的特征与其他国家存在着很大差异，如中国人的抑郁症状往往表现在躯体不适上或者是不将抑郁情绪作为一种病症，反而尽力将之掩饰使其显得"正常"等⑦。这也反映出了中国人受传统文化的影响，还是难以对心理疾病有正确全面的认识，这也是以后在完善我国心理健康教育过程中需要关注的内容。

（三）对心理疾病患者的社会排斥影响医患关系

本书中，研究二的结果表明社会排斥对于医患关系有一定的预测作用，较强的社会排斥将会对和谐的医患关系产生较大的威胁。更倾向于产生社会污名、保持社会距离，有较强社会排斥倾向的人会有更不良的医患关系。在研究一中

---

① BAUMEISTER R F, TICE D M. Anxiety and social exclusion [J]. Journal of Social and Clinical Psychology, 1990, 9 (2): 165-195.
② GOLDIE N, CONRAD P, SCHNEIDER J W. Deviance and medicalization: from badness to sickness [J]. The British Journal of Sociology, 1982, 33 (1), 143.
③ 田旭升, 程伟. 医学社会学视野下的抑郁症变奏 [J]. 医学与哲学（人文社会医学版）, 2006, 6 (7): 26-27.
④ 陈飞. 论耻感文化与耻感底线伦理 [J]. 学术论坛, 2008 (4): 18-22.
⑤ 李强, 高文珺. 心理疾病污名影响研究与展望 [J]. 南开学报（哲学社会科学版）, 2009 (4): 123-132.
⑥ 陈子晨, 张慧娟, 汪新建, 等. 抑郁症起源的三类理论视角 [J]. 心理科学进展, 2018, 26 (6): 1041-1053.
⑦ 段馨懿, 曾勇, 杨建中. 抑郁患者自杀相关社会、心理影响因素的性别差异研究进展 [J]. 国际精神病学杂志, 2009, 36 (3): 145-148.

发现，对导致 X 行为的原因判断为心理疾病，如抑郁症，会导致被试产生更强的社会排斥倾向，而这种倾向会进一步影响被试的医患关系。这可能与被研究群体对疾病认知的影响有关，被试更倾向于将心理疾病患者定义为有污名的、需要逃避的对象，表明其对于疾病的认知存在问题，仍然受到传统观念的影响，不能正确认知疾病，因此更加可能有不良的医患关系。

另外，从被排斥者的角度来思考可以发现，社会大多数对于贴有心理疾病标签的个体会产生较强烈的社会排斥，而根据以往研究的发现，对于心理疾病患者的污名和社会排斥等负面社会反应会加速个体的心理疾病发展[1]，也容易导致心理疾病患者的病耻感，抑制患者的求助行为，增加患者的心理困扰[2]。表现在行为上，可能会发生疾病表达上的偏差，在治疗过程中造成医患之间交流的不畅，引发医患矛盾。以往研究认为，社会中的人们，尤其是非西方文化影响下的社会人群会较多的以躯体化问题的形式表达心理问题[3]，具体表现为出现心理不适时较少以心理化方式表现，而更多地表现为躯体上的不适，在求医过程中也不以心理问题为诉求，而是以躯体化症状为主诉[4]。从医患话语分殊的角度来看，患方提出的躯体不适得不到医学指标的证实，难以从目前的疾病分类体系中寻找对应的病症制定治疗方案，使患方不能实现其治疗需求，引发医患之间的纠纷。

总之，本书基于 2011 年的中国综合社会调查数据进行分析，从排斥者视角出发，研究影响排斥者社会距离、社会污名和社会排斥程度的因素以及社会排斥对于医患关系的影响。本书研究结果表明被试对于 X 状态和导致状态原因的认知对于社会排斥倾向具有较强的正向预测作用，社会排斥对于医患关系有较强的负向预测作用。但是本书对于影响社会排斥者的因素总结上存在不足，需要在以后的研究中扩展对其影响因素的研究，将更多的因素纳入研究框架中，寻找社会排斥现象形成的心理机制。此外，医患关系是医患双方互动的过程，探究改善医患关系的途径不仅需要从患者角度出发，还需要从医生角度出发，尤其需要考虑双方之间的互动带来的对医患关系的影响。最后，由于医患关系

---

[1] LINK B G, PHELAN J C. Conceptualizing stigma [J]. Annual Review of Sociology, 2001, 27 (1): 363-385.

[2] CHISHOLM D. Investing in mental health [J]. EMHJ-Eastern Mediterranean Health Journal, 2015, 21 (7): 531-534.

[3] 吕小康，汪新建. 意象思维与躯体化症状：疾病表达的文化心理学途径 [J]. 心理学报, 2012, 44 (2): 276-284.

[4] 陈黎. 综合医院门诊抑郁症患者的躯体化研究 [J]. 右江医学, 2007 (2): 139-141.

的恶化，对于医生群体的社会评价降低，患者群体与医生群体之间也产生了较大的社会距离，医患关系不断恶化的现状已成为评价当前医患关系的重要社会背景，探索如何改善医患关系的同时也需要思考如何制止消极医患关系产生医患之间消极认知，并进一步破坏医患关系的恶性循环。

(本节内容曾发表于《南京师大学报》2019年第1期，收录本辑时稍做调整)

## 第三节　互联网使用行为对医患信任的影响

### 一、引言

近年来我国医疗纠纷频发，医患关系紧张，医患间信任被破坏，影响了社会的和谐。目前对于医患信任的研究主要从三个层面出发，包括个体层面、人际层面和文化层面。[1] 宏观的文化层面研究主要集中在制度和政策方面，缺乏对于信息传播媒介的研究。在医患关系逐渐紧张的过程中，不同时间进程中媒体对医报道有不同的新闻框架。[2] "媒体框架理论"认为不同的媒体报道框架对受众的社会认知会产生深刻影响。在既有研究中，研究者通过对国内纸质媒体关于医方报道的梳理发现，近年来纸质媒体对医生形象的负面报道不断增加，强化了医生的消极刻板印象。[3] 而随着互联网技术的发展，传统媒体受到了来自新媒体、自媒体的冲击[4]，来自互联网的信息成为影响人们社会认知的重要因素。国内外研究已经发现，来源于不同媒介的信息对于受众认知有不同的影响。根据中国互联网络信息中心最新发布的《中国互联网发展状况统计报告》(2018)，截至2018年6月，我国网民使用手机上网的比例达98.3%，使用台式电脑、笔记本电脑上网的比例分别为48.9%、34.5%，网民人数高达8.02亿人。

---

[1] 吕小康，朱振达. 医患社会心态建设的社会心理学视角 [J]. 社会科学文摘，2016 (6)：110-116.

[2] 苏春艳. 当"患者"成为"行动者"：新媒体时代的医患互动研究 [J]. 国际新闻界，2015, 37 (11)：48-63.

[3] 汪新建，王骥. 媒体中的医方形象及其对医患信任的影响 [J]. 南京师大学报（社会科学版），2017, 6 (2)：99-104.

[4] 宋全成. 论自媒体的特征、挑战及其综合管制问题 [J]. 南京社会科学，2015 (3)：112-120.

可以说，互联网信息已经随着互联网基础设施的建设和使用人数的增加，渗透到人们生活的方方面面，因此有必要对互联网媒介与医患信任的关系进行研究。

已有互联网使用对医患信任的影响研究发现新媒介受众的医患信任与传统媒介受众的医患信任有显著差异[①]，针对互联网用户与非互联网用户的研究发现，互联网用户存在对医患关系负面新闻的偏好，互联网使用状况对医患信任程度有显著影响，网民对于医生的信任程度低于非网民，并且影响两个群体医患信任的因素存在差异。[②] 但在之前的研究中，虽然对网民和非网民两个群体做了对比，但是受缺乏网民群体不同网络行为对医患信任的影响，仅发现网民与非网民群体的差异是不够的，我们还需要了解互联网的哪些相关因素会对网民群体的医患信任产生影响。需要注意的是，一般认为医患信任是医患双方互动中对对方的信任，但是在本书中关注的是患方对医方的信任（简称对医信任），而不涉及医方对患方的信任，以及患方对医疗卫生系统的体制性信任。

## 二、方法

（一）研究对象

本书的样本来自北京大学中国社会科学调查中心主持的中国家庭追踪调查（CFPS）成人问卷2016年公开数据。CFPS数据包含针对个人网络使用的调查模块，涵盖了个人上网行为的各类指标，包括是否上网、上网时间、上网行为等。此外，也有与医疗问题相关的健康模块和主观态度模块，涵盖了个人医疗行为的指标和对医生的态度指标，包括常去的医疗点、对医疗点的满意度、医疗水平评价和对医生的信任程度等。同时，本数据还包含了研究所需要的个人人口学特征信息，符合本书对于主要研究变量的要求。并且该数据是目前可获得的CFPS最新数据，能够更为全面准确地反映目前的时代特征。

根据本书需要对所有数据进行整理和筛选。删除了缺少核心变量的成人代答问卷、年龄在18岁以下的未成年问卷和75岁以上的问卷，删除了仍然处于在学状态的被试以及从事医疗行业的医方被试，获得有效问卷29647份。根据是否使用互联网将被试分为网民和非网民。从全样本来看男女比例基本一致，平均年龄为46.30±14.756岁。全样本及不同分组被试主要人口学特征见表3-8。

---

① 张泽洪，熊晶晶，吴素雄. 媒介使用对医患信任与社会信任的影响比较分析［J］. 新闻界，2017（6）：68-76.

② 朱博文，罗教讲. 互联网使用会影响公众对医生的信任吗？——基于数据CSS2013的实证分析［J］. 江苏社会科学，2017（3）：70-78.

表 3-8 被试人口学特征

| 变量 | 选项 | 全样本（N=29647） 频次/人 | 全样本（N=29647） 频率/% | 非网民（N=17171） 频次/人 | 非网民（N=17171） 频率/% | 网民（N=12476） 频次/人 | 网民（N=12476） 频率/% |
|---|---|---|---|---|---|---|---|
| 性别 | 男 | 14762 | 49.80 | 8217 | 47.85 | 6668 | 53.45 |
|  | 女 | 14885 | 50.2 | 8954 | 52.15 | 5808 | 46.55 |
| 户口状况 | 农业户口 | 21944 | 74.02 | 13923 | 81.08 | 8021 | 64.29 |
|  | 非农户口 | 7658 | 25.83 | 3226 | 18.79 | 4432 | 35.52 |
|  | 系统缺失 | 45 | 0.15 | 22 | 0.13 | 23 | 0.18 |
| 婚姻状态 | 未婚 | 2605 | 8.79 | 456 | 2.66 | 2149 | 17.23 |
|  | 在婚 | 25051 | 84.50 | 15190 | 88.46 | 9861 | 79.04 |
|  | 同居 | 114 | 0.38 | 57 | 0.33 | 57 | 0.46 |
|  | 离婚 | 581 | 1.96 | 283 | 1.65 | 298 | 2.39 |
|  | 丧偶 | 1295 | 4.37 | 1184 | 6.90 | 111 | 0.89 |
|  | 系统缺失 | 1 | 0 | 1 | 0 |  |  |
| 医疗保险类型（多选） | 公费医疗 | 612 | 2.06 | 191 | 1.11 | 421 | 3.37 |
|  | 城镇职工医疗保险 | 4052 | 13.67 | 1250 | 7.28 | 2802 | 22.46 |
|  | 城镇居民医疗保险（含一老一小保险） | 2167 | 7.31 | 1051 | 6.12 | 1116 | 8.95 |
|  | 补充医疗保险 | 147 | 0.50 | 41 | 0.24 | 106 | 0.85 |
|  | 新型农村合作医疗 | 20040 | 67.60 | 13348 | 77.74 | 6692 | 53.64 |
|  | 以上都没有 | 2528 | 8.53 | 1255 | 7.31 | 1273 | 10.20 |
|  | 系统缺失 | 101 | 0.34 | 35 | 0.20 | 66 | 0.53 |
| 对人信任与否 | 信任 | 16195 | 54.63 | 9028 | 52.58 | 7167 | 57.45 |
|  | 怀疑 | 13399 | 45.20 | 8098 | 47.16 | 5301 | 42.49 |
|  | 系统缺失 | 53 | 0.18 | 45 | 0.26 | 8 | 0.06 |
| 年龄 |  | $M=46.30$, $SD=14.756$ |  | $M=53.94$, $SD=12.105$ |  | $M=35.77$, $SD=11.161$ |  |
| 受教育程度 |  | $M=7.62$, $SD=4.709$ |  | $M=5.53$, $SD=4.222$ |  | $M=10.69$, $SD=3.567$ |  |
| 2016 年年总工作收入 |  | $M=35562.70$, $SD=41752.455$ |  | $M=24604.74$, $SD=22426.87$ |  | $M=41134.52$, $SD=47769.93$ |  |
| 主观社会地位 |  | $M=2.79$, $SD=1.074$ |  | $M=2.90$, $SD=1.130$ |  | $M=2.63$, $SD=0.971$ |  |
| 生活满意度 |  | $M=3.58$, $SD=1.093$ |  | $M=3.65$, $SD=1.124$ |  | $M=3.49$, $SD=1.042$ |  |

## （二）研究变量

### 1. 因变量

研究使用 CFPS 数据主观态度模块中对医生的信任度题目的结果作为因变量。原题目为"您对医生的信任能打几分？"，题目要求被试用 0 到 10 的数字对医生的信任程度进行打分，0 代表"非常不信任"，10 代表"非常信任"。

### 2. 自变量

本书关注的自变量主要包括两个方面，一个是与互联网使用有关的变量，另一个是与医疗行为有关的变量。研究通过 CFPS 数据中手机和网络模块、健康模块及主观态度模块中的相关题目生成自变量。

与网络有关的题目包括"互联网的使用""业余上网时间（小时）""上网行为""互联网行为重要程度""互联网作为信息渠道的重要程度"。"互联网的使用"变量是二分变量，由原问卷中"是否移动上网"和"是否在电脑上网"两个变量合并生成。两个题目都选择"否"则为非网民，记为"0"；两个题目中任一个选择"是"则为网民，记为"1"。"业余上网时间（小时）"变量中不使用互联网的非网民记为"0"，网民按照实际填写的业余上网时长记录。"互联网行为"变量由原问卷"使用互联网学习/工作/社交/娱乐/商业活动的频率（次）"处理生成，选择"从不"选项则认为被试不用互联网进行该活动，记为"0"，选择其他选项则认为被试使用互联网进行该活动，记为"1"，产生一组二分变量。"互联网行为重要程度"采用 Likert 5 点计分法，1 表示"非常不重要"，5 表示"非常重要"，由原问卷"您认为使用互联网学习/工作/社交/娱乐/商业活动在上网时的重要程度"结果生成。"互联网作为信息渠道的重要程度"采用 Likert 5 点计分法，1 表示"非常不重要"，5 表示"非常重要"。

与医疗行为有关的题目有"一般去哪里看病（常去的医疗点）""对看病点条件满意度""看病点医疗水平评价""认为我国医疗问题有多严重"。"一般去哪里看病"题目包括"综合医院""专科医院""社区卫生服务中心/乡镇卫生院""社区卫生服务站/村卫生室""诊所"五个选项。"对看病点条件满意度"和"看病点医疗水平评价"两个题目都采用 Likert 5 点计分法，1 表示"很满意或很好"，5 表示"很不满意或很不好"。"认为我国医疗问题有多严重"题目要求被试用 0 到 10 的数字表示严重程度进行打分，其中，0 表示"不严重"，10 表示"非常严重"。

### 3. 控制变量

本书将被试的主要人口学特征作为控制变量纳入分析中，主要包括被试的性别、年龄、受教育程度、户口状况、婚姻状态、医疗保险类型和 2016 年总工作收入。此外，还将被试部分主观态度题目纳入控制变量中，包括被试的主观社会地位、生活满意度和对人信任与否。主观态度题目中，被试对于自己主观社会地位和生活满意度的评价采用 Likert 5 点计分法，1 表示"很低或很不满意"，5 表示"很高或很满意"，对人信任与否的题目包括两个选项，将选择"大多数人都是值得信任的"被试视为信任型被试，记为"1"，将选择"要越小心越好"的被试视为怀疑型被试，记为"0"。

本书的主要研究变量及解释见表 3-9。

表 3-9　研究变量及说明

| | 变量 | 变量解释 |
|---|---|---|
| 因变量 | 医患信任程度 | 0 到 10 分正向评分，得分越高越信任 |
| 自变量 | 互联网的使用 | 不使用=0，使用=1 |
| | 业余上网时间（小时） | 不使用=0 |
| | 上网行为 | 学习/工作/社交/娱乐/商业活动（不使用=0，使用=1） |
| | 互联网行为重要程度 | 1 到 5 点正向打分，得分越高越重要 |
| | 互联网作为信息渠道的重要程度 | 1 到 5 分正向评分，得分越高越重要 |
| | 常去的医疗点 | 综合医院、专科医院、社区卫生服务中心/乡镇卫生院、社区卫生服务站/村卫生室及诊所（未选中=0，选中=1） |
| | 对看病点条件满意度 | 1 到 5 分负向评分，得分越高越不满意 |
| | 看病点医疗水平评价 | 1 到 5 分负向评分，得分越高评价越低 |
| | 认为我国医疗问题有多严重 | 0 到 10 分负向评分，得分越高越严重 |
| 控制变量 | 性别 | 男=1，女=0 |
| | 年龄 | 用调查年份变量（2016）减去出生年份变量得到 |
| | 受教育程度 | — |
| | 户口状况 | 农业户口=1，非农户口=0 |
| | 婚姻状态 | 未婚、再婚、同居、离婚、丧偶（未选中=0，选中=1） |
| | 医疗保险类型 | 公费医疗/城镇职工医疗保险/城镇居民医疗保险（含一老一小保险）/补充医疗保险/新型农村合作医疗/以上都没有（选中=1，未选中=0） |

续表

| 变量 | | 变量解释 |
|---|---|---|
| 控制变量 | 2016年总工作收入 | — |
| | 主观社会地位 | 1到5分正向评分，得分越高主观社会地位越高 |
| | 生活满意度 | 1到5分正向评分，得分越高越满意 |
| | 对人信任与否 | 信任=1，怀疑=0 |

### （三）模型设计

在进行进一步分析之前，将涉及变量中的分类变量转化为虚拟变量，同时为了使模型结果更加清晰简洁，将部分变量进行了重新编码。将"互联网行为重要程度"变量重新编码为"上网行为分类"变量，根据前一变量的结果对比被试对五个问题重要程度的回答，获得被试在五个题目中评分最高的分类记为"1"，其他分类记为"0"，据此分为"学习型""工作型""社交型""娱乐型""商业活动型"，当被试有一个以上分类被记为"1"时编入"混合型"，将重新编码的"上网行为"变量在回归分析中处理为虚拟变量，参照类是"混合型"；"常去的医疗点"变量的参照类是"诊所"。控制变量中"性别"的参照类是"女"，"户口状况"的参照类是"城市户口"，"婚姻状态"变量根据是否有伴侣分为两类，参照类是"无伴侣"，医疗保险类型根据是否参保分为两类，参照类是"无医保"，"对人信任与否"的参照类是"怀疑型"。

为了验证是否使用互联网和使用互联网群体的互联网行为对医患信任的影响，本书设计了两个分研究，研究一针对全体被试进行统计分析，目的在于得到整体情况下自变量对因变量的影响情况；研究二针对网民群体被试进行研究，目的在于分辨网民群体和非网民群体之间的差异以及网民群体自身上网偏好对于因变量的影响。

根据两个分研究的研究目的，分别设计了回归模型。针对研究一设计了三个模型，模型一将业余上网时间和所有控制变量纳入模型，分析在控制相关人口学变量的情况下，互联网的使用对被试医患信任的影响情况；模型二在模型一的基础上加入与医疗行为有关的三个变量，分析在控制其他变量时，这三个变量对医患信任的影响；模型三在模型二的基础上添加了业余上网时间与对看病点条件满意度、看病点医疗水平评价和认为我国医疗问题有多严重的交互项，分析主要自变量之间的交互作用对因变量的影响。

针对研究二设计了三个模型，模型四是在控制人口学变量的情况下，研究与医疗行为有关的三个变量对非网民群体医患信任的影响；模型五是在控制人口学变量的情况下，研究与医疗行为有关的三个变量对网民群体医患信任的影响；模型六是在模型五的基础上添加"上网行为分类"和"互联网作为信息渠道的重要程度"两个与网民群体行为和认知有关的变量，分析网民群体的行为和认知特征对其医患信任的影响。

### 三、结果

（一）网民与非网民医患信任和医疗评价状况

研究对于全样本以及网民、非网民分组情况下的主要变量的状况进行了统计，具体结果见表3-10和表3-11。

表3-10　网民与非网民医患信任和医疗评价状况

| 变量 | 全样本（N=29647） M | 全样本（N=29647） SD | 非网民（N=17171） M | 非网民（N=17171） SD | 网民（N=12476） M | 网民（N=12476） SD |
| --- | --- | --- | --- | --- | --- | --- |
| 业余上网时间 | 5.39 | 10.089 | 0 | 0 | 12.81 | 12.116 |
| 医患信任程度 | 6.72 | 2.373 | 6.93 | 2.394 | 6.43 | 2.314 |
| 互联网作为信息渠道的重要程度 | 2.42 | 1.609 | 1.42 | 0.991 | 3.81 | 1.219 |
| 对看病点条件满意度 | 2.50 | 0.716 | 2.42 | 0.721 | 2.61 | 0.694 |
| 看病点医疗水平评价 | 2.61 | 0.766 | 2.57 | 0.781 | 2.67 | 0.742 |
| 认为我国医疗问题有多严重 | 5.98 | 2.593 | 5.51 | 2.634 | 6.61 | 2.393 |

表3-11　网民与非网民常去医疗点和网民网络行为

| 变量 | 全样本（N=29647） 频次/人 | 全样本（N=29647） 频率/% | 非网民（N=17171） 频次/人 | 非网民（N=17171） 频率/% | 网民（N=12476） 频次/人 | 网民（N=12476） 频率/% |
| --- | --- | --- | --- | --- | --- | --- |
| 常去的医疗点 |  |  |  |  |  |  |
| 综合医院 | 10048 | 33.89 | 4882 | 28.43 | 5166 | 41.41 |
| 专科医院 | 1626 | 5.48 | 732 | 4.26 | 894 | 7.17 |
| 社区卫生服务中心/乡镇卫生院 | 6364 | 21.47 | 4329 | 25.21 | 2035 | 16.31 |

续表

| 变量 | 全样本（N=29647） || 非网民（N=17171） || 网民（N=12476） ||
|---|---|---|---|---|---|---|
| | 频次/人 | 频率/% | 频次/人 | 频率/% | 频次/人 | 频率/% |
| 社区卫生服务站/村卫生室 | 5364 | 18.09 | 3771 | 21.96 | 1593 | 12.77 |
| 诊所 | 6176 | 20.83 | 3412 | 19.87 | 2764 | 22.15 |
| 系统缺失 | 69 | 0.23 | 45 | 0.26 | 24 | 0.19 |
| 互联网的使用 | | | | | | |
| 是 | 12476 | 42.08 | — | — | — | — |
| 否 | 17171 | 57.92 | — | — | — | — |
| 上网行为分类 | | | | | | |
| 学习型 | — | — | — | — | 763 | 6.12 |
| 工作型 | — | — | — | — | 999 | 8.01 |
| 社交型 | — | — | — | — | 2465 | 19.76 |
| 娱乐型 | — | — | — | — | 1468 | 11.77 |
| 商业活动型 | — | — | — | — | 294 | 2.36 |
| 混合型 | — | — | — | — | 6487 | 52.00 |

（二）模型结果

1. 研究一模型结果

将变量按照研究一的研究思路逐步添加到模型当中，得到如表3-12所示的模型结果。表3-12显示了全样本回归的模型结果。

表3-12 全样本模型结果

| 变量 | 全样本（N=29647） |||||| 
|---|---|---|---|---|---|---|
| | 模型一 || 模型二 || 模型三 ||
| | 标准β | SE | 标准β | SE | 标准β | SE |
| 常数项 | 4.395*** | 0.168 | 4.916*** | 0.166 | 4.918*** | 0.166 |
| 业余上网时间 | -0.029** | 0.022 | -0.026** | 0.021 | -0.026*** | 0.022 |
| 性别 | -0.043*** | 0.043 | -0.040*** | 0.043 | -0.040** | 0.043 |
| 年龄 | -0.027** | 0.002 | -0.035*** | 0.002 | -0.035*** | 0.002 |

续表

| 变量 | 全样本（N=29647） ||||||
|---|---|---|---|---|---|---|
| | 模型一 || 模型二 || 模型三 ||
| | 标准β | SE | 标准β | SE | 标准β | SE |
| 受教育程度 | -0.010 | 0.007 | -0.003 | 0.007 | 0.003 | 0.007 |
| 户口状况 | 0.079*** | 0.053 | 0.067*** | 0.052 | 0.067*** | 0.052 |
| 婚姻状态 | -0.034** | 0.059 | -0.022* | 0.058 | -0.021* | 0.058 |
| 是否有医疗保险 | 0.026** | 0.075 | 0.024** | 0.072 | 0.024*** | 0.072 |
| 2016年总工作收入 | -0.016 | 0.000 | -0.013 | 0.000 | -0.013 | 0.000 |
| 主观社会地位 | 0.101*** | 0.024 | 0.088*** | 0.024 | 0.088*** | 0.024 |
| 生活满意度 | 0.147*** | 0.023 | 0.103*** | 0.022 | 0.102*** | 0.022 |
| 对人信任与否 | 0.149*** | 0.045 | 0.129*** | 0.043 | 0.129*** | 0.043 |
| 常去的医疗点 | | | | | | |
| 综合医院 | | | -0.017 | 0.058 | -0.018** | 0.058 |
| 专科医院 | | | -0.038*** | 0.092 | -0.037*** | 0.092 |
| 社区卫生服务中心/乡镇卫生院 | | | 0.038** | 0.069 | 0.038** | 0.069 |
| 社区卫生服务站/村卫生室 | | | 0.031** | 0.074 | 0.031*** | 0.074 |
| 对看病点条件满意度 | | | -0.132*** | 0.026 | -0.132*** | 0.026 |
| 看病点医疗水平评价 | | | -0.126*** | 0.026 | -0.127*** | 0.026 |
| 认为我国医疗问题有多严重 | | | -0.058*** | 0.023 | -0.058* | 0.023 |
| 对看病点条件满意度×业余上网时间 | | | | | 0.031 | 0.026 |
| 看病点医疗水平评价×业余上网时间 | | | | | -0.029 | 0.025 |
| 认为我国医疗问题有多严重×业余上网时间 | | | | | -0.013*** | 0.022 |
| F值 | 86.894*** | | 92.827*** | | 80.171*** | |
| 调整$R^2$ | 0.083*** | | 0.137*** | | 0.137*** | |

注：* $p<0.05$，** $p<0.01$，*** $p<0.001$，后表同。

从表3-12对全样本被试回归模型的分析中可以看出，互联网的使用可以有效预测被试的医患信任，业余上网时间越长，对于医方的信任程度越低。控制变量中，相对于女性，男性医患信任水平更低；年龄越大的被试对医信任程度越低；有伴侣的被试相对于没有伴侣的被试对医信任更低；有医疗保险的被试相对于没有医疗保险的被试对医信任更强；相对于城市户口的被试，农业户口的被试有更高的医患信任；主观社会地位和生活满意度能够显著正向预测医患信任；相对于怀疑型的被试，信任型的被试也会有较高的医患信任。与医方有关的因素当中，常去的医疗点为综合医院和专科医院的被试相对于常去诊所的被试对医患信任有更低的评价，常去的医疗点为社区卫生服务中心/乡镇卫生院和社区卫生服务站/村卫生室的被试相对于常去诊所的被试医患信任更高；有较高的看病点条件满意度和较高的看病点医疗水平评价的被试也会有较高的医患信任，认为我国医疗问题越严重的被试医患信任越低。互联网的使用与对看病点条件满意度和看病点医疗水平评价交互项的预测作用不显著，但是与认为我国医疗问题有多严重的交互项预测作用显著，表明互联网的使用变量在对认为我国医疗问题有多严重和医患信任中起调节作用。

2. 研究二模型结果

将变量按照研究二的研究思路逐步添加到模型中，得到的模型结果见表3-13。表3-13显示了分样本回归的模型结果。

表3-13 网民—非网民模型结果及对比

| 变量 | 非网民（N=17171） || 网民（N=12476） ||||
|---|---|---|---|---|---|---|
| | 模型四 || 模型五 || 模型六 ||
| | 标准β | SE | 标准β | SE | 标准β | SE |
| 常数项 | 5.351*** | 0.154 | 4.871*** | 0.165 | 4.713*** | 0.168 |
| 性别 | 0.004 | 0.039 | -0.040*** | 0.042 | -0.041*** | 0.042 |
| 年龄 | -0.034*** | 0.002 | -0.032** | 0.002 | -0.020 | 0.002 |
| 受教育程度 | 0.004 | 0.005 | 0.001 | 0.007 | -0.008 | 0.007 |
| 户口状况 | 0.053*** | 0.051 | 0.069*** | 0.052 | 0.070*** | 0.052 |
| 婚姻状态 | -0.009 | 0.060 | -0.019 | 0.058 | -0.017 | 0.057 |
| 是否有医疗保险 | 0.046*** | 0.073 | 0.024* | 0.072 | 0.023** | 0.072 |
| 2016年工作总收入 | -0.019* | 0.000 | -0.013 | 0.000 | -0.012 | 0.000 |
| 主观社会地位 | 0.062*** | 0.018 | 0.089*** | 0.024 | 0.085*** | 0.024 |

续表

| 变量 | 非网民（$N=17171$） 模型四 标准$\beta$ | 非网民 模型四 SE | 网民（$N=12476$） 模型五 标准$\beta$ | 网民 模型五 SE | 网民 模型六 标准$\beta$ | 网民 模型六 SE |
|---|---|---|---|---|---|---|
| 生活满意度 | 0.084*** | 0.018 | 0.102*** | 0.022 | 0.100*** | 0.022 |
| 对人信任与否 | 0.105*** | 0.037 | 0.131*** | 0.043 | 0.129*** | 0.043 |
| 常去的医疗点 | | | | | | |
| 综合医院 | −0.034** | 0.055 | −0.017 | 0.058 | −0.019 | 0.058 |
| 专科医院 | −0.029** | 0.099 | −0.037*** | 0.092 | −0.036*** | 0.092 |
| 社区卫生服务中心/乡镇卫生院 | 0.004 | 0.055 | 0.038** | 0.069 | 0.039** | 0.069 |
| 社区卫生服务站/村卫生室 | 0.031** | 0.057 | 0.032** | 0.074 | 0.032** | 0.074 |
| 对看病点条件满意度 | −0.143*** | 0.022 | −0.132*** | 0.026 | −0.132*** | 0.026 |
| 看病点医疗水平评价 | −0.114*** | 0.021 | −0.126*** | 0.026 | −0.124*** | 0.026 |
| 认为我国医疗问题有多严重 | −0.016* | 0.018 | −0.058*** | 0.023 | −0.062*** | 0.023 |
| 上网行为分类 | | | | | | |
| 学习型 | | | | | 0.012 | 0.089 |
| 工作型 | | | | | −0.023* | 0.079 |
| 社交型 | | | | | 0.013 | 0.057 |
| 娱乐型 | | | | | 0.009 | 0.069 |
| 商业活动型 | | | | | −0.001 | 0.143 |
| 互联网作为信息渠道的重要程度 | | | | | 0.065*** | 0.030 |
| $F$值 | 100.878*** | | 97.810*** | | 76.948*** | |
| 调整$R^2$ | 0.100*** | | 0.136*** | | 0.140*** | |

从表3-13的结果可以发现，模型四和模型五的区别在于被试群体不同，分别为非网民和网民。网民与非网民群体存在一致性，主要表现为年龄越大越可能有较低的医患信任；与城市户口被试相比，农业户口被试有更高的医患信任；有医疗保险的被试相对于没有医疗保险的被试有更强的医患信任；生活满意度、

主观社会地位和对人信任与否都能够显著正向预测两个群体的医患信任；相对于常去诊所的被试，常去的医疗点为专科医院的被试医患信任更低，常去的医疗点为社区卫生服务站/村卫生室的被试医患信任更高；对看病点条件满意度和看病点医疗水平评价越高，也会有更高的医患信任；对认为我国医疗问题有多严重的评价能够负向预测两个群体被试的医患信任。差异在于，在网民群体中，性别对医患信任有显著的负向预测作用，相对于女性网民，男性网民医患信任水平更低，而性别因素对非网民群体的医患信任不具有显著预测作用；2016年工作总收入对非网民群体的医患信任有显著负向预测作用，但对网民群体的医患信任预测作用不显著；对非网民群体来讲，常去的医疗点为综合医院的被试医患信任更低，这一变量在网民群体中不显著，对网民群体来说，常去的医疗点为社区卫生服务中心/乡镇卫生院被试医患信任更高，这一变量在非网民群体中不显著。

模型六是针对网民群体上网行为分类和互联网作为信息渠道的重要程度对网民群体医患信任的影响研究。根据模型六的结果可以发现，加入上网行为分类变量和互联网作为信息渠道的重要程度变量之后，年龄变量对于医患信任的影响不显著了；并且，相对于混合型网民，在使用互联网时认为工作更重要的工作型被试具有更低的医患信任，而对互联网作为信息渠道的重要程度评价越高的被试则会有更高的医患信任。

## 四、总结与讨论

（一）医患信任与医疗行为和医疗评价

研究发现，相对于诊所，常去专科医院和综合医院的被试医患信任更低，常去社区卫生服务中心/乡镇卫生院和社区卫生服务站/村卫生室的被试医患信任更高。从医疗点的层次来看，专科医院和综合医院多为大型医疗点，而社区卫生服务中心/乡镇卫生院和社区卫生服务站/村卫生室则是与个人生活区域更为接近的中小型医疗点。以往的研究中也曾发现城市大医院医务人员与基层医疗卫生机构医务人员相比，更感到不被患者信任。[1] 这可能是由于越高级别的医院越是面对着更多的患者和更为艰难的医疗问题，更容易产生医患之间的摩擦，降低患者对于医疗点的信任，而较低级的医疗机构则在接诊量和接诊难度上与

---

[1] 王帅，张耀光，徐玲. 第五次国家卫生服务调查结果之三：医务人员执业环境现状[J]. 中国卫生信息管理杂志，2014 (4)：321-325.

高级别医院有差异，较少产生医患摩擦，对患者医患信任影响小。① 另外，城乡医疗机构的差异对此也有一定影响，控制变量中户口状况因素对医患信任的影响是显著的，农业户口的被试医患信任水平要更高，也从侧面印证了这一结果的可靠性。

(二) 医患信任与互联网行为和互联网信息

目前，对于互联网影响个体认知的研究主要倾向于"媒体抑郁论"的观点②，认为互联网的使用会降低使用者的信任，本书的结果也支持这种结论，即使用互联网的时间越长，其对医信任越低，是否使用互联网能够显著预测被试的医患信任。除此之外，为了弥补以往主要关注业余上网时间与其他变量之间关系的研究缺陷，本书还考察了网民群体对互联网渠道的信息作为重要程度和不同上网行为与医患信任之间的关系。研究的结果显示，被试对于互联网作为信息渠道的重要程度也影响其医患信任，对其医患信任有正向预测作用；不同的上网行为倾向对于被试医患信任有不同的影响，尤其是工作型的网民，其对医患信任的评价显著低于混合型网民。互联网的兴起使得医患之间的沟通更加便捷，在线医疗健康知识的传播更加迅速③，对于医患信任的建设会有一定促进作用。此外，不同的人使用媒介的目的不同，带来的后果也不尽相同④，前人的研究发现互联网使用方式对社会资本有不同的影响⑤，而另外一些研究发现互联网的使用通过影响价值观来影响信任⑥，因此本书认为，在互联网使用方式与医患信任之间应当存在其他变量影响或者调节着不同互联网使用行为对于信任的影响。对于本书发现的工作型网民对医信任不同于其他类型网民，可能受工作型网民本身具有的一些特质影响，也可能是由于工作的目的导致的对互联网信

---

① 黄春锋，黄奕祥，胡正路. 医患信任调查及其影响因素浅析 [J]. 医学与哲学 (A)，2011，32 (4)：20-22.
② 卢春天，权小娟. 媒介使用对政府信任的影响：基于CGSS2010数据的实证研究 [J]. 国际新闻界，2015 (5)：66-80.
③ WALD H S, DUBE C E, ANTHONY D C. Untangling the web: the impact of internet use on health care and the physician-patient relationship [J]. Patient education and counseling, 2007, 68 (3): 218-224.
④ MCQUAIL D. With the benefit of hindsight: reflections on uses and gratifications research [J]. Critical Studies in Media Communication, 2009, 1 (2): 177-193.
⑤ 曾凡斌. 互联网使用方式与社会资本的关系研究：兼析互联网传播能力在其间的作用 [J]. 湖南师范大学社会科学学报，2014，43 (4)：152-160.
⑥ 苏振华，黄外斌. 互联网使用对政治信任与价值观的影响：基于CGSS数据的实证研究 [J]. 经济社会体制比较，2015 (5)：113-126.

息筛选倾向不同，还可能是工作影响了被试的某些特质进而影响了其信任倾向。本书曾试图探索有关的因素，但未能在已有数据的基础上找到有效的结果或其他合适的变量，这一问题还有待进一步的探讨。现有的研究结果也提示我们在研究互联网对于被试医患信任的影响时需要考虑互联网用户的不同上网驱动因素和上网行为习惯，可以从被试主动搜索行为和被动接收信息等不同角度进行进一步研究。

（三）医患信任与互联网研究不足和展望

目前，对于互联网信息与医患信任的研究主要依靠现有全国性数据进行分析，虽然样本代表性比较强，但是根据目前全国性调查的数据来看，只能得到使用互联网时间、是否使用互联网和部分互联网行为对医患信任有一定预测作用[1]，以及关于互联网与医患信任的研究主要支持的是"媒体抑郁论"，但还缺乏更为深入和细致的研究。除了应该分辨网民与非网民群体在医患信任问题上的差异以外，还应该针对互联网用户的行为特征和网络社会心态进行更深一步的研究，寻找和归纳导致互联网用户医患信任与非互联网用户医患信任差别的原因。本书虽然针对网民的上网行为和对互联网作为信息渠道的重要程度评价对医患信任的影响进行了研究，但受到研究数据收集形式的影响，不能进行更为细致全面的探查，目前对于上网行为的分类也比较粗糙，这是在以后的研究中需要加以改善的内容。此外，除了依靠已有全国性调查数据的信息以外，还应该重视来自互联网的信息，采用大数据技术，针对互联网信息与医患信任或医患其他问题做进一步研究。根据拟态环境论[2]，受众对于来自媒介的信息进行加工整合，形成意识中的客观现实，构建比较稳定的认知水平。另外，鲍德里亚的"超真实"理论认为，受众对于媒介信息的认识超越了其信息的本质，从信息成为环境本身。[3] 由此可以发现来自媒介的信息对于受众认知的塑造作用，有必要结合心理学实验的方法，针对影响互联网使用者社会心态和社会认知的因素设计相关实验，寻找缓解互联网负面效应的途径。

（本节内容曾发表于《西北师大学报》2019年第2期，收录本辑时稍做调整）

---

[1] GORDON M T. Public trust in government: the US media as an agent of accountability? [J]. International Review of Administrative Sciences, 2000, 66 (2): 297-310.
[2] 沃尔特·李普曼. 公众舆论 [M]. 阎克文, 江红, 译. 上海: 上海人民出版社, 2006: 11.
[3] 陈力丹, 陆亨. 鲍德里亚的后现代传媒观及其对当代中国传媒的启示: 纪念鲍德里亚 [J]. 新闻与传播研究, 2007 (3): 79-97.

## 第四节　医疗知识的溢出效应

### 一、引言

伴随着我国医疗体制的几次改革，研究发现我国的社会药品零售总额出现了大幅的激增趋势，仅1995—1999年，药品零售网点就增长了约9.2万个，但是与之相矛盾的是，除却经济增长等原因，1995—1999年的医院人均诊疗次数（诊疗人次数依照挂号数统计）比正常情况下降了23%。这反映出的是居民对医疗需求是在增长的，但是实际主动去医院获取医疗服务的频率却呈现出下降的趋势。这一矛盾现象背后的原因是多重的。例如，随着医疗行业的发展，研发成本的上升，尽管我国进行医疗体制改革，但是全面医保的保障范围仍旧有限，居民就医成本持续的增加成为重要的经济制约因素，但是医疗的价格存在弹性，这是指当就医成本上升时，人们就会选择替代性的就医方式。替代性就医方式包括多种形式，如在日常中对保健品的购买以期减少疾病的产生，抑或是通过针灸推拿、偏方巫医、宗教等多种形式降低成本来希望得到疗愈。还有一种极为重要并且普遍存在的替代性医疗方式就是患者的自我诊疗，即通过自身的经验和知识对自己的病情进行判断，自行去药店购药的方式。这种自我诊疗方式所涉及的人数是巨大的，根据粗略估计约有上亿人次，如此庞大的自我诊疗人群的存在反映出并非仅仅是经济上的原因导致，这种替代性医疗方式已经成为一种较为普遍性的认知行为方式。替代性医疗现象的出现背后也隐含着多重因素。现代化席卷全球，推动了互联网技术的发展，医疗知识的获取渠道得以不断地丰富，居民的医学知识素养较之以往有了长足的发展；患者之间相互交流也为自身对于疾病全面的认识提供便捷的途径；患者在就医过程中发生的病情交流以及在进一步的医疗消费过程中从医方获取的医疗知识是一种无意识的学习行为，这种学习的积累在一定程度上能够减少普通性疾病的就医行为，增加自我诊疗的次数，通俗而言就是"久病成医"，亦即医疗知识的溢出效应。

卡尼尔斯（Caniëls）[1]将"知识溢出"定义为通过信息交流而获取的智力成果，并且知识创造者得不到或仅能得到小于其传播的智力成果的价值。知识

---

[1] Caniëls M. C. J. Knowledge spillovers and economic growth: regional growth differentials across Europe [D]. Cheltenham, UK: E. Elgar Pub, 2000.

作为一种公共产品具有一定的正外部性，新经济增长理论认为知识的溢出对经济增长具有动力机制，知识溢出的社会效益是高于私人效益的。在将知识溢出概念同步转换至医疗知识溢出的概念中来说，其内涵更多体现在同患方的交流过程中体现出的知识溢出效应，以及在封闭单元"家庭"中同家属日常生活沟通交流的无意识表露，从而促使家庭成员习得一定程度的医疗职业环境、医疗卫生行业内部结构构成以及部分的医疗健康知识从医务工作者或者媒体传播等方式获得某些疾病的诊疗等较为具体的医学知识。医疗知识溢出效应能够帮助患方对自身的疾病有较之从前更为清晰的了解，在一定程度上是帮助患者进行自我诊疗而减少医疗支出的一种效应。医疗知识的溢出效应具有其较为独有的特征，如较为依赖非物化、隐性的途径，且传播性质也较少存在负性影响，更多的是积极性的知识溢出，同样地，知识溢出的效率高低同样也取决于接收者自身的知识吸收能力。家庭这种组织单元由于其封闭性以及小范围构成性，为医疗知识的溢出提供了绝佳的传播距离，从而在空间维度上为医疗知识的溢出提供了有力保证。另外，家属关系的捆绑性导致的相处时间的密集，极大地促成了家庭医疗知识的隐性流通。因而，本书将视角置于较为特殊的一种患方群体即医务工作者亲属群体，来探究医疗知识溢出效应的发生机制和影响结果等。该群体在日常生活中有更多的机会接触到医疗知识，对医疗行业的信息了解也更具有优势，对医疗服务群体的满意度相比而言可能会更高，评价也会更为积极，对政府于医疗基础建设以及对医疗领域做出的努力满意程度更高。因而本书尝试通过分析中国综合社会调查（CGSS）2005年至2015年不同年份数据对比分析医务工作者家属群体与一般群体人均医疗支出、政府医疗工作满意度以及对医生社会角色的评价情况，从侧面反映不同群体对于医疗卫生行业不同领域的态度。

医疗卫生公共服务建设的满意度调查能够在一定程度上反映公众对于医疗体制建设的态度，目前有许多学者都对政府基层医疗建设的满意度进行了不同层面的调查研究，构建出多样的满意度评价指标，并进一步探析了满意度高低的影响因素。如王白璐对特定市区社区卫生服务满意度的调查显示，当前民众对社区医疗服务满意度较低，与预期的基本医疗服务建设存在不小的差距。在对全国性的数据（中国综合社会调查数据）研究中，也有类似结论，全国总体居民对政府医疗建设态度为"一般"，其中农村居民对政府基本医疗建设的满意度高于城市民众。[①] 医疗卫生服务不同内容的满意度同样存在差异性，其中预防

---

[①] 徐宁，胡琦，张亚军，等．基于中国综合社会调查对我国居民医疗卫生公共服务满意度的分析［J］．中国医疗管理科学，2019，2：61-66．

接种的满意程度最高,而医疗卫生建设分布的均衡性满意率较其他维度更低。徐宁等据此提出造成民众目前对于医疗建设满意度较低的原因更多缘于医疗财政投入不够高,地区医疗建设分布均衡性差等结构性因素。当前,我国全国性以及区域性的医疗建设满意度情况已经可以得到一定的结论,但着眼于家庭单位的小单元中,医疗知识的溢出效应是否能够对小范围的群体在医疗卫生建设满意度方面产生差异?现有的研究发现,医患之间不同的观念和医疗知识素养是阻碍医患双方有效沟通的重要因素。[1] 患者难以意识到病症背后的诱发原因,对医学的有限性也没有清晰的认知,因而在就医过程中的高期望会诱发医患之间的信任失衡。在角色定位上,患方在市场化概念的冲击下,将就医行为视为普通的消费行为,但医生群体更认为医患之间是一种合作共赢的伙伴关系,彼此的角色定位差异为潜在的医患冲突埋下隐患。而医务工作者亲属这个特殊群体因为医疗知识的溢出效应会对医疗知识和医生角色定位产生不同的理解,因而本书基于此探索医疗知识溢出效应对患方群体的医疗卫生服务建设满意度的影响。

## 二、方法

(一) 研究假设

本书通过分析、比较现有医患关系以及医疗主题相关文献,由小及大,将医方与患方两个角色映射至医务家庭(至少有一位家庭成员从事医务相关工作)与非医务家庭两个家庭组织单元制的维度上来,意图探讨已有的文献研究结果,即某些医患关系融洽与否的影响因素,医患双方对其本身的角色定位以及医患双方对于目前医疗行业基础建设的满意程度在以家庭为单元的维度上是否同样存在相应的效应。本书提出医疗知识的溢出概念,在以家庭这一较为封闭的特殊组织结构为最小单元来作为研究对象时,其意味着空间和时间上的密集性造成医疗知识一定程度的无意识传播,从而使得医务家庭家属人员部分地掌握了医疗行业市场情况,对于医务工作者成员其医务职业工作环境及其情绪状态也有一定的了解,从而导致其与非医务家庭成员相比,在医疗领域相关问题上存在一定差距。因而本书提出以下假设。

假设1:医务家庭自我诊疗行为更多,因而医务家庭的人均医疗支出较低,非医务家庭的人均医疗支出较高。

---

[1] 吕小康,刘颖,汪新建,等. 医患观念差异与医患沟通现状调研 [J]. 中国医院院长,2018, 13: 73-75.

假设2：在医疗知识溢出效应的影响下，医务家庭对政府医疗基础建设的满意程度较非医务家庭成员更高。

假设3：在医疗知识溢出效应的影响下，医务家庭家属对于医生信任程度更高。

（二）数据来源与变量说明

1. 数据来源

本文对现有研究进行比对分析，在已有的理论研究基础之上，采用以定量分析为主的研究方法，利用SPSS20.0统计软件对中国综合社会调查数据进行回归分析，研究医务家庭（家属）与否与人均医疗支出、政府医疗投入积极性、基础医疗建设满意度和医生职业角色评价之间的关系。希求能够通过数据分析，呈现医务家庭家属与非医务家庭成员两个层面的群体之间存在的差异。以"中国综合社会调查"从始至今的数据为基础，以研究需求指标因素为标准，对问卷进行筛选，删去2003年、2006年B卷、2008年及2012年数据，把2005年、2006年A卷、2010年、2011年、2013年及2015年数据作为最终数据选择。

2. 变量说明

自变量：本文意图将视角从一般的医患维度转换为以家庭为单元的组织结构对比中，研究以医务人员构成的家庭单元与非医务家庭成员的对比，即医务家庭（家属）与否为本书的主要自变量。在此有必要对"医务家庭"与"非医务家庭"做一个严格的概念解释。本书中医务家庭结构构成为含有一个或一个以上医疗相关的从业人员，与家庭成员中无医疗职业相关成员即非医务家庭相对，而对于医疗相关从业人员的筛选则基于中国综合社会调查所使用的国际职业标准分类ISCO-88码，提取与被访、被访配偶、被访父母及与被访同住其他亲属人员的职业性质，从而对中国综合社会调查数据进行重新定义编码，将复杂的职业类别统一区分为医务与非医务两个维度，重新定义新变量"家庭性质"，将医务家庭值标签定义为1，非医务家庭值标签定义为0，方便进行后续的回归分析。

因变量：本书中因变量分为经济与社会态度两个维度，从经济维度来说，本书意图考察医务家庭与非医务家庭之间人均医疗支出的差异，家庭医疗总支出在历年的问卷中都有较为直观的体现，而对于人均医疗支出的计算则需依照与被访同住与否作为指标，进行加和汇总。从社会态度维度来说，将因变量又分为医疗建设满意度和医生社会角色信任度两个方面来进行衡量。其中对于医疗建设满意度的测量依赖问卷中"总的来说，您对中国医疗系统满意吗""您同不同意以下说法：中国的医疗卫生系统没有效率"等相关问题回答的统计分析结果作为解释指标；而对于医生社会角色信任度的考量，问卷具有较为明显的操作指标体现，如"您同不同意下面这些对于中国医生的说法：总的来说，医生还是可信的""您对医生的满意度如何"等。

控制变量：研究医务家庭与否对本书中因变量的影响，除去医疗知识的溢出效应因素之外，还可能与个人身份以及生活环境中其他不同因素具有关联，因而本书结合中国综合社会调查历年数据的具体情况，将问卷中被访者年龄、性别、受教育程度以及所在省份作为控制变量。

各变量的具体定义及描述性统计见表3-14。

表3-14　变量具体定义及具体描述性统计

| 变量 | | 定义 | 均值 | 标准差 |
|---|---|---|---|---|
| 自变量 | 家庭性质 | 0=非医务家庭，1=医务家庭 | 1.98 | 0.153 |
| 因变量 | 人均医疗支出 | 家庭医疗总支出/人口数 | 722.21 | 2404.46 |
| | 医疗建设满意度 | 对医疗系统满意吗？1=完全满意，7=完全不满意，8=无法选择（-3至-1为缺失） | 3.53 | 1.365 |
| | 医生社会角色信任度 | 总的来说医生还是可信的 1=非常同意，5=非常不同意，8=无法选择（-3至-1为缺失值） | 2.20 | 0.896 |
| 控制变量 | 年龄 | 被访自行输入数据 | 51.05 | 15.221 |
| | 性别 | 1=男，2=女 | 1.41 | 0.507 |
| | 受教育程度 | 1=未受教育，13=研究生及以上（-1至-3为缺失值） | 4.70 | 2.905 |
| | 所在省份 | 1-31对应编码 | | |
| | 户口情况 | 1=农业，2=非农，3=蓝印，4=居民（以前农业），5=居民（以前非农），6=军籍 | 1.58 | 0.874 |

### 三、结果与分析

由于问卷时间跨度较大，体现研究目的的问题分布较为分散，对问题指标的降维工作存在一定困难，因而本书以2005—2015年中国综合社会调查数据为基础，以核心问题最为集中的2011年数据为主要研究目标，对因变量医疗建设财政投入积极性、医疗建设满意度以及对医生社会角色信任度三个维度做有序多分类逻辑回归分析。以 2005 年数据为基础，对人均医疗支出做线性回归分析。将剩余其他数据做简单的对比描述统计分析。

（一）人均医疗支出回归结果

2005 年数据中共包含有效样本 8753 份，其中男性 4158 人，女性 4595 人，医务家庭与非医务家庭人均医疗支出分别为 754.7 与 721.1，中位数为 250、200。标准差则为 1431 与 2432。由基本的描述统计数据可以看出医务家庭与否，其人均医疗支出并没有太大差异。表 3-15 为医务家庭与否与人均医疗支出线性回归的方差分析结果，可以看到模型的显著性 $p$ 值为 0.810，远高于显著性水平 0.05，由此可得出是否为医务家庭，在统计学水平上对家庭人均医疗支出的多少并没有显著影响，其结果与描述统计数据相吻合。

表 3-15 人均医疗支出方差分析

|  | 平方和 | $df$ | 均方 | $F$ | $p$ |
|---|---|---|---|---|---|
| 回归 | 333836.942 | 1 | 333836.942 | 0.058 | 0.810 |
| 残差 | 50598544456.444 | 8751 | 5782029.992 |  |  |
| 总计 | 50598878293.386 | 8752 |  |  |  |

表 3-16 人均医疗支出系数

| 模型 |  | 非标准化系数 |  | 标准系数 | $t$ | $p$ |
|---|---|---|---|---|---|---|
|  |  | B | 标准误 | $\beta$ |  |  |
| 1 | （常量） | 721.035 | 26.162 |  | 27.561 | 0.000 |
|  | 家庭性质 | 33.676 | 140.150 | 0.003 | 0.240 | 0.810 |

注：因变量为人均医疗支出。

以上结果同研究假设一即医务家庭与非医务家庭由于医疗知识的溢出效应，医务家庭人均医疗支出较非医务家庭更低存在不符，本书推断其中可能的原因如下：以上数据中尽管医务家庭与非医务家庭人均医疗支出平均数与中位数不存在较大差异，但非医务家庭人均医疗支出标准差却远大于医务家庭，由此本书认为医务家庭由于其医疗知识的溢出效应，其家庭成员对于自身健康状况关注较多,因而在平时的疾病预防以及小额医疗消费较非医务家庭更频繁,从而也使其重大疾病发生率较小,与之相对,非医务家庭由于其对医疗知识储备存在不足,因而对平时的诊治较为欠缺,从而导致其重大疾病发生率较高,由此导致的高医疗消费频次也较医务家庭更高,因而尽管医疗知识的溢出效应对人均医疗支出并不存在显著影响,但对于高低医疗消费类型的影响却较为突出。

表3-17 医疗建设满意度参数估计

|  | 项目 | 估算（$E$） | 标准误 | Wald | df | $p$ |
|---|---|---|---|---|---|---|
| Threshold | [d22=1] | -2.830 | 0.329 | 74.183 | 1 | 0.000 |
|  | [d22=2] | -1.074 | 0.238 | 20.425 | 1 | 0.000 |
|  | [d22=3] | 1.087 | 0.232 | 21.916 | 1 | 0.000 |
|  | [d22=4] | 1.897 | 0.263 | 52.066 | 1 | 0.000 |
|  | [d22=5] | 2.988 | 0.322 | 86.242 | 1 | 0.000 |
|  | [d22=6] | 4.171 | 0.401 | 108.058 | 1 | 0.000 |
| 位置 | s41 | -0.014 | 0.003 | 22.583 | 1 | 0.000 |
|  | a1202 | 0.018 | 0.049 | 0.132 | 1 | 0.717 |
|  | a1402 | -0.003 | 0.002 | 3.794 | 1 | 0.051 |
|  | a7a | 0.112 | 0.013 | 73.369 | 1 | 0.000 |
|  | a18 | 0.188 | 0.034 | 31.316 | 1 | 0.000 |
|  | [家庭性质=0] | 0.088 | 0.167 | 0.280 | 1 | 0.596 |
|  | [家庭性质=1] | 0a | . | . | 0 | . |
| 度量 | [家庭性质=0] | -0.042 | 0.082 | 0.266 | 1 | 0.606 |
|  | [家庭性质=1] | 0a | . | . | 0 | . |

（二）医疗建设满意度回归结果

2011年数据中有效问卷为5001份,其中男性2929人,女性2072人。医务家庭与非医务家庭占比分别为2.5%和97.5%。以"总的来说,您对中国医疗系统满意吗"的结果统计为主要因变量,对医疗建设满意度进行有序多分类的逻辑回归,其模型拟合信息及拟合优度中偏差显著性均为0.00,由此拒绝偏回归系数为 0 的原假设,并表明模型对于数据的拟合程度较高,具有一定的可信度。表 3-17 为对于医疗满意度回归后的参数估计表,其中可以看到家庭性质对于医疗建设满意度的评价显著性为 0.596,远大于 0.05 的显著性水平,因而不能拒绝家庭性质对医疗建设满意度无影响的假设,即医疗家庭与否对医疗建设满意度并无显著影响。为更直观地了解家庭性质与医疗建设满意度之间的关系,本书对家庭性质与医疗建设满意度做交叉分析,发现对于医疗建设满意度,医务家庭评价为很满意、比较满意、比较不满意和很不满意的占比分别为 5.5%、50.0%、18.0%、4.7%,医疗建设满意度平均值、中位数、标准差分别为 3.71、3.00 和 1.311。而非医务家庭对应评价比例分别为 13.6%、45.8%、12.9%、5.7%,平均值为 3.5,中位数为 3.00,标准差为 1.272,由此也能看出医务家庭与否对医疗建设满意度的评价并没有很大影响,与回归分析所得结论一致。

(三) 医生社会角色信任度回归结果

医务家庭与否对于医生社会角色信任度的研究依然以 2011 年数据为准,即有效问卷 5001 份,男性人数为 2929 人,女性为 2072 人,其中,医务家庭与非医务家庭占比分别为 2.5% 和 97.5%。把"您同不同意下面这些对于中国医生的说法?总的来说,医生还是可信的"问卷结果作为操作指标进行有序多分类逻辑回归,其中,模型拟合信息显著性为 0.00,拒绝偏回归系数为 0 的原假设,说明模型对数据具有较好的拟合度,能够较为准确地描述数据结果。表 3-18 为医生社会角色信任度回归后的参数估计表,可以看到家庭性质对于医生社会角色信任度的显著性为 0.040,小于 0.05 的显著性水平,因而拒绝家庭性质不能影响医生角色评价的原假设,从而说明医务家庭与否对于医生社会角色信任度具有显著影响。表 3-18 中家庭性质对于医生社会角色信任度的系数为 -0.412,即家庭性质取值越大(越趋向医务家庭),则对于医生社会角色信任度越高。对研究进行基本的描述统计分析得出医务家庭对于医生社会角色信任度得分平均值为 2.11,中位数为 2.00,标准差为 0.734,而非医务家庭相对应的取值分别为 2.16、2.00 以及 0.732。通过数据对比也能看出,医务家庭对于医生社会角色信任度较非医务家庭更高,但二者相差程度并不太大,总体趋向于对于医生群体较为信任的结果。

表 3-18　医生社会角色信任度参数估计

| | 项目 | 估算（$E$） | 标准误 | Wald | df | $p$ |
|---|---|---|---|---|---|---|
| Threshold | [d16a=1] | −1.885 | 0.309 | 37.145 | 1 | 0.000 |
| | [d16a=2] | 1.746 | 0.294 | 35.221 | 1 | 0.000 |
| | [d16a=3] | 2.426 | 0.327 | 54.922 | 1 | 0.000 |
| | [d16a=4] | 4.545 | 0.477 | 90.845 | 1 | 0.000 |
| 位置 | s41 | −0.011 | 0.003 | 11.208 | 1 | 0.001 |
| | a1202 | −0.090 | 0.058 | 2.415 | 1 | 0.120 |
| | a1402 | −0.006 | 0.002 | 8.862 | 1 | 0.003 |
| 位置 | a7a | 0.061 | 0.012 | 25.580 | 1 | 0.000 |
| | a18 | 0.076 | 0.036 | 4.530 | 1 | 0.033 |
| | [家庭性质=0] | −0.412 | 0.201 | 4.199 | 1 | 0.040 |
| | [家庭性质=1] | 0a | . | . | 0 | . |
| 度量 | [家庭性质=0] | −0.086 | 0.087 | 0.975 | 1 | 0.323 |
| | [家庭性质=1] | 0a | . | . | 0 | . |

## 四、结论与讨论

本书使用线性回归和有序多分类逻辑回归两种分析模型探讨了医疗知识的溢出效应，即医疗知识在以家庭为单元的空间域中进行无意识的传播，由此导致医务家庭与非医务家庭在人均医疗支出、医疗建设满意度及医生社会角色信任度上可能存在的差异，研究结论如下。

第一，家庭性质即医务家庭与否对于家庭人均医疗支出的影响并不存在统计学上的显著意义，这反映出医疗知识的溢出效应对家庭医疗支出的影响可能更多地体现在医疗消费类型上，即医务家庭由于其医疗知识的溢出效应，在平时的疾病预防、诊治等小额医疗消费较非医务家庭更为频繁，而非医务家庭由于其本身对医疗知识的匮乏，缺乏对于疾病预防及普通疾病诊治上的认知，因而其大额的医疗消费较医务家庭更多，由此导致医务家庭与非医务家庭在人均医疗支出上基本持平，而无法在统计学意义上判别出家庭性质对于家庭人均医疗支出的影响。

第二，家庭性质即医务家庭与否对医疗建设满意度无统计学意义上的显著影响，即医疗知识的溢出效应并不对医疗建设满意度产生影响。

第三，家庭性质即医务家庭与否对医生社会角色信任度具有统计学意义上的显著影响，即医疗知识的溢出效应能够显著影响个体对医生的信任程度，而个体对医生的信任程度某种程度上影响医患之间关系的融洽与否，因而对于普通民众普及基本医疗知识，进行人为的"医疗知识溢出"能够有效减少医患矛盾，促进社会稳定。

结果发现，人均医疗支出与医疗建设满意度回归分析结果与本书假设存在矛盾，分析原因可能如下：其一，患方在进行医疗消费时也存在一定程度的医疗知识溢出效应，尽管本书认为在较为封闭且集中的家庭单元中，医疗知识溢出程度更大，但患方（非医务家庭）医疗知识的溢出也在一定程度上同医务家庭医疗知识溢出相中和，从而导致与部分假设不符的结果；其二，存在的另一种可能为医疗知识的溢出效应确实在人均医疗支出与医疗建设满意度这两个维度不存在显著影响，或者说存在一定影响但尚未体现在外在表征中。从研究本身来说，医务职业的区分基于中国综合社会调查中使用的ISCO码来进行划分，为保证囊括全部医务职业，筛选过程中对于医务职业的划定条件较为宽松，由此也可能导致回归产生一定程度的误差。

可以看出，医疗知识的溢出效应可以在一定程度上提高患方对医方群体的信任程度，在长期的信任修复过程中起到不可忽视的作用。当前国家呼吁提高全面的健康素养水平，一方面对个体自身而言高的医学健康素养能够在一定程度上避免不必要的错误行为引发的疾病；另一方面也为群际互动提供了良好的途径，医方群体将医疗知识的溢出效应规范化、产业化，能够系统性地提高医疗知识的普惠度，对提升全民健康素养有积极的意义，也为和谐医患关系建设提供了切实可操作的方式方法。另外，医疗知识的溢出效应会在一定程度上转变医疗消费类型，由大病治疗向积极防治转变，与全民健康管理的理念价值吻合，为营造全面健康提供基础。

## 第五节　常人疾病观及其对医患关系的影响

医患关系紧张有诸多社会心理学成因，其中不可忽视的一个方面就是医患双方就同一疾病在沟通过程中所持的不同观念。虽然疾病的诊断与治疗通常涉及专业的现代医学知识，但患方仍常因自身持有的，不同于医方所代表的现代医学知识的各种朴素信念，而选择是否就医，是否相信诊断，是否遵从医嘱等。医患沟通虽在某种程度上是一种专家与被指导者之间的关系，但患方对疾病、健康、医疗服务、就医期待等问题所持有的主观的认知和态度也在很大程度上影响医患沟通的质量。健康与疾病的专业知识与日常信念之间通常存在隔阂甚至冲突，这会成为医患沟通不畅的一个诱因。"常人疾病观"（lay beliefs/theories of illness，又译常人疾病理论）的提出和相关研究，可丰富对医患视角之间不一致性的理解，并对建设和谐医患关系提出有益的社会心理学建议。

**一、常人疾病观的概念内涵与研究历程**

（一）常人、常人理论与常人疾病观

在日常生活中，人们总是以自己所持有的对于事物的一定观念来指导自身行为，即使这些行为本质上可能需要专业的、未经职业培训难以获得的知识与经验。所谓"常人"（layman），意指普通的、非专业领域的人士，也就是普通人、平常人的意思。当然，专业与否是相对而言的。神经外科的专家，完全可能是计算机专业的常人。常人对于世界万物的本质、各种社会事物运作、日常琐碎问题等都有自己的一套非科学、内隐式、非正式的解释方法，这就是所谓的常人理论。凯利（Kelly）将常人理论定义为"普通人所持有的关于事物如何运作的观念"。它如同滤镜一般，影响人们对各种日常问题的认知和态度，并指导人们的相应行为。

常人理论这一概念包含两个层面：广义上泛指人们对于世界上人、情、物等各种现象的整体观念体系，可被视为普通人的朴素处世哲学；狭义上则指人们对于某一具体问题的解释、看法，是相对具体的、有关某方面的个人建构。常人理论内容涉及不同学科、不同方面，因此又可进一步分为如常人教育观[1]、

---

[1] SAVANI K, RATTAN A, DWECK C S. Is education a fundamental right? people's lay theories about intellectual potential drive their positions on education [J]. Personality and Social Psychology Bulletin, 2017, 43（9）: 1284-1295.

常人经济观、常人幸福观①、常人疾病观②等。

　　常人理论之所以被称为"理论",是因为它与科学理论(scientific theories)具有一定的相似性:在内容上,受科学性理论启发;在结构上,是具有一定内部结构的信念、规则和概念体系③;在功能上,支持人们理解世界、进行预测和控制,从而降低认知不确定性。④ 然而,常人理论并不是普通人的科学性理论,其所包含的假定与公理通常是内隐的、模棱两可的;多以归纳式逻辑证实自身对事物的解释,而并不关心证伪问题;经常将两个变量的相关关系错判为因果关系;通常通过实际观察得出对某一现象的具体解释,但并不将具体的解释抽象为可以解释同一属性内不同现象的一般性原则。因此,常人理论属于"弱理论"(weak theories),是普通人借由理解日常生活的现象学建构。⑤

　　在医疗情境中,常人通常指没有相关医学背景的患方,包括就诊的患者本人及其亲属或代理人。常人疾病观是患方所持有的对于某一种或某一类疾病的病因、疗法、病情发展、意义与影响等问题的认知、解释和态度的集合,是常人理论在疾病与健康领域的具体应用与体现⑥;其对立面则是受过专业医学训练的医方所持有的科学医学理念,也就是当下的生物医学理念。从本质上来说,它是普通人结合实证观察、个人经验、媒体报道等渠道所获取知识而形成的对某一种或某一类疾病相关现象的解释模型。当然,这并非指方常人疾病观绝对不符合科学医学理念,也不是说所有医务人员持有的一切观念都一定符合科学医学理念。只是总体来说,医患双方持有的医学知识不对等,甚至往往存在一定的知识鸿沟,遇到具体疾病时所通常诉诸的疾病解释和求医策略也存在一定的不同。强调"常人疾病观"的"常人"性,仍可在一定程度上突出未经现

---

① AGBO A A, OME B. Happiness: Meaning and determinants among young adults of the lgbos of eastern nigeria [J]. Journal of Happiness Studies, 2016, 18 (1): 151-175.
② CAMERON L, LEVENTHAL H. The self-regulation of health and illness behaviour [M]. London: Computer-Assisted Foreign Language Education, 2014.
③ FURNHAM A. Lay theories: everyday understanding of problems in the social sciences [M]. New York: Pergamon Press, 1988: 7.
④ PLAKS J E, GRANT H, DWECK C S. Violations of implicit theories and the sense of prediction and control: implications for motivated person perception [J]. Journal of Personality and Social Psychology, 2005, 88 (2): 245-262.
⑤ LEVY S R, CHIU C, HONG Y-Y. Lay theories and intergroup relations [J]. Group Processes & Intergroup Relations, 2012, 9 (1): 5-24.
⑥ FURNHAM A, KIRKCALDY B. Lay people's knowledge of mental and physical illness. promoting psychological well-being in children and families [D]. Basingstoke, UK: Palgrave Macmillan, 2015.

代医学训练的普通人对医学现象的朴素理解。这就像使用医方和患方的词汇描述两个群体时,并不是指"医方"就完全不可能成为"患方",医生也可能生病而成为患者,但他们显然不同于普通患者。因此,做出一定的区分仍可在理论阐释及学术交流中起到突出重点的作用。

像所有其他领域的常人理论一样,常人疾病观通常是不具体的,不基于系统观察的,没有明确的量化法则,研究对象界定不够清晰,无法对事物发展做出直接精准的预测。但从功能上看,常人疾病观支持个体理解病情、对疾病发展进行预测和控制,从而降低认知不确定性,它直接影响患方的疾病观念、就医行为、医患沟通、对医嘱的依从性等诸多影响医患关系的基本要素。

(二)常人疾病观的研究历程

西方常人疾病观的研究历史迄今已有约50年。1972年,安东诺维斯基(Antonovsky)从严重性(seriousness)、可控性(controllability)、可察觉性(salience)和易患病性(susceptibility)四个维度测量了以色列城市犹太民众对癌症、心脏病、精神病和霍乱这四类疾病的常人观,并发现不同年龄、性别、教育背景的各个群体对于以上四类疾病所持的观念高度一致。[1] 这一研究发现使人们认识到常人疾病观无论对公共健康管理还是对个体健康行为都有重要影响。此后,社会心理学家在这一领域开展了大量研究,在研究内容、研究方法和测量工具方面积累了一定成果。

受安东诺维斯基研究的影响,早期对于常人疾病观的许多研究主要关注通用常人疾病观,建立通用的理论模型。以四种疾病为例(心脏病、肥胖症、呼吸系统疾病和肠道疾病)研究了以色列主妇对疾病的可预防性、可察觉性、易患病性的认识和了解程度,发现具有不同人口统计学特征的常人群体持有相似的疾病观:当常人认为某一疾病易患病性越高,其可察觉性就越高,因此更愿意主动了解该疾病相关知识,并对其可预防性和预防措施了解更多。[2] 这一研究虽在一定程度上揭示了常人对于疾病不同方面的观念及其内部关系,但并不能解释常人感知疾病、判断疾病、应对疾病这一心理过程。利文撒尔(Leventhal)的研究试图解决这一问题,其提出了自我调节常识模型(common-sense model of

---

[1] ANTONOVSKY A. The image of four diseases held by the urban jewish population of Israel [J]. Journal of Chronic Diseases, 1972, 25 (6-7): 375-384.

[2] BEN-SIRA Z. The structure and dynamics of the image of diseases [J]. Journal of Chronic Diseases, 1977, 30 (12): 831-842.

self-regulation）。① 这一模型将危险控制（danger control）作为原则，认为常人会首先识别疾病风险，形成疾病表征（illness representations），然后采取应对行动降低风险，并评估所采取行动的有效性，进而调整下一步行动。其中，常人对于疾病的表征包括疾病识别（identity）、病程（timeline）、病因（causes）、结果（consequences）、可控性（control）这五个维度。疾病识别维度指常人对疾病症状或体征感受的判断或辨识；病程维度指常人对疾病发病时间、持续时间、是否会复发等疾病发展时间线的观念；病因维度指常人对引起疾病原因的判断；结果维度指常人认为疾病会造成什么样的影响或结果；可控性维度指常人认为疾病是否可治愈，或者自己是否有能力应对该疾病。常人在这五个维度对疾病的表征会影响其应对疾病的策略。比如，常人若感受到某种病症，并且持续时间较长，影响较严重，其更有可能求诊。② 随着研究深入，利文撒尔等修订该模型，认为常人从以上五个维度形成疾病表征后，会采取什么样的应对策略还取决于其所持有的疗法表征（treatment representations），即常人会根据过往经验、观察或获取的相关知识，形成不同疗法的原型（treatment prototypes）。当其形成了一定的疾病表征，相关疗法原型被激活，二者之间的最为匹配的应对策略即被选择。

几乎同一时期，克莱曼（Kleinman）提出了另一个常人疾病观通用模型——疾病解释模型（explanatory model of illness），试图揭示常人对某一疾病及其治疗方法的观念。③ 根据该模型，常人对于任一疾病的理解：（1）什么原因引起疾病？（2）为什么会在某个时刻生病？（3）这病在身体里会怎么发展？（4）这病会带来什么影响？（5）该怎么应对这病？当感受到身体异样时，常人会用所处文化或社会环境赋予的知识内容去从以上五个方面理解疾病。

尽管自我调节常识模型和疾病解释模型在具体内容维度上稍有差别，但从本质上讲，二者都是将常人疾病观的内容结构化，具有结构主义特征。虽说可在一定程度上揭示常人疾病观，但其试图用简单的规律和模型解释丰富复杂的心理内容，有削足适履、牵强附会的弊病。实际上，克莱曼自己在研究后期也

---

① EVENTHAL H, MEYER D, NERENZ D. The common sense representation of illness danger [M] //Rachman S. Contributions to Medical Psychology. New York: Pergamon Press, 1980: 7-30.

② LEVENTHAL H, PHILLIPS L A, BURNS E. Modelling management of chronic illness in everyday life: a common-sense approach [J]. Psychological Topics, 2016, 25 (1): 1-18.

③ KLEINMAN A M. Patients and healers in the context of culture [M]. Berkeley, CA: University of California Press, 1980: 104-118.

承认对模型（model）一词"感到不适"，认为这过于形式化，是符号主义和形式主义作品留给他的"残渣（residue）"[1]，他本人的研究也开始转向常人对特定疾病感受的叙事性研究。另外，自我调节常识模型建构的理论和实证研究则基本上是由利文撒尔及其同事完成的[2]，其他学者更多的是应用该模型对有关特定疾病的常人疾病观进行研究[3]，这也从侧面证明了通用常人疾病观研究的局限性。

　　研究者发现常人针对不同疾病的观念并不能一概而论，因此越来越多的研究者开始将焦点转向某一疾病或某一类疾病的常人观，即特定常人疾病观。早期的特定常人疾病观研究聚集于心理疾病，后拓展至躯体疾病。1984年的一篇研究通过访谈与问卷的方法研究了酗酒症常人观[4]，此后研究者开展了大量有关心理疾病常人观的研究，如厌食症、自闭症、精神分裂症、抑郁症等。随着对心理疾病常人观研究的开展，社会心理学家也开始关注有关躯体疾病的常人疾病观，如帕金森症、癌症、艾滋病、肥胖症、肺结核、风湿性关节炎、高血压等。此类研究多把目光聚焦于慢性病，对其他短病程疾病和急性病的研究较少。

　　目前，针对各种类型疾病的特定常人疾病观研究仍在不断增加。研究者发现，尽管由于教育普及、媒体宣传、主动学习等因素的影响使得常人疾病观与作为现代医学主流的生物医学观念存在一定的一致性[5]，现代医学教育以不同的方式渗透于社会，使得现代医学知识也成为常人所拥有的知识和信念，但二者之间的差异仍然普遍存在，并未随着医学教育的普及而完全消失。分析这些差异，有助于人们进一步认识医学教育的局限，并对现代生物医学的治疗模式进行进一步的反思。

---

① KLEINMAN A. Writing at the margin: discourse between anthropology and medicine [M]. Los Angeles, CA: University of California Press, 1995.
② LEVENTHAL H, PHILLIPS L A, BURNS E. Modelling management of chronic illness in everyday life: a common-sense approach [J]. Psychological Topics, 2016, 25 (1): 1-18.
③ GARG R, MERAYA A, MURRAY P J, et al. Illness representations of pertussis and predictors of child vaccination among mothers in a strict vaccination exemption state [J]. Maternal and Child Health Journal, 2017, 22 (1): 137-146.
④ FURHAM A, LOWICK V. Lay theories of the causes of alcoholism [J]. Psychology & Psychotherapy Theory Research & Practice, 1984, 57 (4): 319-332.
⑤ MITCHELL G E, LOCKE K D. Lay beliefs about autism spectrum disorder among the general public and childcare providers [J]. Autism the International Journal of Research & Practice, 2015, 19 (5): 553-561.

## 二、常人疾病观的特征与研究方法

### （一）常人疾病观的特征

常人理论的特征通常是与某一专业领域的专家知识相比较而言的。就常人疾病观而言，其比较基准自然是主流的生物医学理念。克莱曼在提出常人疾病解释模型后，综合了其与生物医学解释模型的内容结构，提出了可用于对比二者的通用解释模型，该模型认为无论是常人疾病解释模型还是生物医学解释模型都包括以下五个方面：病因（etiology）、病程（course of illness）、病理生理（patho-physiology）、症状（symptoms）和疗法（treatment）。尽管这一对比模型仍然带有结构主义色彩，但却为常人疾病观和生物医学观的比较提供了基本维度。因此从理论上讲，与生物医学观相比，常人疾病观的特征应体现在以上五个方面。但梳理现有常人疾病观研究发现，二者的差异性主要体现在对疾病的归因模式、治疗方法选择以及对疾病症状感知和意义建构这三方面，对于病程和病理生理两方面常人疾病观的研究尚不明确。

常人对于某一疾病的归因是指其如何解释某种疾病发病原因，如何判断一些可能造成某种疾病的危险因素。相对于以生物和遗传解释为主的专业医学理论，研究者发现常人在对疾病归因时更关注心理、社会和家庭等因素。[1] 例如，对失眠症常人观的研究发现，常人无论是对自身失眠症的病因判断还是对他人失眠症的病因解释都集中在情绪情感（emotions）和思考习惯（thinking patterns）两个方面。[2] 同时其研究还发现，常人认为造成失眠症的因素包括压力、情绪、睡眠习惯、环境、饮食、体育锻炼、遗传等 27 类之多。而 Mitchell 和 Locke（2009）的研究却发现医护专业从业者更倾向于从生物学角度去解释失眠的发病。[3] 另一项对自闭症常人观的研究也发现除了被生物医学证实的基因或神经缺陷这一主要病因，相当一部分常人认为环境因素、心理问题、某种疫苗带来的副作用、孕期营养不良、日常饮食营养不良、家庭影响、父母教

---

[1] WANG L D, LAM W W, WU J, et al. Hong Kong Chinese women's lay beliefs about cervical cancer causation and prevention [J]. Asian Pacific Journal of Cancer Prevention, 2014, 15 (18): 7679-7686.

[2] HARVEY A G, SOEHNER A, LOMBROZO T, et al. "Folk theories" about the causes of insomnia [J]. Cognitive Therapy and Research, 2013, 37 (5): 1048-1057.

[3] AHN W-K, PROCTOR C C, FLANAGAN E H. Mental health clinicians' beliefs about the biological, psychological, and environmental bases of mental disorders [J]. Cognitive Science, 2009, 33 (2): 147-182.

养方式、滥用药物等都可能是致病因素。① 此外，对于高血压、糖尿病、癌症等躯体疾病的常人疾病观研究也发现普通人对病因的判断不同于科学生物医学理论的解释。

治疗方法的选择指常人对于某一疾病的治疗倾向于采取哪种方法，认为哪种方法更为有效。一些研究发现常人对于精神或心理疾病疗法的选择异于生物医学治疗方案：常人一般倾向于选择精神疗法来治疗精神或心理疾病②，而生物医学普遍认为药物治疗是对抗精神和心理疾病最为有效的方法。此外，研究还发现常人对疾病病因的解释直接影响着其对治疗方法的选择。常人对四种性变态疾病的归因与疗法选择的关系的研究结果发现，常人对病因判断与对疗法选择呈强相关关系。对自闭症和强迫症常人观的对比研究也验证了这一点。③ 由于前述常人对疾病的归因五花八门，若他们将疾病归因为生物医学因素，则倾向于选择药物疗法；若将之归因为心理或社会因素，则更相信心理疏导、自我管理等其他疗法；更有甚者倡导宿命论，在选择疗法时求助于一些所谓的"超自然"力量。这与通常采用标准化就医模式和问诊渠道的生物医学理论背道而驰。

此外，常人疾病观与生物医学观的差别还体现在常人对于疾病症状感知和意义建构方面，即常人基于原有知识经验，如何看待疾病给个人的身体、心理带来的变化，并在此过程中如何生成意义、建构理解的过程。首先，不同于生物医学观对于疾病症状的客观描述，常人对于病症感知多是综合了心理、生活、社会等多种因素。研究发现患有不同慢性疾病的病人除了生理病痛外，普遍感到"失落感""愤怒与沮丧""不确定与压力"，并且要"调整适应新生活"。④ 一项对于软组织肉瘤患者病痛感受的综述性研究也发现患者对自身病症的感知包含对自身生活质量的影响，如对精神健康的影响，对身体形象的影响，对对照

---

① MITCHELL G E, LOCKE K D. Lay beliefs about autism spectrum disorder among the general public and childcare providers [J]. Autism the International Journal of Research & Practice, 2015, 19 (5): 553-561.
② FURNHAM A, KIRKCALDY B. Brace kirkcaldy [M]. Basingstoke, UK: Palgrave Macmillan, 2015: 14-32.
③ FURNHAM A, BUCK C. A comparison of lay-beliefs about autism and obsessive-compulsive disorder [J]. International Journal of Social Psychiatry, 2003, 49 (4): 287-307.
④ MAHON G, O'BRIEN B, O'CONOR L. The experience of chronic illness among a group of Irish patients: a qualitative study [J]. Journal of Research in Nursing, 2014, 19 (4): 330-342.

顾孩子的影响，对工作的影响等。①

其次，与生物医学观相比，病症感知后的意义建构是常人疾病观研究一项特有的内容，也是某种程度上促进生物医学向人文医学转变的一项极具意义的内容。常人对于疾病态度的形成和对疾病给自身带来的影响的认识并非仅从简单的生理反应或病痛感受角度出发，而是结合个体自我意识、政治经济历史等宏观社会因素以及人际交往等微观社会因素，且这种意义建构方式与疾病种类和病情程度无关。② 研究发现常人对于慢性疾病的观念并非单纯地从生理病痛角度思考，而是把疾病放在人生发展和自我意识的多维框架中，将疾病视为扰乱其人生轨迹的一段经历（biographical disruption），换而言之，疾病会导致常人重新思考人生、认识自我。研究发现常人的疾病经验感受不仅与疾病本身有关，还受其社会经济地位影响。低社会地位阶层倾向于关注疾病对个体工作生活能力的影响，高社会地位阶层则更关注疾病对于健康本身的影响。研究发现社会对男女两性的角色期待和刻板印象会使男性和女性对于疼痛产生不同的感知和耐受力。此外，还有研究说明常人的患病经验感受会受夫妻关系、人际关系等微观社会层面因素的影响。与此相反，传统的生物医学观是将患者客观化与去人性化，将其视为没有自我的生物体，企图从纯科学的角度理解各种病症。受此观念影响，很长一段时间无论是医学教育还是医护实践都过分"注重了机体和器官的还原，忽略了较之更丰富的心理和精神的还原""对人的疾病诊治过程中忽视了对人的整体性的关注"③。20世纪70年代常人疾病观研究兴起，同一时期医学人文概念出现，尽管前者是否促使后者产生这一问题尚待考证，但从二者研究进程来看，常人疾病意义建构研究将有助于促进医学对于人作为生命体而非单纯的生物体的关怀。

克莱曼提出的对比解释模型中还包括病程和病理生理两方面，但目前对于这两方面的研究并未得到充分开展。常人对于病程的认识是指常人认为某种疾病会如何发展变化，如果不加以治疗会怎么样。几乎所有的研究都将这一部分内容简化为常人对于某种疾病是慢性还是急性的判断。一部分研究发现常人对

---

① WINNETTE R, HESS L M, NICOL S J, et al. The patient experience with soft tissue sarcoma: a systematic review of the literature [J]. The Patient-Patient-Centered Outcomes Research, 2017, 10 (2): 153-162.

② KIRK S F L, COCKBAIN A J, BEAZLEY J. Obesity in tonga: a cross-sectional comparative study of perceptions of body size and beliefs about obesity in lay people and nurses [J]. Obesity Research & Clinical Practice, 2008, 2 (1): 35-41.

③ 段志光. 大健康人文：医学人文与健康人文的未来 [J]. 医学与哲学, 2017, 38 (11): 6-9.

疾病急慢性判断存在与科学医学不一致的情况①，但也有相当多的研究发现二者在此方面存在一致性。造成这种研究结果高度不一致的情况可能有两方面原因。一是将常人对于病程的认识等同于急慢性病判断，极大地简化了研究问题和可能的答案，自然使被调查者的回答呈现急性或慢性两极分化。实际上，想要了解常人对病程的理解还可以从不同方面提问，如发病的速度、持续时间、是否反复、没有症状是否就是无病等。研究发现对于哮喘，常人基本可以正确判断其为慢性病，但同时有53%被试却认为他们只有在出现哮喘症状时才患此病，没有症状时就是健康的。② 这显然与简单的急慢性病判断不一致。二是由于医学常识的普及，常人对于这样相对简单明显的判断题基本可以给出较为科学的答案，事实上许多发现前面所述不一致性的研究都是针对受教育水平较低、经济发展较为落后的群体或地区开展的③，这也证明了医学常识普及教育对常人有关急慢性病判断的影响。另外，病理生理方面指常人对于疾病所带来的机体变化如何给出生物医学的解释。常人疾病观针对这一方面的研究尚需进一步开展，这可能是由于这一问题本身太过专业，常人很难作答，故相关研究还较少。因此这两方面问题，未来研究值得关注。

（二）常人疾病观的研究方法

常人疾病观的研究资料主要基于研究对象的自我报告，通过自编问卷和访谈的形式要求患方报告关于所患疾病的观念。例如，有研究为了测量自闭症常人观和强迫症常人观，采用了自制封闭式问卷收集数据，该问卷主要包含病因与疗法和相关知识两个部分，通过统计分析，研究发现常人认为自闭症病因为生物因素，而强迫症为心理因素。一项关于老年痴呆症常人观性别差异的研究，该研究采用的方法是电话调查，主要有6个封闭式问题，分别测量常人对于老年痴呆症的认识、易患病性判断、焦虑、恐惧、相关知识和

---

① AKINLUA J T, MEAKIN R, FADAHUNSI P, FREEMANTLE N. Beliefs of health care providers, lay health care providers and lay persons in Nigeria regarding hypertension [J]. PLOS ONE, 2016, 11 (5): e0154287.
② HALM E A, MORA P, LEVENTHAL H. No symptoms, no asthma: the acute episodic disease belief is associated with poor self-management among inner-city adults with persistent asthma [J]. Chest, 2006, 129 (3): 573-580.
③ MOORLEY C R, CAHILL S, CORCORAN N T. Life after stroke: Coping mechanisms among african caribbean women [J]. Health and Social Care in the Community, 2016, 24 (6): 769-778.

熟悉度。① 有关中风病因的常人观，有研究采用了半结构化深度访谈法搜集数据，并运用解释现象学分析方法（interpretative phenomenological analysis）对数据进行解构，最终筛选出两项常人认为的中风病因：生活方式和超自然因素。②

随着常人疾病观研究的深入，研究者开始考虑建构通用的测量工具。相对常人疾病观研究的数量来说，能被广泛接受的量表还很少。其中最为典型的通用式常人疾病观测量工具是疾病感知问卷（illness perception questionnaire）。它以利文撒尔等创立的疾病自我调节理论为基础，于1996年编制第一版，2002年对其进行修订，形成了疾病感知问卷修订版（illness perception questionnaire-revised）。③ 修订版问卷包括三个部分，共70个条目：第一部分测量维度是病症识别（identity），包含疼痛、恶心、气短等14项基本症状，被访者选择自认为与被研究疾病相关的症状条目，累计形成病症感知分数，分数越高表明感知的症状越多；第二部分共38个条目，分为七个维度，病程（急慢性）、周期性、后果、个人控制、治疗控制、疾病一致性及情感陈述；第三部分为病因维度，共18个条目，但各条目间彼此独立，不做累加记分。2006年，研究者简化问卷条目，形成了包括九个维度，每个维度1个条目的疾病感知问卷简易版（brief illness perception questionnaire）。疾病感知问卷实质上是通过结构性问卷法搜集患方对于疾病观的自我报告，问卷所涉维度涵盖了上述对于常人疾病观研究的主要方面，即常人如何判断病因（病因维度），如何选择疗法（个人控制、治疗控制维度），如何建构疾病的意义（后果、情感陈述维度）。从问卷所包含的具体条目来看，该问卷并非只测量常人对于生物医学因素的判断，而是结合常人观研究成果，将心理、情绪、社会等因素加入。例如，后果维度某些条目为"我的病给我的生活带来严重后果""我的病会严重影响到别人对我的看法"；情感陈述维度有些条目为"得这种病让我很焦虑""我的病让我感到害怕"；病因维度某些条目为"压力或烦恼""家庭问题"。此外，在大的框架下，该问卷允许研究者根据不同疾病特点调整具体条目，形成更有针对性的测量问卷，测量不同疾病的常人观。该系列问卷问世后，已被译成法语、德语、意大利语、

---

① WERNER P, GOLDBERG S, MANDEL S, et al. Gender differences in lay persons' beliefs and knowledge about Alzheimer's disease (AD): a national representative study of israeli adults [J]. Archives of Gerontology and Geriatrics, 2013, 56 (2): 400-404.
② MOORLEY C R, CAHILL S, CORCORAR N T. Life after stroke: coping mechanisms among african caribbean women [J]. Health and Social Care in the Community, 2016, 24 (6): 769-778.
③ MOSS-MORRIS R, WEINMAN J, PETRIE K, et al. The revised illness perception questionnaire (IPQ-R) [J]. Psychology Health, 2002, 17 (1): 1-16.

西班牙语、中文等多种版本，广泛用于各种急慢性病的研究，具有良好的信效度。①

当然，由于人们对不同类型疾病的具体感受与理解存在明显不同，更多的研究都只针对某一类型的疾病构建特定的常人观测量工具。例如，2005年研究者在疾病感知问卷修订版基础上，调整部分条目，形成了精神分裂症感知问卷（illness perception questionnaire for schizophrenia），用于专门测量有关精神分裂症常人观。② 该问卷后部分经研究设计检验，具有较好的心理测量学特性。③ 为测量常人失眠理论，有研究开发了自我失眠归因问卷（causal attributions of my insomnia questionnaire）。④ 该问卷包含六个问题，每个问题选12个可能导致失眠的因素，采用Likert7级评分，测量常人对自我和他人失眠的归因。该研究自我汇报问卷具有较好的信效度，但这一结论仍需其他研究证实。2017年开发了精神疾病归因问卷（mental illness attribution questionnaire），该量表从超自然力量（supernatural forces）、社会压力、生活方式、健康、药物使用（substance use）、遗传和个人缺陷（personal weakness）这七个维度测量常人对于精神疾病的归因，经检验具有良好的信效度。⑤

上述特定常人疾病观测量工具多在西方背景下得出，是否适用于中国或其他非西方文化还有待验证。对常人疾病观这一受本土疾病观、身体观、价值观等文化价值因素影响的概念来说，简单地移植某一文化下的测量工具往往会造成信效度的缺失或变异，因此开发具有本土契合性的测量工具仍是未来研究的重点之一。

---

① GÜLER S K, GÜLER S, ÇOKAL B G, et al. Validation of the Revised Illness Perception Questionnaire in Turkish epilepsy patients and the effects of earthquake experience on perception of disease [J]. Neuropsychiatric Disease and Treatment, 2017 (13): 551-556.
② LOBBAN F, BARROWCLOUGH C, JONES S. Assessing cognitive representations of mental health problems. II. The illness perception questionnaire for schizophrenia [J]. British Journal of Clinical Psychology, 2005, 44 (2): 147-162.
③ SHOKRGOZAR S, SOLEIMANI R S, ABDOLLAHI E, et al. An investigation of the psychometric properties of illness perception questionnaire for schizophrenia (IPQS) in iran [J]. Neuroquantology, 2017, 15 (3): 80-88.
④ HARVEY A G, SOEHNER A, LOMBROZO T, et al. "Folk theories" about the causes of insomnia [J]. Cognitive Therapy and Research, 2013, 37 (5): 1048-1057.
⑤ KNETTEL B A. Attribution through the layperson's lens: development and preliminary validation of an inclusive, international measure of beliefs about the causes of mental illness [J]. Journal of Personality Assessment, 2017.

### 三、常人疾病观对医患关系的影响

常人疾病观对医患关系的影响主要通过它对医患沟通质量和医学治疗效果的影响而达成。其中，医患沟通也有狭义与广义之分。狭义的医患沟通是指医务工作者在日常诊疗过程中与患方的沟通，主要以医疗服务的方式进行；广义的医患沟通则泛指医务工作者和医疗卫生从业人员以非诊疗服务的方式与社会各界就医疗卫生和健康服务的法律法规、政策制度、伦理道德、服务规范等内容进行的沟通。① 目前，多数常人疾病观研究都是在狭义层面上探讨其对医患沟通的影响。在这一层面，"较低的满意度，对医生较低的信任感和尊敬程度，诊疗和恢复过程中的负性情绪体验等，都可作为医患沟通出现障碍的反映指标"②。普通患者所持的一系列与疾病相关的朴素信念，会通过是否遵从医嘱，是否信任医方，是否对医疗服务满意等方式影响治疗过程与结果，从而影响到医患沟通的质量与医患关系的和谐。

由于患方所持的常人疾病观与科学医学观的不一致性，它很容易影响医患沟通的满意度，降低患方对医方的信任。有研究认为专业人士和常人在某一领域知识方面的差异不仅体现在其内容与广度上，专业人士在学习专业知识的过程中对所学领域的认知会整体重构，形成高度整合的知识体系和思维方式，而这种用于解决专业问题的体系和方式恰恰被证明会成为专家与常人沟通的障碍。③ 这一结论也被多项常人疾病观研究证明。对54名风湿病患者的研究发现，他们通常从生活环境中寻找致病因素并判断疾病严重程度，而并非从生物医学角度解释发病与病情程度。④ 由于这种差异，患者表现出对就诊过程的各种不满意，比如，超过一半的被试抱怨就诊过程过于仓促，医生并没有耐心听取病人对自身疾病的叙述，担心医生并没有真正了解自己的病情，认为医生过于冷静客观等；超过三分之一的被试不能接受就诊中所要求进行的全面身体检查，因为他们认为关节炎只是某关节部位的病症，完全没有必要进行全身检查，这是

---

① 王锦帆，尹梅. 医患沟通 [M]. 北京：人民卫生出版社，2013：1.
② 王丹旸，朱冬青. 医患沟通障碍的心理解析：信息交换视角 [J]. 心理科学进展，2015，23（12）：2129-2141.
③ BROMME R, JUCKS R. Discourse and expertise-the challenge of mutual understanding between experts and laypeople [M] // In SCHOBER M F, RAPP D N, BRITT M A. The routledge handbook of discourse processes. New York：Routledge，2018：222-246.
④ DONOVAN J. Patient education and the consultation：The importance of lay beliefs [J]. Annals of the Rheumatic Diseases，1991，50（Suppl，3）：418-421.

一种经济浪费。对美国移民的研究发现，患者普遍表示医生简单粗暴地拒绝他们所信任的一些替代疗法（alternative treatments），感到"不受尊重"，甚至觉得医生是"受制药商的影响而强销抗生素"[1]。相反，当医生能认可患方所推崇的一些替代疗法时，患方常感到"耳目一新（refreshing）"。此外，通过对2000—2005年在美国发表的11篇有关高血压常人观的质性研究进行元分析还发现，医患双方就高血压这一病症，在症状感知和疗法选择两方面存在尤其明显的差异，而且这种差异会降低患方对医嘱的依从性并进而导致医患之间的不信任；此研究还进一步发现，如果医方试图简单地对病人进行生物医学知识灌输，以纠正其已有的常人观，还会加剧这种不信任。此后，另有一篇元分析文献发现，对高血压治疗的不依从性与患者自身对高血压之所以产生的因果解释有关，且这种解释多与其文化背景相关。要提升依从性，就需要去了解患者自身的疾病观、症状体验及其对药物副作用的担心，而不仅仅是提供基于生物医学观念的沟通。[2]

患者对医嘱的理解程度和医患双方对疾病风险的认知差异，也是影响医患沟通质量的重要因素。[3] 个体在沟通中并非信息的被动接受者，而是主动加工者[4]，常人对医患沟通过程中医生传达的信息也并非百分百理解，而是放到自身常人疾病观的框架中进行加工。当常人疾病观与科学医学理论相一致时，医方所传递的信息就能得到较好的理解，反之则不然。研究常人高血压归因方式对其药物疗法有效性判断的影响，结果发现当实验启动被试与科学医学理论不一致的常人疾病观时，医患信任度较低的被试对药物治疗有效性的认可明显低于医患信任度高的被试，从而影响其对医嘱的遵守程度。研究者梳理了13项利用疾病感知问卷及其修订版进行的有关精神疾病常人观的研究，发现常人疾病观与患方就医行为和对医嘱的依从性有很大关系，当患方认为自己的疾病可控可

---

[1] NÁPOLES-SPRINGER A M, SANTOYO J, HOUSTON K, et al. Patients' perceptions of cultural factors affecting the quality of their medical encounters [J]. Health Expectations, 2005, 8 (1): 4-17.
[2] MAARSHALL I J, WOLFE C D, MCKEVITT C. Lay perspectives on hypertension and drug adherence: Systematic review of qualitative research [J]. BMJ, 2012, 345: e3953.
[3] GRIGORESCU E-D, LāCāTUşU C M, BOTNARIU G E, et al. Communication as a key issue in the care of diabetes mellitus [J]. Romanian Journal of Diabetes Nutrition & Metabolic Diseases, 2015, 22 (3): 305-310.
[4] JIANG S. Pathway linking patient-centered communication to emotional well-being: Taking into account patient satisfaction and emotion management [J]. Journal of Health Communication, 2017, 22 (3): 234-242.

治时，其会表现出更大的依从性和更积极的配合态度。① 此外，对尼日利亚民众高血压常人观的研究也发现，常人视角下的高血压病因与疗法会影响患者对医嘱的遵守程度。针对其他类型疾病的研究也得到了类似的结论。

有关病人自述就医体验的研究也间接反映了常人疾病观对治疗效果的影响。病人自述就医体验（patient report experience）是指研究者通过问卷、调查等方式搜集到的患者对于就医过程中医患沟通、医治及时性、用药解释、就医环境等方面满意度的数据，它多被用来作为反映医疗护理质量的一个指标。由于病人自述的就医体验实际上是患方基于自身对于疾病和就诊的观念或期待而对医方服务做出的评价，因此它在一定程度上体现了患方常人疾病观与科学医学理论之间的差异，其对治疗结果的影响也可间接反映患方常人疾病观对其健康恢复状况的影响。尽管此方面研究结论不尽相同，但已有研究表明患方就医体验与因病死亡率负相关。有研究对美国171所医院在2011—2012年度病人HCAHPS（hospital consumer assessment of healthcare providers and systems，患方对医护人员及医疗系统的评估）满意度调查数据、治疗结果数据等进行了搜集和分析，结果表明低因病死亡率始终与高患方满意度相关。对654名非情感性精神病人的研究也发现高满意度的患者无论是在他评治疗效果还是自评治疗效果方面评分都明显高于中、低满意度患者。② 一项对患方体验与治疗有效性的综述性研究也发现患方就医体验与治疗有效性正相关。③

此外，常人疾病观还会直接或间接影响患者的健康恢复情况，从而影响医患之间的合作关系。通过对涉及2300名患者的26项相关研究的元分析发现，当患者从常人角度认为的有效疗法与医生对其采取的疗法相一致时，其病情更可能好转而且不易放弃治疗。另外两项关于抑郁症患者的常人疗法倾向对治疗结果影响的研究也证实，当患者自我倾向的疗法和医生实际施与的疗法不一致时，病人病情较少得到减轻，抑郁症状更加严重，产生更大的身

---

① BAINES T, WITTKOWSKI A. A systematic review of the literature exploring illness perceptions in mental health utilising the self-regulation model [J]. Journal of Clinical Psychology in Medical Settings, 2013, 20 (3): 263-274.
② VERMEULEN J M, SCHIRMBECK N F, VAN TRICHT M J, et al. Satisfaction of psychotic patients with care and its value to predict outcomes [J]. European Psychiatry the Journal of the Association of European Psychiatrists, 2018, 47: 60-66.
③ DOYLE C, LENNOX L, BELL D. A systematic review of evidence on the links between patient experience and clinical safety and effectiveness [J]. BMJ Open, 2013, 3 (1): 57-60.

心消耗，造成较差的医患合作。① 同时，常人疾病观还可以通过患方信任、依从性等中介变量，对患者恢复状况产生间接影响。研究表明患方信任与治疗效果及患方健康生活质量呈正相关关系。通过对中国台湾地区 614 名 II 型糖尿病患者历时一年的纵向分析发现，患方信任对患者血糖控制和身体健康状况具有促进作用。对美国糖尿病患者的研究也证实了这一结果。② 另外，还有一些研究发现患方信任可通过依从性、自我效能或患方对疗效的期待等中介变量对治疗效果产生影响。

但是，目前有关常人疾病观对医患关系影响研究的重点仍在于其对个体疾病应对策略或治疗效果的影响，至于两者之间的影响路径和作用机制，以及医患关系或沟通是否会反过来影响常人疾病观，还较少得到关注，值得进一步探究。

**四、总结与展望**

医患关系中的患方作为非专业医务工作者，其所持有的常人疾病观，直接影响他们对于疾病的判断、治疗方案的选择以及后续的就医行为。患方在就医时如同"朴素的医务工作者"，带着自己一套复杂的常人疾病观与医方进行交流。若后者的诊断与治疗决定不能与之相符，则容易造成医患沟通的障碍，进而影响治疗质量与医患关系。显然，并非所有的常人疾病观都与主流医学相符，有些常人疾病观甚至可能是缺乏科学依据，无助于病情恢复的。但是，由于现代医学知识体系的高度专业性，使得普通人已无法掌握与专业医务工作者同等的医学知识，常人观与"科学观"之间的差距甚至矛盾，将是当代社会与当代医学一个近乎永恒的主题。在这一大背景下，准确地掌握患方的常人疾病观，了解其与科学医学观之间的异同，对于实行更为精准的治疗措施并确保干预效果具有重要的实际意义。立足中国的医学文化与医疗制度来研究中国人的常人疾病观，并探讨其对医患关系的影响作用与社会心理机制，进而提出改善当下中国医患关系紧张现状的干预建议，是一个可行的研究方向。以下试从三个方面提出这一方向未来研究的方法论路径。

---

① KWAN B M, DIMIDJIAN S, RIZVI S L. Treatment preference, engagement, and clinical improvement in pharmacotherapy versus psychotherapy for depression [J]. Behaviour Research and Therapy, 2010, 48 (8): 799-804.
② FERNANDEZ A, SELIGMAN H, QUAN J, et al. Associations between aspects of culturally competent care and clinical outcomes among patients with diabetes [J]. Medical Care, 2012, 50 (9 Suppl, 2): S74-S79.

第一，综合医学心理学、医学社会学和医学人类学的视角与相关成果，对中国人一般性的常人疾病观，以及具体疾病的常人疾病观进行综合性的调查，并开发具有中国本土特色的常人疾病观测量工具与研究方法。常人疾病观受本土文化影响至深，谈论常人疾病观的过程，实际上就是挖掘本土文化下的身体观、疾病观、诊疗观的过程。因此，在任何文化下开展常人疾病观的研究，必须结合当地文化进行。尤其是近代以来的中国社会，长期处于以中医为代表的中国传统医学理念与现代医学理念交织震荡、"共存而不共融"的局面[①]，这使得当下中国人的常人疾病观具有"中西医糅合"的独有特征："现代的中国人虽然通过学校教育和大众传媒的传播，接受了诸多西式的生理学知识和医学名词，但这并不妨碍他们同样通过大众传媒和日常生活经验，潜移默化间传承了许多传统的思想观念，并以混合杂糅的方式看待自己的身体和疾病。"[②] 这更增加了当下中国人常人疾病观的复杂性，不能简单地借用西方的工具与方法进行研究。在某种程度上，常人疾病观研究更应突出的是其文化独特性而非通用性，不必过分追求国际化的跨文化比较而丧失自身的独有特征。在这方面，社会心理学的研究可从医学社会学、医学人类学的研究方式与研究主题中汲取经验与启发。

第二，以前述对常人疾病观的调查为基础，进一步探析常人疾病观对医患沟通的社会心理机制与作用路径。患者自身信念对就医行为与满意度的影响，并不是最近研究才关注的主题，但此类研究多只将其作为"背景因素"之一，泛泛而谈地讨论其对医患沟通的影响，或是局限于某些特殊的个案介绍和经验式总结，更为深入细致、可以导出因果关系的研究还不多见。这部分研究应结合现场实验的方式，在不同科室和治疗情境下，结合社会信任理论、风险认知理论等相关领域的研究成果，探索常人疾病观对医患沟通和医患关系的影响过程。尤其是对慢性病、精神疾病等对护理照料需求较高，治疗过程中体验性因素（如医务人员的诊疗服务态度、就医过程的便捷性等）对医患关系影响较大的科室或疾病类型，需要重视常人疾病观对医患沟通质量和医患信任的影响。待相关机制明确后，再进一步向医疗机构提出硬件环境改造、就诊流程优化、沟通模式改善等针对性的干预措施并验证其成效。

第三，在前述研究基础上，进一步反思当代生物医学治疗模式的优劣处，

---

① 吕小康，汪新建. 因果判定与躯体化：精神病学标准化的医学社会学反思［J］. 社会学研究，2013，28（3）：29-46.

② 吕小康，汪新建. 意象思维与躯体化症状：疾病表达的文化心理学途径［J］. 心理学报，2012，44（2）：276-284.

反思当下医学教育、医学知识普及和医院管理模式中存在的不足，并探索弥合科学医学观与常人医学观之裂缝的有效途径。常人疾病观的成分复杂多元，常常会有一些误导性、伪科学的信念，还可能与宗教信仰或民间信仰高度相关，尤其当患者出现"因病致贫、因病返贫""因病信教"的情况时，部分个体可能产生极端化的信念，从而助长反社会倾向，成为引发医患冲突的潜在风险因素。[①] 如何通过教育、媒体、社会活动等手段操控常人疾病观，引导其向健康科学的方向发展，从而减少其与科学医学理论的差异，努力提升患者的现代医学常识水平，使患者的就医期待处于合理的水平，是从社会文化层面改善医患关系的一个长远路径。这实质上是广义上的患者教育和医学科普的过程，这种教育和普及不能局限于医疗机构场景，而需要深入教育机构、社区和社会生活的各个层面，对大众进行疾病预防、科学用药、理性就诊等方面的宣传教育，将患者教育的阵线前移，并充分发挥网络时代新媒体和新传播方式的作用[②]，进一步探索平易近人、效果突出的科学医学知识传播途径。

（本节内容曾发表于《心理科学进展》2019年第4期，收录本辑时稍做调整）

## 第六节　交换资源信息对医患信任与决策的影响

### 一、引言

当人们的机体出现有碍于日常生活的不舒服状态时，人们往往通过主观感知这些异常表现，从经验中寻求多种应对方式，比如，认定这些异常微不足道可以忽略，或者静待机体发挥自愈功能，或者自行选择医药予以处置。当然，寻求专业人士的诊治是主要策略。伴随现代医学知识体系和诊疗体制的不断完善，医院与医生更是人们首要选择的专业机构和人士。然而，面对当前医患问题见诸报端，医患关系很难被赋予和谐良好的积极描述。上述方式均是人们用

---

① 周浪，孙秋云．因病信教农民的宗教心理及其演变：试论把握"信念"概念对理解中国农村宗教实践的启示［J］．社会，2017，37（4）：1-31．
② 蔡博宇，徐志杰．微信公众平台上阅读医学科普文章行为的调查［J］．中国公共卫生管理，2016，32（6）：783-787．

于解决身体异常的常规模式，却可能蕴含着探究当前问题根源的切入点。比如，为什么选择就医不是人们的唯一应对方式？为什么不是所有人都选择就医这同一种应对方式？

依据社会交换理论的解释，人们通过交换资源以满足各自的需要。那么，当人们的身体健康受到威胁且自身缺乏有效资源时，迫切需要从他人手中换取所需之物以解决问题，对此，医生恰好是最佳的交换对象。结构复杂的人体形同一架高度精密的仪器，尽管当前的医学仍然无法完全解读其所有运转规律以及确保治疗手段的高效性，但在有限的知识和技术积累等现实面前，医院所聚集的医疗条件以及医生的专业知识理应成为所有人进行交换的资源。其实，"医患的求治互动过程是一个以信任为核心的过程：病人希望自己的痛苦得以治愈或缓解，而医生希望病人配合自己的诊断和治疗"①。换句话说，如果人们选择就医，实则为自己获得暂时性的患者角色，作为患者，就是信任医生提供的资源可以满足自己的需要，与此同时，医生也信任患者愿意接受这些资源。因此，一旦人们选择就医，就是选择信任医院和医生。可见，从众多应对身体不适的方式中，人们是否选择就医，是个体的自由，对个体而言，这就是在相信与不相信之间做抉择，属于决策问题。那么，基于社会交换理论对风险与信任的分析，关注医患间的资源交换过程如何影响个体的决策，可以成为探究医患信任问题的载体与表征。

### 二、行为决策对医患信任的解释

"决策可理解为从多个选项中选择一个选项的过程，是人类高级的心理活动。"② 每一种选择都意味着一种结果，如果不同的选择所导致的结果之间存在差异，则人们必须面对结果的不确定性，亦必然通过比较结果以完成选择，当人们获得每种结果的发生概率信息时，对每种选项进行权衡后所做出的决定，被称为"风险决策"③。不同医疗方案的选择就是典型的风险决策。广义上说，每种应对身体异常的方式都可视为一个医疗方案，每个方案结果所涉及的维度包括身体恢复状态（比如，痊愈与否、痊愈速度等），还有日常生活状态的变化

---

① 吕小康，张慧娟. 医患社会心态测量的路径，维度与指标 [J]. 南京师大学报（社会科学版），2017（2）：105-111.
② 李纾，陈俊芳，杨舒雯，等. 信上帝还是不信上帝：分析式和启发式决策的解释 [J]. 自然辩证法通讯，2018（10）：23-31.
③ KAHNEMAN D, TVERSKY A. Prospect theory: An analysis of decision underrisk [J]. Econometrica, 1979（47）: 263-291.

（比如，恢复正常生活与否，阻碍正常生活的程度等），将直接影响人们的选择。不仅如此，任何一个医疗方案都意味着人们可能需要付出一定的资源以换取医疗服务与医学知识，不管资源数量的多与少，还是资源种类的单一与多样，不同程度的资源付出必然是每个医疗方案结果的组成方面，又可能改变这些结果的发生概率。加之当前医学水平有限，导致各类医疗方案所提供的结果概率仍有变动的可能性，而这些结果以生命质量为核心内容，即使威胁生命的结果发生概率很低，任何人也都难以接受。因此，人们仅仅是选择就医与否，理论上就已经面临了一个复杂的风险决策。但是，由于医疗决策涉及生命这一独特的物质，若一种决策结果得以包含其健康的状态，所被赋予的价值应远高于其他结果，即使这种结果的发生概率相当低，也极有可能成为最佳选择，而且从理性角度来讲，医疗机构和医生所拥有的资源得以提升这种决策结果发生概率的可能性最高。对此，人们无论碰到何种身体异常状态，最佳的应对方式就是选择就医。

按照期望价值（expected value，EV）理论对人们进行决策时的假设，人们首先计算各个选项的期望价值，从中选择价值最大的选项，即代表随机事件 i 发生的概率，代表该事情产生的结果。如果根据期望价值理论表征人们面对身体异常时是否选择相信医生，可能结果如表3-19所示。

表3-19　医疗资源的不同作用下就医的可能结果

| 选项 | 医疗资源的作用 ||
|---|---|---|
| | 解决身体异常 | 无法解决身体异常 |
| 选择就医 | 恢复身体健康 | 赔了夫人又折兵 |
| 不选择就医 | 错失治愈机会 | 听天由命 |

假设这些结果可以被赋予不同的价值，比如，恢复身体健康赋予最大的值为100，赔了夫人又折兵赋予最小的值为-100，而听天由命赋值为0，错失治愈机会赋值为-50。另外，进一步假设当人们无法获知医疗资源的有效信息时，医疗资源治愈身体与否的概率分别为0.5，那么，可以计算出选择就医选项的期望价值是0，而不选择就医的期望价值是-50，显然，选择就医的选项价值更大。但是，在这样的赋值情况下，若医疗资源得以解决身体异常的概率低于0.4，不选择就医即成为值得的选项。

因此，当人们对自己生命价值的赋值存在多样性，或者对不同疾病状态下的身体恢复与否出现赋值变化,加之适用于不同疾病的医疗资源作用也难以保持特定的概率,选择就医与不选择就医都可能成为最值得的选项。比如,人们面对常见的感冒症状时,往往选择自行购买药物或任由身体自愈,不仅是因为"吃药也是7天好,不吃药也是7天好"的生活经验,也是因为医生所提供医疗资源的作用同样是缓解症状,发挥身体自愈功能,甚至医生也会建议人们在这种情况下不必选择就医。可见,人们得以理性计算各种结果及其发生概率,不选择就医也会成为更值得的选项。只是在这样理性选择的过程中,人们对医疗资源作用的结果判断至关重要,直接影响人们是否选择相信医生及其所提供的资源。在人们权衡医疗资源作用的过程中,正如诺依曼(Neumann)和摩根斯坦(Morgenstern)[1] 早已提出用期望效用(expected utility,EU)替代期望价值(EV),不能忽视人们心理感觉和客观事实的偏差,人们对医疗资源作用结果的主观效用乘以概率后,将使人们倾向选择期望效用较大的选项。

然而现实中,人们应对身体异常状态的选择方案多样化,仅通过理性计算各种结果及其发生概率,不足以解释人们对于医疗方案的决策现状,尤其是推理或决策过程中出现理性和偏差共存的现象。对于风险决策,秉承"期望最大化"假设的研究者不断修正理论公式,以解释风险和不确定条件下的决策行为,也有一些行为决策的研究者相继提出了双系统模型,尽管对两个系统的属性与功能存在一些分歧,但是从加工速度、心理资源的运用程度、意识参与等方面达成了一定共识,沿用埃文斯(Evans)于1975年最早提出的分析式系统(analytic system)和启发式系统(heuristic system)分类界定,前者主要基于理性,加工速度缓慢,受限于信息容量,占用较多的心理资源;后者更依赖直觉,占用较少或者无须占用心理资源,完成快速且务实的无意识加工过程。[2] 当人们运用启发式系统进行风险决策时,较难言语化具体的加工过程,仅能意识到加工结果,容易导致认知偏差,但这往往是人们决策时的常态。根据西蒙(Simon)[3]提出的有限理性(bounded rationality)假设,个体进行决策时受到计算能力、时间等因素的限制。具体的模型假设普遍存在"遵循非补偿性(non-compensatory)和基于维度(attribute-based)的决策规则,即个体只依据有限的维度,通过对

---

[1] VON NEUMANN J, MORGENSTERN O. Theory of games and economic behavior [M]. Princeton, NJ, US: Princeton University Press, 1947: 15-30.
[2] EVANS J S. Dual-processing accounts of reasoning, judgment, and social cognition [J]. Annual Review of Psychology, 2008, 59 (1): 255-278.
[3] 赫伯特西蒙. 管理行为——管理组织决策过程的研究 [M]. 杨砾, 韩春立, 徐立, 译. 北京: 北京经济学院出版社, 1988: 78-82.

不同维度进行比较进而做出决策,如风险决策的占优启发式模型(priority heuristic)、齐当别模型(equate-to-differentiate model)等"。

对于医疗决策中的非理性现象,布卢门塔尔巴比(Blumenthalbarby)和克里格(Krieger)[①]选取 Ovid Medline,PsycINFO 和 CINAHL 三个数据库 1980—2013 年期间 213 篇医疗决策主题文章,共发现 19 种认知偏差和启发式决策的表现,其中,收益—损失框架效应(loss/gain framing effect)、相对风险偏见(relative risk bias)、忽略偏见(omission bias)、首因与近因效应(order effects:primacy/recency)、从众效应(bandwagon effect)的验证频次分别居于前五位。比如,在这些具体的研究中,受收益—损失框架效应的影响,拒绝疫苗接种的后果描述将增强人们为孩子接种麻疹、腮腺炎、风疹综合疫苗的意愿;不良后果的描述更加促进人们接受筛检等检查行为的发生,死亡率等负面阐述医疗信息可将决策偏差降至最小;阐述积极效果的描述更加促进人们采取有益于身体健康的预防行为,而引导人们分别对不良后果或积极效果发生时的设想,以劝说人们接受结直肠癌的筛查行为为例,积极效果的描述同样增强人们的筛查意愿,使得不良后果的损失框架效应作用被减弱。还有,受相对风险偏见的影响,人们倾向于选择陈述相对偏向于描述治疗效果的治疗方案,而单纯描述方案疗效的同等治疗方案则较少被人们选择。受忽略偏见的影响,人们宁可选择不接种疫苗,将潜在疾病的发生归因于命运,也不愿意面对因接种疫苗而带来的副作用结果。

这些研究从特定的疾病或者医疗内容揭示人们选择医疗方案的非理性特征,无论其局限性和普适性程度如何,均说明一个最基本的问题,即非理性策略可能是人们选择医疗方案的普遍表现。人们利用这些简洁且实用的策略得以满足生存需要,以至最好的决策未必需要大量信息积累便可以形成,甚至一些启发式策略在准确预测决策结果方面的表现并不亚于甚至高于复杂的策略。齐当别模型假设人们借助表征系统,将风险状态下的各选项在最好或最坏的可能结果维度中进行比较,若某一维度上结果的差别较小,则被齐同别不予考虑,另一维度上差别较大的结果可能被作为决策的依据。在医疗环境中,普遍缺乏专业医学知识的人们,面对烦琐复杂的医疗方案,总是希望获得最佳方案以恢复健康。但是,若面对医疗方案 A 肯定能保持特定年数的生命,医疗方案 B 将有机

---

[①] BLUMENTHALBARBY J S, KRIEGER H. Cognitive biases and heuristics in medical decision making: a critical review using a systematic search strategy [J]. Medical Decision Making, 2015, 35 (4): 539-557.

会彻底痊愈或者难以保住性命,根据齐当别模型假设,特定年数分别与有机会彻底痊愈、难以保住性命进行差别比较,年数较低时,患者可能认为与有机会彻底痊愈的差异较大而倾向于选择方案 B;年数较高时,患者则可能认为与难以保住性命的差异较大而倾向于选择方案 A。在这样的决策过程中,方案 B 传递出医生可以完全治愈疾病的信息,患者选择该方案,实则已经明确这种资源交换必然存在风险,却愿意通过信任医生以期待风险被排除,而方案 A 的风险相对偏低,患者则无须对医生产生过多的信任以保障资源交换顺利进行。与此同时,人们的就医经验、经济水平等个体特征,以及对治疗成功率、愈后情况、医疗消费等主观倾向这些因素,都可能是人们表征医疗选项的维度,从差异较大的维度中选择最好的结果,形成多样化的决策。

可见,无论采取何种决策模式,均涉及医患双方对医疗资源的价值及其交换结果的预期与判断。因此,医疗资源信息影响医患双方完成决策,包括医方如何判断患方对医疗资源信息的主观认知和期待,患方需要获取何种医疗资源信息,均是实现资源交换的关键。最终,无论是患方听取医方的医疗方案建议,还是医方尊重患方的选择,或者双方共同完成决策,一旦资源交换过程或结果出现不利于身体痊愈的情形,即使医患双方坦然接受现实,但是否因此质疑最初的策略选择有误,进而反思一切与医疗资源相关的信息及加工过程存在可以调整的地方均可能影响医患双方对彼此的信任。

社会交换理论认为,"风险存在于任何交换过程之中,交换主体为了获得所需资源,会采取多种策略避免风险干扰交换过程或影响自身利益,当某些风险仍然无法排除时,必须向对方证明自己值得信赖,只有这样,对方才可能不受风险干扰,决定提供资源完成交换过程"[1]。医患双方互动过程中随时涉及交换资源的评估,受制于多种因素影响才能做出决策以完成交换,这些资源的情况不仅直接影响决策方案的结果,还是医患双方展示自己值得被信任的载体。当人们面对身体不适而选择应对方式时,无法理性的一律选择就医策略,主要基于两个客观事实:其一,当前的医学水平难以保证所有病症的彻底痊愈,即任何医疗方案都存在生命依然受到威胁的结果;其二,一些非就医途径获得的资源可能存在治愈疾病的结果,即使这些资源的本质仍然属于医学知识及治疗范畴,人们也难以探究其医学原理,无法由此肯定医疗机构和专业人士可以提供相应乃至更有价值的医疗资源。于是,人们面临疾病所进行的决策烦琐复杂,

---

[1] 程婕婷. 医患互动中的资源交换风险与信任 [J]. 中国社会心理学评论, 2017 (2): 93-105.

不仅因为决策过程本身的复杂规律尚未厘清，更是因为人们难以获取资源的价值信息，无法应用有限的理性完成合理的决策。

### 三、医患行为决策的交换资源信息基础

在医疗决策过程中，用于交换的资源恰好与医院、医生、患者等各交换主体的自身特质息息相关，双方所持有的资源价值就等同于自己值得被信任的程度。一直以来，任何疾病的个别性特征导致医患双方较难针对当前的医疗过程展示自己所持有的资源，只能通过其他途径间接提供交换资源的质量信息。

这些资源直接影响医患双方的医疗决策过程，一方面，医患双方若通过分析式决策以权衡所有医疗方案及其结果概率，基于双方对各自所拥有资源的主观判断，将直接影响彼此对医疗方案结果发生概率的预测。比如，若排除身体特质差异等非医学资源因素的影响，任何病症的治愈率、治疗手段的成功率等信息均来自概率统计，可供所有医患双方参考以权衡各医疗方案的结果。但是，医疗机构和医务工作者所提供的医疗资源可能改变这些结果的发生概率，高质量的医疗资源存在提升疾病治愈率的可能性，反之，低质量的医疗资源存在降低治愈率的可能性，乃至一些医疗资源根本无法诊治特定疾病。现实中，我国已经建立了分级诊疗制度，旨在由不同级别的医疗机构承担轻重缓急、治疗难易程度有差别的不同疾病，但是，一些省市的高级别医院仍然比低级别的医院承担更多的医疗任务，基层医疗机构水平无法满足居民医疗需求，各级医院也随时进行初诊、双向转诊等医疗方案的调整。因此，医疗资源的质量是医患双方权衡医疗方案结果不可忽视的因素。

另一方面，有限理性假设人们以既不是非理性又不是纯理性的方式进行决策，许多研究证实这种有限理性足以令人们在现实环境中做出合理判断和决策。一系列快速节俭启发式（fast-and-frugal heuristics）的决策令人们依靠再认、允许做出决策的第一条线索或理由，或者依次选择最高效度的线索等方式比较各方案。在人们的诸多医疗行为中，选择熟悉或权威的医疗机构或医务工作者，普通感冒等常见病症倾向于自行选择药物治疗，愿意听取医务领域的熟人意见，依据典型病症提供医疗方案等，亦能有效满足医患需求而治愈疾病。其中，仍然无法忽略医疗资源质量所发挥的作用，即使医患双方可能未从意识层面进行信息加工，但其作为所有医疗方案的核心线索，与最终的疾病治愈结果是否符合预期存在高度相关关系。"即使看医生，疾病也不见好转""根据经验自行吃药，也能缓解病症""无法确定病因时，医学专家的诊断结果与一般医生无异""一般病症在各级别医院均能获得治愈""患方认定医方只要尽职尽责就能治愈

疾病",这些认知判断在一定程度上体现了医患双方的信任状态,也是人们依据医疗方案结果对决策线索的反思式判断,显示了医疗资源质量的主观认知与客观事实之间的差异。因此,人们运用启发式策略选择医疗方案时,医疗资源质量同样不容忽视,但研究者更应该关注人们在这个过程中的有限理性,比如,医疗资源的何种特质或维度易被医患双方再认成为影响决策的首条或效度较高的线索等方面。

在当前的医疗环境中,提升交换资源的透明度成为提供资源质量信息的重要途径。透明度(transparency)作为政治学、管理学、经济学、法学等诸多学科领域的研究内容,是保证公众获取某指定实体的结构与运转等信息的原则之一[1],所公布的信息经过公众接受者的理解和加工后具有应用价值。公众服务领域的信息透明度有助于增强公众对服务部门的信任。在我国,政府直接参与医疗卫生体制的建立与改革,医疗服务若一旦因为缺乏向患者提供其所需资源的有用信息,尤其是部分信息直接反映医疗资源质量,患者便较难从医方以及政府所公布的内容中获取有利于医疗方案决策的信息,若由此完成方案选择以进行资源交换,无论是所选方案的结果偏离预期情况,还是医患互动过程中出现资源交换的风险,医患信任状况均将逐渐受到影响。不仅如此,当前的信息途径多元化,患者缺乏有关医疗资源质量的信息时,媒体"往往会采取有偏好的立场选择和叙事框架,媒体中的医方形象多呈现出负面形象",即使大多数人们并不直接接触媒体所报道的具体机构或人物,也会基于群体的刻板印象、背景相似性等因素干扰,影响启发式决策的加工过程,可能改变对自身周围可交换医疗资源的认知与判断,进而导致主观认知与客观事实之间的偏差,为所选医疗方案未能达到预期治愈结果埋下质疑医疗资源质量的根源。

患方得以理解并运用医疗信息是体现医患交换资源透明度的关键。以父母选择子女接种疫苗为例,格兰仕(Glanz)等人发现父母在做出决策时,即使儿科医生已经完全获得家长的信任,但其所提供的疫苗信息仍然受到父母的怀疑。[2] 还有研究证明,父母较难信任官方公布的疫苗与疾病信息,认为这些信息回避了疫苗风险,却夸大了疾病的威胁。除了主治医生提供的疫苗信息之外,其他医务工作者、政府、家庭与朋友所提供的信息,同样能获得父母的信任,

---

[1] HEALD D. Transparency as an instrumental value [M] //HOOD C, HEALD D. Transparency: the key to better governance? Oxford: Oxford University Press, 2006: 23-45.
[2] GLANZ J M, WAGNER N M, NARWANEY K J, et al. A mixed methods study of parental vaccine decision making and parent-provider trust [J]. Academic Pediatrics, 2013, 13 (5): 481-488.

但信任度依次降低。作为患方的父母并不缺乏医疗资源的信息及获取途径，而主治医生的信息可以得到父母最高的信任度。不过，也有研究发现人们对医务工作者的信任度高于相关的政府人士，却并未更加信赖医生所给予的医疗决策，可见，信任医生与信任其所提供的信息并不能混为一谈。总体来看，患方迫切需要获得所要交换资源的信息，首先，是主治医生及医务工作者所提供具有较高效度的线索价值的信息；其次，才是政府等公共部门通过官方渠道发布的资源信息。但是，受制于医疗体制或机构规定以及患方的医学知识匮乏，患方难以提前获知这些信息，更无法判断这些方案与知识等资源符合自身需要的程度，导致患方最终只能以治疗结果衡量资源交换的利益得失，较难有效提前判断交换风险。

透明度的提升有助于减少患者对治疗过程不确定性的顾虑，提升患者的满意度、对医方的依赖、症状缓解和生理改善效果。以健康为主题的信息交流对人们的医疗决策具有劝说或潜移默化的作用，提升医学信息透明度和传播医学知识的方式也可以达到同样的效果。但是，透明度对人们医疗决策的有利影响如何得以实现并提升，当前尚未形成系统的研究。在医疗方案决策过程方面，与仅告知患方特定医疗方案的结果相比，医方若透露方案的选择理由与决策过程中的信息，患方更容易选择该医疗方案，但是，透露选择理由与决策过程信息对患方的决策影响并不显著。信息的证据式内容与展现形式等因素对人们的决策也会产生影响，依托大众传媒实现透明度时，影响健康决策的信息内容应包含11个要素。它们分别是解释治疗或预防手段的目标；明确信息的传播对象；阐明疾病原因或自愈可能性等病理学原理，以使新医疗方案或预防建议的发展基础得以被人们理解；提供疾病发生和死亡数量等流行病学数据，向人们传达基本的疾病风险信息；以绝对数据形式揭示方案的疗效（如风险的减少）和副作用（如风险的增加，假阳性），用于共享决策的实现；图解治疗效果，扩大信息的受众面；鉴于个人享用的公共资源有限，提供个体和公共部门用于卫生领域的费用信息；介绍治疗方案的替代手段；应用比较数据（如其他成熟的预防手段疗效，所有癌症的死亡数，其他常见疗法的费用）；公开不确定性和尚未明确的医学难题，如免疫作用的时效；说明利益冲突。沃尔什（Walsh）和西蒙内（Simonet）曾指出人们需要的健康信息与诸多政策、项目的内容息息相关，比如，医疗方案的制定和各类事物的优先设置规则、疾病的治疗手段与管理、健康服务的质量保障和提升、人力资源的管理、现有疾病的检查与控制、药物与疫苗等健康商品的购买与管理、接触有毒物质的规定、项目评估、调查研究等。①

医疗机构、政府、医学类组织、医务工作者等各主体若从上述方面实现医疗资源的透明度，在一定程度上，令患方得以在医疗互动行为发生之前完成初步的医疗方案选择。患方无论采取分析式决策还是启发式决策，均可丰富决策的线索来源并明确线索的价值，避免过于依赖一线医务工作者在具体的医疗方案实施前或过程中所提供的医疗资源信息。否则，医方证实自己值得被信任的资源展示途径有限，既可能提升患方仓促决策之下的资源交换风险，也易令具体的医疗机构或医务工作者成为提供不良交换资源的唯一主体，导致患方质疑医方所拥有的医疗资源，失去对医方能力的信任。只是，当前侧重从定性视角明确透明度的作用，而涉及医疗资源透明度的信息种类、透明程度、影响效果、干扰因素等具体方面的机制，仍需进一步探索。比如，公众的先验知识与信任倾向、公开信息的性质，这些因素的不同状态影响公众对公开信息的信任情况。那么，相应信息影响人们决策的作用是否随之改变，人们继而信任交换对象以避免医疗资源交换风险的具体过程是否有变化，这一系列的问题值得深入思考与论证。

**四、交换资源信息的共享决策与信任**

社会交换理论认为交换主体通过多种直接或间接的交换形式，向对方提供自己控制的交换客体，以换取对方拥有且自己需要的资源。一般情况下，双方共同协商并制定交换策略，降低交换过程的不确定性因素以避免风险的出现。只要交换主体证明自身值得被信任，彼此基于不确定性和风险的前提，也愿意完成资源交换过程。在我国当前的医疗制度规范之下，医患双方进行资源交换之前缺乏直观明确的协商过程，却普遍遵循协商交换模式完成互动，不利于协商过程发挥排除交换风险的作用。

随着医疗知识的不断丰富与科学技术的进步，当前的疾病诊疗面临两个事实：其一，疾病的治疗方案越来越丰富；其二，任何治疗方案都存在无法完全治愈疾病的风险。前者在提升医患双方对疾病治愈的期望时，后者却令双方必须做好准备以接受决策后的失败结果。二者共同引发的问题则是许多医疗方案都难以给出确切的预期结果，以及每种结果发生的可能性，导致医患双方可能面对决策信息的模糊性。比如，医疗方案 A 明确疾病的治愈率为 50%，方案 B

---

① WALSH J A, SIMONET M. Data analysis needs for health sector reform [J]. Health Policy, 1995, 32 (1): 295-306.

的疾病治愈率虽然未知，却存在良好治愈的可能，与此同时，若两类方案需要患方付出的医疗费用不同，方案 B 的后续治疗可能继续面临不同治愈结果的风险决策，医患双方便要完成模糊决策。模糊决策是一种有别于风险决策的、独立的决策类型，"受决策情境、决策者的人格特征、情绪状态、能力、性别、年龄等因素的影响"[1]。医患双方面对这些复杂多样的医疗方案，容易陷入决策困难。人们若无法了解自身进行决策过程中的信息认知加工，一旦决策结果不利于疾病治愈，较难反思自身的决策问题，可能会从其他方面寻找原因，比如，对方提供的资源信息与事实不符，对方未准确告知资源特征导致自己出现理解偏差等。因此，疾病难以形成模式化的治疗标准，始终面临无法治愈的风险，以及没有明确的最优方案，对此，医患双方竭尽所能实现交换资源的信息交流，仍然必须面临资源交换过程的不确定性。若是所选方案未能达到预期治疗效果之后，医患双方进行决策时所忽视的因素，可能成为彼此质疑对方未提供合理有效资源的关键点，进而影响信任的建立。

伴随交换资源的透明度提升，医患双方获取医疗资源信息不断丰富，这些信息如何成为推动医患之间进行协商过程的关键，离不开医患双方对这些信息的共同理解，实现医疗资源交换与方案选择的个别化。在具体的医学治疗过程中，医方向患方提供治疗记录后，患方逐渐在意所共享的信息，增加公众参与和商议医疗过程的措施，老年人期望获取医疗信息以介入医疗过程等研究结果证实，医疗资源信息是医患双方体现交换资源透明度的具体方式，有助于患方卷入医疗过程，即影响患方的医疗决策并参与医疗活动，提升自身对医疗资源的认识而调整判断过程，推动自己进行交换资源的协商策略选择。

医患共享决策（shared decision making，SDM）是目前促进患者卷入医疗过程以影响医疗服务效果的可行性方法之一。医方若参考患方的意愿和医疗信息反馈意见，有可能调整医疗方案，即呈现医患双方针对交换资源展开协商的现象。事实上，医方同样存在缺乏医疗资源信息的困境，尽管有研究证实在这种情况下，医生采取简单的启发式策略选择医疗方案的结果，同样能够达到甚至优于获得完整信息后的决策效果，但是，在决策机制尚未明确的前提下，各类医疗资源信息对医疗决策的影响作用仍然不可忽视。不仅如此，医疗资源信息的透明度主要实现信息传播与告知，若人们对信息的主观理解与信息所表现的客观事实存在偏差，同样无法良好发挥医疗资源信息影响医

---

[1] 张凤华，张玉婷，向玲，等．模糊决策的认知神经机制［J］．心理科学进展，2015（3）：364-374．

患决策推动资源交换与信任建立的作用。尤基奇（Jukic）等人收集医生和患者对医疗信息的理解情况，比如，知情同意过程中告知患者信息的规定、尊重患者的自主性、对患者能力的评估等内容以及实施环节，还有医患双方主观感知患者对其所拥有医疗条件及医疗程序的认识，结果发现医生普遍高估患者对医疗过程中相关信息的理解，医生认为已经详细告知患者其所拥有的权利，患者则倾向于认为医生仅是告知了部分内容，双方对医疗条件和治疗方案的信息理解也存在同样的偏差，最终，在患方为完成医疗方案选择所需的信息情况方面，更多的医方认为自身已经提供了完整的信息，而较多的患方却认为只获得了一些必要信息。[1]

不难看出，医患双方对医疗资源信息的供需与理解无法避免个人主观意愿、能力、所处环境等因素的影响。医患共享决策是医患双方完成方案选择的合作过程，每个患方所面临的医疗问题和决策都是独一无二的。在这个过程中，医患双方即使面对烦琐复杂且模糊不清的医疗方案及结果，却有利于明确彼此的决策偏好、表征系统等影响决策的相关因素。双方若普遍采用各自常规的、统一的信息传递模式，尤其是医方仅根据医疗机构规定完成基本的信息沟通，容易忽视对患方价值观和所处环境等因素的关注。爱泼斯坦（Epstein）和沃尔夫（Wolfe）发现，家属之间的一致性越高，信任医方和参与医疗决策的程度越高。[2] 医患双方都希望患方选择最好的医疗方案，循证医疗（evidence base medicine，EBD）强调医学证据始于患者，医方将患者身上获知的疾病信息与医学数据同专业知识相结合，最终选择的方案符合患者的价值观与所处环境。埃贝尔（Ebell）等人发现在线医疗网站上所提供的诊断建议信息中，虽然约51%的建议以患者的疗效数据为依据，如发病率、死亡率、生命质量或者症状减轻情况，但是，这些疗效数据来自持续且高质量研究结果的比例偏低，研究还指出一些医疗实践缺乏获取患者的治疗效果信息，过于关注病症本身反而不利于疾病康复，如患者的血糖控制。当医患双方忽视不同患方的差异时，同样的医疗资源信息便存在应用偏差的可能性，必然影响医疗方案的决策结果。[3]

---

[1] JUKIC M, KOZINA S, KARDUM G, et al. Physicians overestimate patient's knowledge of the process of informed consent: A cross-sectional study [J]. Medicinski Glasnik, 2011, 8 (1): 39-45.

[2] EPSTEIN E G, WOLFE K. A preliminary evaluation of trust and shared decision making among intensive care patients' family members [J]. Applied Nursing Research, 2016, 32: 286-288.

[3] EBELL M H, SOKOL R, LEE A, et al. How good is the evidence to support primary care practice [J]. Evidence-based Medicine, 2017, 22 (3): 88-92.

医患双方为了建立并保持共享医疗决策的互动关系，关键点之一即是解决患方对医疗资源信息的主观认知偏差，以及医方缺乏对患方不同医疗情况的理解。医患双方针对这些交换资源情况进行协商，可为减少资源交换过程中的风险提供更多保障，亦由此展示自身值得被信任的条件，为完成共享决策提供良好的基础。在当前的医疗环境中，一些医务工作者已经采用手绘、漫画等视觉途径向患方解释病因、医疗方案内容等。知识可视化可以发挥视觉语言的优势，增强人们对交换资源相关信息的理解与处理效率，多途径展示医患双方各自的专业性，即医方对疾病医疗特征与证据的理解，患方对自身体验及其如何与疾病共存、生活中的重要价值、适合日常环境的决策行为等内容的掌握。患者对于自己的生命拥有基本的觉知，依靠自身的觉察力感知医方的建议与疗效。不仅如此，患方在就医时如同"朴素的医务工作者"，带着自己一套复杂的常人观与医方进行交流，若后者的诊断与治疗决定不能与之相符，则容易造成医患沟通的障碍，进而影响治疗质量与医患关系。

医患共享决策是"以患者为中心"治疗理念（patient-centered care，PCC）所坚持实现的核心目标，达瓦勒（Dhawale）等人强调医方提供治愈疾病医疗资源的同时，不能忽视患方所面临的决策困境及其生命的后续状态。[①] 医患双方不能仅针对疾病症状完成资源交换，因为当前医疗服务与医学知识仍存在无法治愈疾病的不确定性。医方若对所有医疗方案的结果及疾病的后续变化难以给出确定信息，如果这些信息包含不利于疾病痊愈的负面结果，以及选定医疗方案中有违预期的阶段性结果，预示着患方将面对持续性的资源交换，不断进行医疗决策。医方难以给予满足患方潜在需求的医疗资源信息，容易导致患方陷入跨时间的决策焦虑，担忧身体难以痊愈。当前，医学治疗方案所提供的医疗资源普遍以疗程为单位，阶段性评估治疗方案效果，亦是考虑个体间身体机能差异对治疗结果的影响。但是，这样的过程使医患双方面临不同时间节点的备择方案权衡，研究证实人们面对这类决策时，不会加工所有选项特征，只依据部分信息进行决策，更多按照维度进行信息的搜索加工，符合启发式模型的决策规则与预测，且随着任务复杂程度增大，决策前所关注的信息量更小。因此，医患共享决策可以为医患双方获得彼此所关注的医疗资源信息特征提供有效途径，增强医患双方了解彼此对资源信息掌握与理

---

[①] DHAWALE T, STEUTEN L M, DEEG H J. Uncertainty of physicians and patients in medical decision making [J]. Biology of Blood and Marrow Transplantation, 2017, 23: 865-869.

解的程度。① 特定资源信息是医患共享决策推动卷入性协商过程的切入点。比如，患者性别、住院医师级别、医生每周工作时长等因素令患方对不确定性的焦虑反应存在差异，这些因素有助于医患双方探索彼此所关注的交换资源特征，针对其中的不确定性进行决策以完成协商交换，真正达到共享决策的良好效用，令医患双方面对资源本身及其交换过程的风险，得以证明自己值得被信任。

### 五、小结

根据社会交换理论，医患双方的资源交换过程存在风险，彼此需要采取多种策略避免风险对交换过程与交换主体利益的影响。在这个交换过程中，无论是医方的医疗条件、医生特征、规章制度等，还是患方的就医经历、人格特征、家庭环境等，都是交换资源所涉及的内容。医患双方如何依据各自对交换资源尤其是医疗方案相关资源的理解，以完成判断与策略选择展现医患信任状态的同时，将推动双方有效呈现自身值得被信任的条件。

现代医学知识和医疗技术的飞速发展，不断提升各类疾病的诊疗效果。但是，面对烦琐复杂的人体结构，以及众多病因不清和缺乏有效治疗方法的疾病，日益丰富的各种医疗手段均存在无法治愈疾病的风险，这也是医患双方进行资源交换时，难以通过各种策略所规避的风险。面对这样的风险和不确定性，借助分析式和启发式风险决策、模糊决策、跨期决策等多种决策模式对医患资源交换过程的解读，可以明确交换资源信息是医患双方预测交换结果以避免风险干扰的关键，医患双方依据这些信息进行策略选择的过程也是医患信任的一种表现。

提升医疗资源的透明度可以为医患双方决策提供必要的信息基础，医患共享决策以增强双方对信息的理解、关注表征决策维度的信息特征为核心，才能有效推动医患双方的协商过程，避免双方对交换资源信息，尤其是具体的医疗资源信息存在主观认知加工的偏差。否则，医患双方无法有效预判各种策略的结果，甚至难以明晰自身的决策过程，依赖对方展现自身值得被信任的条件判断资源交换风险的避免与否。一旦出现不利于身体治愈的负面结果或患方不认可医疗结果等问题，双方由此反思与面对自身所蒙受的损失。若质疑交换资源本身，可能因其中的医疗资源与医方能力有关，而不再信任

---

① 周蕾，李爱梅，张磊，等. 风险决策和跨期决策的过程比较：以确定效应和即刻效应为例 [J]. 心理学报，2019（3）：337-352.

医方的能力；若质疑策略选择有失，又可能因彼此对交换资源信息存在理解偏差而不信任对方准确提供信息；若质疑对方值得被信任的条件有误，则将直接威胁彼此之间的信任状态。因此，在医患交换资源信息过程中，厘清医疗资源等交换资源信息的作用，尤其是对策略选择的影响，有助于明确医患信任的状态与建立机制。

（本节内容曾发表于《中国社会心理学评论》2020年第1期，收录本辑时稍做调整）

# 第四章

# 医患信任的提升策略

## 第一节 反驳文本对患方信任和道德判断的影响与机制

### 一、引言

医患信任缺失是兼具世界范围内的普遍性和中国社会下的特异性的难题。患者虽然可能高度信任现代医学的治疗能力，但对医生个体的道德水平和诊断水平却可能持有普遍性的怀疑态度。患者在接受医生给出的诊疗信息时，是同时进行专业判断（技术信任）和道德判断（道德信任）的双重信任判断过程：既想确定医生给出的意见是否足够专业，又在判定医生是否存在可能损害患者利益的非治疗性动机，如过度治疗或防御性治疗（defensive medicine），即为避免医疗风险与医疗诉讼而开具不必要的检查和药物，进行不必要的治疗，回避收治高危病人或高危治疗方案等。但由于医患之间天然存在的知识鸿沟与认知差异，患方对医方可信度的判断，往往倾向于看重医德而非医技，因为后者通常超过其医学知识范畴，而道德判断却可脱离知识背景，从医患互动的细节，如医生的表情、语气等直观线索中加以推断。例如，在医患沟通中，医方更倾向于采用逻辑判断，更重视客观证据与信息传递，而患方更倾向于采用情感判断，更重视主观感受与和谐气氛；患方易从消极角度理解医方的某些中立的、无特定指向的言语，并倾向于将医方的防御性医疗行为归因为个别医生或个别医院的"利益熏心"，而医方则可能认为这只是医学诊断的不确定性和疾病治疗过程固有的多变性所必然导致的结果。这些都会造成医患之间的深层隔阂，如果不打破这种隔阂，医患沟通就无法顺畅地进行。

但在目前致力于改善医患沟通、提升医患信任的心理学研究中，多重视提升医方个体的道德水平、服务态度和沟通技能等内容，进而改善患方的就医体验并提升患方的对医信任。这是一种着重改善医方对患方的信息沟通方式，重视医德培育和监管的"医方导向"策略。但是，单纯要求医方的技能提升或德行改善，甚至可能过分拔高患方的就医期待，形成患者心中的医方有义务为自身健康负责的"无限责任意识"，与医方群体自我保护式的"有限责任意识"之间的思维方式形成差异，从而在实质上恶化医患关系。为此，还需要从患方导向的研究与实践加以弥补，才能更有效地改善医患之间的认知偏差与行为差异。

其实，医方群体的认知模式也非天然形成，而是后天长期培训的结果。严格的医学执业资格考试与长期的医疗实践，又使医方有更多机会接触到普通患者较少接触到的反常识、反直觉的医学知识，以及一些医疗中的意外与罕见病例。此外，潜在的医疗纠纷风险，也会使医方尽可能地按照医疗规范行事，避免出现个体化、情绪化的决策。因此，医方总体上会呈现偏重逻辑证据、熟稔"冷门"医学知识、容忍医疗结果不确定性并对可能的治疗风险和患方投诉风险进行提前规避等高度理性化的认知模式和行为倾向。若能找到特定的方式进行有效的患者教育，使患方的认知模式向医方的认知方式靠拢，就可在执行医方导向策略的同时，增加患方导向的策略，从而形成提升医患信任的合力。

早期研究发现，引导被试思考"相反的可能性"或者是任何合理的替代结果，都可以达到降低认知偏差的效果。近期的研究成果表明简单的干预也可以降低认知偏差并实现态度转变，如布鲁克曼（Broockman）和卡拉（Kalla）发现采用10分钟的鼓励性谈话就能持久减少人们对变性人的歧视。[1] 这为降低患方认知偏差提供启发：能否通过特定的方式，提醒患方其先前知识和主观直觉可能是错误的，从而促进自我反省和监控，在接受新的医学知识的过程中降低认知偏差，从而更加认同和理解医方的诊断与治疗意见，进而提升对医方的信任度？实际上，已有研究通过知识修正（knowledge revision）对个体先前获得的错误知识进行修正，其方式是提供反驳文本（refutation texts），即声明先前获得的知识是不正确的，然后直接反驳并同时提供正确的知识。[2] 能够产生说服作用的反驳文本包含三个主要成分：明确的声明错误知识或信念，明确的反驳错误知识或信念，对正确知识或信念的解释。反驳文本有助于个体去学习反直觉的信息，促进批判性的思考；同时，它还能够自发地促进新情境下的知识修正，在转换文本中能够激活之前学习到的正确知识。

---

[1] BROOCKMAN D, KALLA J. Durably reducing transphobia: a field experiment on door-to-door canvassing [J]. Science, 2016, 352 (6282): 220-224.

[2] KENDEOU P, WALSH E K, SMITH E R, et al. Knowledge revision processes in refutation texts [J]. Discourse Processes, 2014, 51 (5-6): 374-397.

现实中人们虽普遍关注医学和健康的常识性知识,但往往无法保证所得知识的正确性。可设想通过使用反驳文本,使个体意识到自身已有的医学健康知识可能是错误的或匮乏的,并激发其对相关知识的兴趣,进而促使患方更为积极地看待医方的专业判断以及医学过程的一些例外情形,从而有意识地避免对医方一些负面的揣测与判断。当然,使个体接受违反直觉经验的观念是一个微妙且需要具有说服力的过程,明显带有价值观的信息灌输,结果可能事倍功半,甚至适得其反。为此,在修正患方已有知识的过程中,需要加以审慎地选择,先暂时避开涉及过多情感和价值观负荷的知识成分,而专注于相对客观但又较少为患方认知到的医学与健康知识,以降低其对信念修正的心理阻抗,加速认知模式的转变。

基于上述思考,预实验拟编制反驳文本干预材料,文本内容为患者通常不了解、经常出错,但又不涉及个体核心的价值体验与医学信念的医学和健康知识,并采用问答的形式来呈现文本。在被试对相应题目进行回答之后,再提供正确答案及相应解析进行知识修正。通过分析被试的错答率及反馈,可估计一般意义上的被试对同样内容的错答率与知识修正信念。若能成功验证反驳文本材料的有效性,则可进一步验证反驳文本能否改变在具有医患群体认知差异的相关情境下对医生决策的道德判断模式,同时提升对其决策的信任水平。

实验1假设反驳文本能够促使患方产生认同医方决策的判断并提升患方信任水平。以"小孩反复发烧是否需要做骨髓穿刺检查"为主题材料,该主题在儿童发烧就诊事件中具有一定的普遍性。某些家长可能认为做骨髓穿刺是医生想借此增加医院或个人的收入,而医生可能认为这是为了做出更准确的医学判断,因为未明原因的反复发烧确实可能是白血病的征兆。[①] 将被试随机分组至提供反驳文本组和未提供反驳文本组(空白对照组),然后提供情境材料。在医生给出进行骨髓穿刺建议后,首先,让被试预测材料中的患方是否会听从医生的建议,以验证反驳本文对被试的行为倾向的影响;其次,让被试对医生的意图进行道德评价;最后,操纵材料中患方的不同行为反应(做检查 vs 不做检查)及不同结果(后续未检出异常 vs 后续检出白血病),验证反驳文本情境下的患方信任水平是否得到提升。

实验2在实验1的基础上探究反驳文本影响患方信任和道德判断的中介机制。医学实践的结果并非总是精确,医患双方均需在不确定性的医疗情境下做

---

① 缪晓娟,邓锐,范方毅,等. 非典型急性白血病九例误漏诊临床分析[J]. 临床误诊误治,2017,30(6):12-14.

出判断和决策,同时需要双方共同的智慧去协调处理治疗现实中的诸多不完善之处。但是,无法忍受不确定性的个体,往往倾向于对刺激做出负性的评价。①多数患方因为缺乏医学专业教育,其洞察自身医学知识、求医信念的局限性的能力水平可能较低,不易容忍特定事物的不确定性而总是期待理想化结果,尽管这种结果出现的可能性并不一定如个体所愿。相反,若能通过反驳文本促进患方提升其认知层面的反思,从而意识到一些貌似不可能发生的医学事实是客观存在的,可假定其能提高对意外结果的容忍度;在此基础上,患方也有可能更合理宽容地看待医方未能在不确定情境中做出完全精准的判断,从而不失去对医方决策的信任。由此,实验2把不确定性容忍度和对医宽容度作为影响患方信任和道德判断的中介变量,假设不确定性容忍度和对医宽容度在反驳文本对患方信任的提升和对医方道德判断的转变中起到链式中介作用,以进一步明确反驳文本促进和谐医患关系的作用机制。

实验3采用与实验2相同的患方信任问卷,要求被试根据自身就医或陪同就医体验来回答,以探究反驳文本的有效性是否具有脱离情境材料的普遍性。

## 二、预实验:反驳文本材料的编制及有效性检验

(一)研究方法

1. 被试

采用方便抽样法招募103名非生物医药类大学生参与实验。其中男生56人,女生47人,被试平均年龄为21岁($SD=1.13$)。以班级为单位在课间进行现场填写并回收,全部作答完即视为有效。103份问卷全部有效。

2. 实验材料

浏览医学专业书籍和文献,按如下标准搜集题目:问题简短且易懂,属于生理、医学、健康领域的知识,可以通过直觉或常识进行判断。比如,"肾移植是指用健康肾源替换患者体内不健康的肾"(正确答案是错。肾移植是指将健康肾源移植到患者体内,一般不取出患者原有的不健康的肾,所以通常做了肾移植手术的患者体内会比正常人多一个肾),"直系亲属之间不宜相互输血"(正确答案是对,直系亲属间输血后发生移植物抗宿主病的概率比非亲属间输血要大得多,且这种并发症通常是致命的)。预期干预效果为被试看到题目直觉上认

---

① KOERNER N, DUGAS M J. An investigation of appraisals in individuals vulnerable to excessive worry: the role of intolerance of uncertainty [J]. Cognitive Therapy and Research, 2008, 32 (5): 619-638.

为自己会做对，但实际做完之后参考正确答案，却发现自己做错了。同时预期该过程可提醒被试反思自身的直觉判断是不准确的，进而启发其审慎思维。

基于以上标准，搜集 10 个条目。请 1 名内科主治医师、1 名外科主治医师和 2 名临床医学研究生对上述 10 个条目进行评定，根据其建议保留 5 个条目作为预实验的反驳文本的问题材料。正式反驳文本材料分为四个部分：问题、答案及解析、干预有效性自评和正确答案来源。其中，问题的回答形式为判断对错；反驳文本干预有效性的检验采取主观评分，让被试对"通过做题和阅读，我发现自己原有的认识不一定是对的"进行 Likert 计分。

3. 实验程序

在班级进行集体施测，由主试发放问题试卷，标题为"医学健康知识测试"。在被试作答完毕后发放正确答案及解析，要求被试仔细阅读并回答干预有效性自评题目。收回问卷后，对所有被试公布正确答案来源。

（二）结果与讨论

预实验的结果描述见表 4-1。至少答错 1 题的总比率为 94.2%。整体而言，错答率较高，说明题目选取有效。错答情况只是从 1 个维度证明题目选取的有效性，即被试先前获得的知识以及直觉推断的知识是错误的。同时，由于题目为二元判断题，被试即使胡乱猜测也可以命中正确答案，故正确答案的分布存在一定的随机性。实验预期的结果是被试在完成题目及参看正确答案后，能够积极地认识到自己的原有看法并不一定是对的。因此，还需对文本是否改变其之前的信念进行检验。干预有效性的检验采用"非常不同意"到"非常同意"的 Liker 5 点计分，分数越高表示越认同；选择"同意"和"非常同意"的被试视为干预有效。结果发现，干预有效性比率为 78.6%。据此预计，在后续实验中有超过 70% 的被试能够成功应用此反驳文本。

表 4-1 预实验错答情况和干预有效性自评

| 类别 | 条件 | 人数/人 | 比率/% |
| --- | --- | --- | --- |
| 错答情况 | 全部正确 | 6 | 5.8 |
| | 错 1 题 | 16 | 15.5 |
| | 错 2 题 | 20 | 19.4 |
| | 错 3 题 | 25 | 24.3 |
| | 错 4 题 | 30 | 29.1 |
| | 全部错误 | 6 | 5.8 |

续表

| 类别 | 条件 | 人数/人 | 比率/% |
|---|---|---|---|
| 干预有效性自评 | 非常不同意 | 2 | 1.9 |
|  | 不同意 | 4 | 3.9 |
|  | 一般 | 16 | 15.5 |
|  | 同意 | 48 | 46.6 |
|  | 非常同意 | 33 | 32.0 |

### 三、实验1：反驳文本对患方信任和道德判断的影响

（一）研究方法

1. 实验设计

实验1采用2（反驳文本：干预组/控制组）×2（遵医嘱行为：做检查/不做检查）×2（检查结果：普通发烧/淋巴细胞白血病）的被试间设计。其中，反驳文本的控制组采用空白对照方式进行。因变量包括被试在不同实验阶段对材料中医生的道德判断以及最后对医生的信任水平。控制变量为性别、年龄、婚姻状况（已婚/未婚）和生育状况（已育/未育）。

2. 被试

实验对象为正在就医的医院患者及陪伴家属，以及最近6个月内有真实就医体验的18周岁以上被试，并排除有医学背景的被试。被试来自上海、西安、宁波、长春、天津五地的医院或社区，以"健康知识小测验"的名义在医院候诊区或住院病房，以及小区休闲场所进行测试。情境材料中包含关键的医疗信息和变量信息，在不同环节设置了相应的操纵检验题目，未能通过操纵检验的被试数据在后期予以删除。预设每个实验组的有效被试为35人，考虑到预实验中78.6%的反驳文本成功率，并考虑被试不认真作答等情形，按20%估计无效被试率，因此计划每个实验组的被试为45人。共发放实验问卷360（45×8）份，回收360份，其中，51名被试未通过操作检查，将数据视为无效予以删除。得到有效被试309人，有效率为85.83%。其中男性137人，女性172人；平均年龄为31岁（$SD=8.91$）。

3. 实验材料

实验1的材料包含两个部分：第一部分为预实验中编制并验证的反驳文本材料；第二部分为自编的医患互动情境材料，要求被试仔细阅读并根据情境材料作答，测量被试对材料中医生的道德判断和信任等。

情境材料以"小孩发烧，医生建议做骨髓穿刺检查"为主题进行编制，并以简易漫画形式呈现，以提高可读性。(见图4-1)

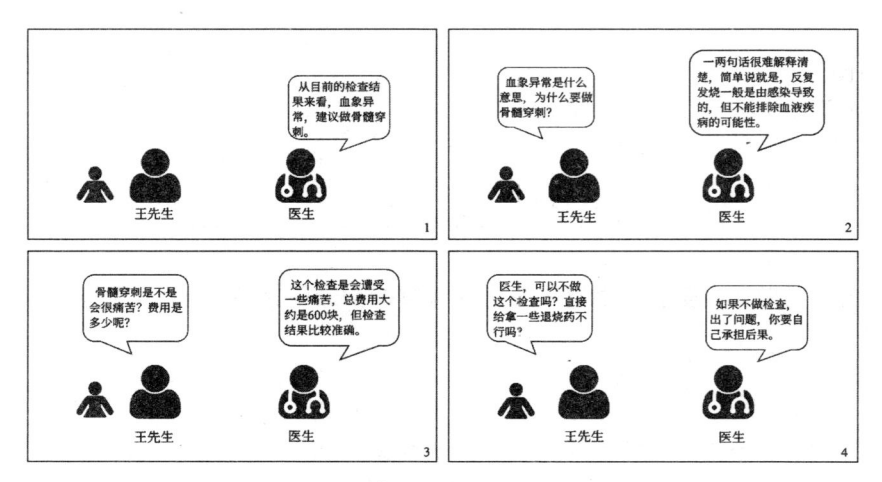

图 4-1 医患对白情境

材料的背景设置为王先生因孩子反复发烧，带孩子来医院做检查。在做完血常规检查后，还不能确诊病情，医生建议做骨髓穿刺检查。面对此情境，王先生无法进行有效的决策，并要求医生对此做出解释。医生对王先生的疑问做出了简单的回应。现实中，医生做出这一建议具备医学理由，因为血常规检查不能确诊病情且血象异常，患者是儿童且反复发烧，医生确实需要通过骨髓穿刺检查来排除恶性疾病的可能性。材料语句呈现力求简洁、中性。例如，医生在面对王先生的疑问时说："一两句话很难解释清楚。"这句话如果用不同的语气，就会体现出完全不同的态度。既可以是平和的，也可以是不耐烦的，留待被试做出主观理解。而不同的主观理解，会引导被试对医生的道德判断和信任水平做出不同的判断。实验初始材料编制完成后，请预实验中的专家对材料设计的合理性以及医学知识的准确性做出评估，修改后正式定稿。

在要求被试对王先生是否配合医生建议进行检查做出预测以及对医生进行道德判断后，随机给出以下四种情境之一（做了检查，最后结果为普通发烧；做了检查，最后检出淋巴细胞白血病；不做检查，最后结果为普通发烧；不做检查，最后检出淋巴细胞白血病）。具体表述见网络版附录2。呈现情境材料后再测量被试对材料中医生的道德判断和信任水平。

4. 测量工具

道德判断测量：鉴于意图推断在道德判断中具有重要作用，实验1采用意图推断对道德判断进行操作性定义。要求被试对下面两句话进行 Liker 5 点计分："医生建议做骨髓穿刺的目的是多赚钱"（反向记分）和"医生建议做骨髓穿刺的目的是更明确的诊断"。分数越高，被试对材料中医生的道德判断越高，反之越低。

患方信任水平测量：采用吕小康、弥明迪、余华冉、王晖和何非编制的《中国医患信任量表》（印刷中）患方量表的 B 部分，用于测量患者对医生个体的人际信任水平，共 13 个条目，采用 Liker 5 点计分，其中第 8 题反向计分。总分分数越高，代表对医生的信任度越高。该部分量表内容与实验中情境材料的设置具有较高的契合度，专家评定肯德尔和谐系数为 0.81；同质性系数 $\alpha$ 为 0.95，两周重测信度为 0.91（见网络版附录 3）。

5. 实验程序

为尽量丰富被试的地域分布，在学校统一培训心理学研究生，为调查员，后赴上海、西安、宁波、长春、天津这五个城市的提前建立合作关系的三级甲等医院（各 2 所），以及自行选择的城市社区（各 2 个）作为调查点。本实验采用现场一对一的形式进行问卷填写，先获得其知情同意，然后将被试随机地分配至反驳文本材料干预组和控制组。在干预组被试作答完题目后，提供正确答案和解析，然后对被试提供医患情境材料，并要求其回答后续问题；对控制组被试直接提供情境材料，并要求其回答后续问题。具体步骤如下。

步骤一：呈现情境描述和医患对白，情境描述内容如下。

王先生的孩子今年 6 岁，近两个星期反复发烧，于是王先生带孩子来到当地的一家综合门诊。医生询问完基本症状后，要求做完血常规检查再来问诊。王先生带着孩子做完血常规后，与医生进行了如下对话。

医患对白部分为使被试更好地进入医患互动情境以及减轻阅读负担，采用漫画和文字组合的形式，见图 4-1。

步骤二：填写操作检验题目。要求被试回答医生建议做的检查项目和骨髓穿刺检查的费用，两道题目全部做对的数据作为有效数据，答错 1 题即视为无效数据，在后续分析过程中予以删除。

步骤三：要求被试预测材料中王先生是否会听从医生的建议，回答"是"或"否"；要求被试对医生的建议进行意图判断（道德判断前测）。

步骤四：对被试随机呈现四种情境之一。每个调查员提供给被试一个装着 4 支外观完全一致的中性笔笔筒，但每支笔底部标有编码（分别为 a、b、c、d）。要求被试随机从中选择 1 支笔，之后以"检验笔是否好用"为由查看笔底部编码。根据编码数字，对被试提供不同的情境材料（a 为做检查/普通发烧，b 为做检查/淋巴细胞白血病，c 为不做检查/普通发烧，d 为不做检查/淋巴细胞白血病）。

步骤五：要求被试对医生的建议进行意图判断（道德判断后测），并填写患方信任量表。

步骤六：填写性别、年龄、婚姻状况和生育状况等基本信息后收回问卷，检查作答完整性，发放实验礼品，并解释实验目的。

（二）结果与讨论

1. 反驳文本干预的有效性检验

与预实验结果一致，数据结果显示被试误答比率为97.4%，干预有效比率为80.6%。实验1的反驳文本干预有效。

2. 控制变量

各自以道德判断前测、道德判断后测和患方信任为因变量，以性别（0＝男，1＝女）、年龄（连续变量）、婚姻状况（0＝未婚，1＝已婚）、生育状况（0＝未育，1＝已育）为控制变量，分别建立因变量与控制变量的回归方程；再加入反驳文本干预、遵医嘱行为和检查结果3个自变量，联合前述控制变量对因变量建立多元线性回归方程。结果发现，在两组方程中，性别、年龄、婚姻状况和生育状况对道德判断前测和后测和患方信任的预测作用均不显著（详见网络版附录6中的附表1），故在后续分析中不作为控制变量。

3. 反驳文本干预对道德判断前测的影响

反驳文本干预组（$n=155$）道德判断前测的平均分为7.52（$SD=1.69$），控制组（$n=154$）道德判断前测的平均分为6.32（$SD=1.99$）。以反驳文本干预为自变量，以道德判断前测为因变量，做独立样本$t$检验。结果显示，反驳文本干预对道德判断前测的影响显著，$t(307)=5.74$，$p<0.001$，$d=0.65$。干预组的被试更倾向于判断医生建议做骨髓穿刺检查是为了明确的诊断，对医生的道德水平判断较高。

4. 反驳文本干预对被试预测患方行为的影响

反驳文本干预组（$n=155$）预测王先生会带孩子做检查的人数为104人（67.1%），控制组（$n=154$）预测王先生会带孩子做检查的人数为83人（53.9%），反驳文本干预组预测做检查的比率显著高于控制组，双样本比例差检验的$p=0.012$（单侧检验）。说明反驳文本干预可以显著提升被试预测情境材料中王先生听从医生建议的可能性，据此可推论接受反驳文本干预可提升患方的医嘱依从性。

5. 反驳文本干预对道德判断后测和患方信任的影响

反驳文本干预组和控制组中不同行为方式和检查结果条件下道德判断和患方信任得分的结果描述见表 4-2。

表 4-2 反驳文本干预、不同行为方式及检查结果条件下道德判断和患方信任得分

| 反驳文本干预 | 遵医嘱行为 | 检查结果 | n（人） | 道德判断（后测） $M\pm SD$ | 患方信任 $M\pm SD$ |
|---|---|---|---|---|---|
| 干预组 | 做检查 | 普通发烧 | 40 | 7.63±1.72 | 44.85±8.01 |
| | | 淋巴细胞白血病 | 41 | 8.39±1.26 | 49.10±5.83 |
| | 不做检查 | 普通发烧 | 36 | 6.92±1.61 | 43.17±9.48 |
| | | 淋巴细胞白血病 | 38 | 8.82±1.14 | 47.18±8.06 |
| 控制组 | 做检查 | 普通发烧 | 42 | 5.95±2.32 | 35.40±10.97 |
| | | 淋巴细胞白血病 | 38 | 7.13±1.61 | 41.05±9.41 |
| | 不做检查 | 普通发烧 | 38 | 5.21±2.04 | 34.39±8.31 |
| | | 淋巴细胞白血病 | 36 | 7.78±1.40 | 45.64±8.22 |

以道德判断（后测）和患方信任为因变量，对数据进行 2（反驳文本：干预组/控制组）×2（遵医嘱行为：做检查/不做检查）×2（检查结果：普通发烧/淋巴细胞白血病）的三因素方差分析。结果显示，反驳文本干预对道德判断影响显著，$F(1, 301) = 54.51$，$p<0.001$，$\eta^2 = 0.15$，反驳文本干预组被试更倾向于认为医生建议做骨髓穿刺检查是为了明确的诊断；检查结果对道德判断的影响显著，$F(1, 301) = 69.55$，$p<0.001$，$\eta^2 = 0.19$，当检查结果为淋巴细胞白血病时，被试更倾向于认为医生建议做骨髓穿刺检查是为了明确的诊断；遵医嘱行为和检查结果的交互作用显著（见图 4-2），$F(1, 301) = 10.76$，$p = 0.001$，$\eta^2 = 0.04$；遵医嘱行为对被试道德判断的影响不显著。

简单效应分析结果发现，遵医嘱行为在检查结果的两个水平上的效应方向相反。在检查结果为普通发烧的情况下，做检查组的被试更倾向于认为医生建议做骨髓穿刺检查是为了明确的诊断，而不做检查组的被试更倾向于认为医生是为了经济利益，$F(1, 154) = 7.18$，$p = 0.008$，$\eta^2 = 0.02$；在检查结果为淋巴细胞白血病的条件下情况刚好相反，不做检查组被试更倾向于认为医生建议做骨髓穿刺是为了明确的诊断（边缘显著），$F(1, 151) = 3.69$，$p = 0.051$，$\eta^2 = 0.01$。

同时，反驳文本干预对患方信任的影响显著，$F(1, 301) = 50.08$，$p<$

0.001，$\eta^2=0.14$，反驳文本干预组被试患方信任得分显著高于控制组；检查结果对患方信任的影响显著，$F(1, 301) = 40.99$，$p<0.001$，$\eta^2=0.12$，检查结果为淋巴细胞白血病组的患方信任得分显著高于普通发烧组；反驳文本干预和检查结果的交互作用显著，$F(1, 301) = 4.82$，$p=0.029$，$\eta^2=0.02$（见图4-3）。

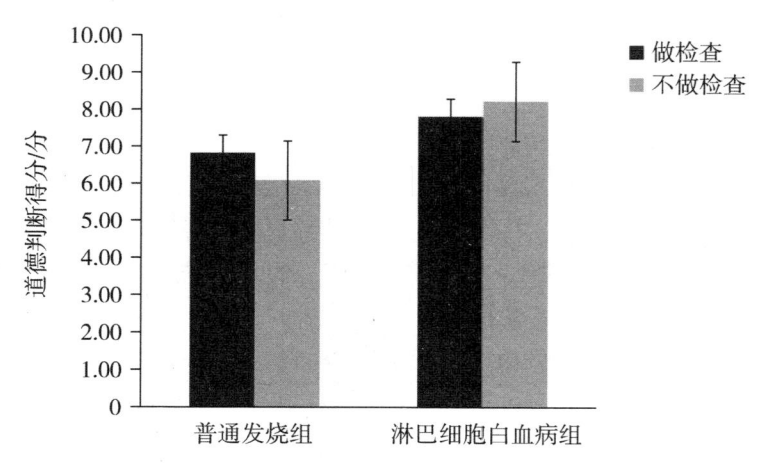

图4-2 不同检查结果条件下遵医嘱行为对道德判断的影响

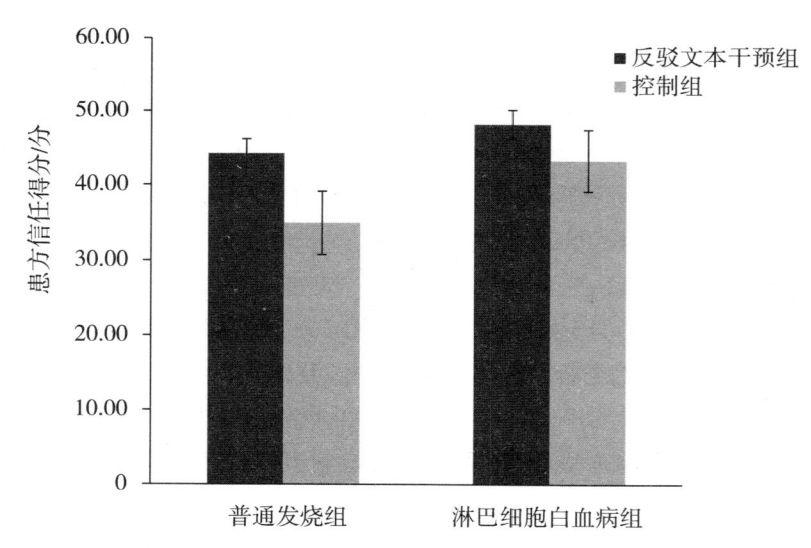

图4-3 不同检查结果条件下反驳文本干预对患方信任的影响

简单效应分析结果发现，反驳文本干预组和控制组的两个水平上，检查结果从一个水平到另外一个水平的变化引起的因变量的变化趋势一致，但是变化幅度不一致。反驳文本干预的有效性在检查结果为普通发烧的水平上的变化幅度大于其在淋巴细胞白血病上的变化幅度。也就是说，在检查结果为普通发烧时，反驳文本干预对患方信任的影响效果更加明显。检查结果本身是影响被试是否信任医生的关键因素，即在检查结果为淋巴细胞白血病的情境下，控制组的被试也会倾向于认为医生的建议是合理的，对医生的信任度较高。被试把最终的结果作为对信任的主要评价标准。

实验1的情境材料在呈现最终的检查结果之前，设置了相应的题目，以考察被试对材料中医生的道德判断以及对王先生的行为预测。这实际上是引导被试在结果呈现之前先思考医生的意图。可进一步思考：如果直接将检查结果呈现给被试，反驳文本干预是否仍然有效，其作用机制是什么？为此，实验2采用直接将检查结果呈现给被试的方式，探讨反驳文本干预和检查结果对患方信任及道德判断的影响。此外，加入不确定性容忍度和对医宽容度两个变量作为探究作用机制的中介变量。

### 四、实验2：反驳文本干预和检查结果对患方信任和道德判断的影响及机制

**（一）研究方法**

1. 实验设计

实验2采用2（反驳文本：干预组/控制组）×2（检查结果：普通发烧/淋巴细胞白血病）的被试间设计。其中，反驳本文控制组采用空白对照方式进行。因变量包括被试对材料中对医生的道德判断以及患方信任。加入不确定性容忍度和对医宽容度作为中介变量，控制变量为性别、年龄、婚姻状况和生育状况。

2. 被试

实验2被试的选取标准与实验1相同。共发放实验问卷180（45×4）份，回收180份，其中，15名被试未通过操作检查，将数据视为无效予以删除。得到有效被试165人，有效率为91.67%。其中，男性86人，女性79人；平均年龄为33岁（$SD=9.08$）。

3. 实验材料

实验2的材料包含两个部分：第一部分为预实验中编制并验证的反驳文本材料，对于干预组被试呈现反驳文本材料后测量被试的不确定性容忍度和对医宽容度，控制组被试直接测量不确定性容忍度和对医宽容度；第二部分为自编的医患互动情境材料，材料中的情境描述部分和医患对白部分与实验1相同，

在被试阅读完对白后直接向被试提供检查结果。随机给出以下两种情境之一（普通发烧 vs 淋巴细胞白血病）。呈现情境后再测量被试对材料中医生的道德判断和患方信任程度。

4. 测量工具

不确定性容忍度测量：采用张亚娟等翻译的不确定性容忍度量表简版，内部一致性信度为 0.70~0.88，重测信度为 0.70~0.78。[1] 具有较好的结构效度，验证性因素分析结果显示拟合指标良好（见网络版附录4）。此量表共有12个条目，采用 Liker 5 点计分。使用反向计分方式，总分分数越高，不确定性容忍度越高。

对医宽容度测量：采用患方医患社会心态问卷（患方卷）中的医患宽容度分问卷的对医宽容条目。[2] 问卷内部一致性系数为 0.757~0.932，两周重测信度为 0.632~0.759，专家评定效度良好（见网络版附录5）。使用医患宽容度分问卷中对医宽容的6个条目，采用 Liker 5 点计分。其中第1、2、4、5 题反向计分，总分分数越高，对医宽容度越高。

道德判断和患方信任的测量工具同实验1。

5. 实验程序

实验2的实验对象、抽样方法、实验流程和随机分组方法与实验1一致，不同之处在于将被试随机分为反驳文本干预组和控制组后，再将每组被试随机分成两组，分别为普通发烧组和淋巴细胞白血病组。具体步骤如下。

步骤一：测量被试的不确定性容忍度和对医宽容度。

步骤二：呈现情境描述和医患对白后对被试随机呈现普通发烧和淋巴细胞白血病两种结果之一。

步骤三：填写操作检验题目。要求被试回答医生建议做的检查项目、骨髓穿刺检查的费用和最终的检查结果，3 道题目全部做对的数据作为有效数据，答错1题即视为无效数据，在后续分析过程中予以删除。

步骤四：要求被试对医生的建议进行意图判断，并填写医患信任量表。

步骤五：填写性别、年龄、婚姻状况和生育状况等基本信息后收回问卷，检查作答完整性，发放实验礼品，并解释实验目的。

---

[1] 张亚娟，宋继波，高云涛，等．无法忍受不确定性量表（简版）在中国大学生中的信效度检验［J］．中国临床心理学杂志，2017，25（2）：285-288．

[2] 吕小康，汪新建，张慧娟，等．中国医患社会心态问卷的初步编制与信效度检验［J］．心理学探新，2019，39（1）：57-63．

## (二) 结果与讨论

### 1. 反驳文本干预的有效性检验

数据结果显示被试误答比率为100%，干预有效比率为72.3%。实验2的反驳文本干预有效。

### 2. 控制变量

与实验1的统计方法一致，对控制变量（性别、年龄、婚姻状况、生育状况）和自变量（反驳文本干预、检查结果）对不确定性容忍度、对医宽容度、道德判断和患方信任各自建立两组多元线性回归方程。结果发现，只有生育状况对道德判断的预测作用显著，$t_{生育状况}$（163）= 2.01，$p$ = 0.047，B = 0.79，在后续对以道德判断为因变量的分析中将生育状况作为协变量纳入。

### 3. 反驳文本干预和检查结果的两因素方差分析结果

反驳文本干预组和控制组中不同检查结果条件下道德判断和患方信任得分的描述性统计结果见表4-3。

**表4-3 反驳文本干预和不同检查结果条件下道德判断和信任得分**

| 反驳文本干预 | 检查结果 | $n$（人） | 道德判断得分 $M \pm SD$ | 患方信任得分 $M \pm SD$ |
|---|---|---|---|---|
| 干预组 | 普通发烧 | 44 | 7.20±1.49 | 41.57±8.72 |
|  | 淋巴细胞白血病 | 39 | 8.44±0.88 | 45.25±7.58 |
| 控制组 | 普通发烧 | 42 | 6.62±1.67 | 40.71±7.26 |
|  | 淋巴细胞白血病 | 40 | 7.76±1.25 | 45.17±8.41 |

以道德判断为因变量，以生育状况为协变量，对数据进行2（反驳文本：干预组/控制组）×2（检查结果：普通发烧/淋巴细胞白血病）的双因素方差分析；以患方信任为因变量，对数据进行2（反驳文本：干预组/控制组）×2（检查结果：普通发烧/淋巴细胞白血病）的双因素方差分析。结果显示，反驳文本干预对道德判断的影响显著，$F$（3，161）= 7.04，$p$ = 0.009，$\eta^2$ = 0.04，干预组被试的道德判断得分显著高于控制组，即干预组被试更倾向于认为医生的建议是为了明确的诊断；检查结果对道德判断的影响显著，$F$（3，161）= 31.47，$p<0.001$，$\eta^2$ = 0.16，检查结果为淋巴细胞白血病组的道德判断得分显著高于普通发烧组；反驳文本干预和检查结果的交互作用不显著。

同时，反驳文本干预对医患信任的影响不显著，$F$（1，161）= 0.148，$p$ = 0.70；检查结果对医患信任的影响显著，$F$（1，161）= 10.68，$p<0.001$，$\eta^2$ =

0.06，检查结果为淋巴细胞白血病组被试的医患信任得分显著高于普通发烧组；反驳文本干预和检查结果的交互作用不显著。

上述分析表明，在直接将检查结果呈现给被试的条件下，反驳文本的干预效果对道德判断仍然有效（与实验1结果一致），但对医患信任的影响不显著。该结果表明道德判断和医患信任虽然存在诸多相关之处，但又存在一定的差异。信任是整合认知、情绪和行为的社会心理结构，兼具稳定性和情境性；而在意图和结果对于道德判断的共同作用中，意图加工占有更大的优势。也就是说道德判断和医患信任可能存在的区别是，道德判断更容易受到主观上对意图推断的影响，而医患信任更容易受到客观结果的影响。

4. 反驳文本干预影响道德判断的中介机制

使用SPSS中的Process插件，采用Bootstrap方法进行中介效应检验。[1] 在自变量反驳文本干预和因变量道德判断之间，不确定性容忍度和对医宽容度作为两个次序中介，包含三条路径：路径1，反驳文本干预→不确定性容忍度→道德判断；路径2，反驳文本干预→不确定性容忍度→对医宽容度→道德判断；路径3，反驳文本干预→对医宽容度→道德判断。

按照中介效应分析程序[2]，参照Hayes提出的多步中介变量的检验方法[3]，将反驳文本干预作为自变量$X$，道德判断作为输出变量$Y_1$，不确定性容忍度和对医宽容度依次作为中介变量$M_1$和$M_2$输入。加入检查结果及基本信息作为协变量纳入分析。结果如表4-4所示。

表4-4 反驳文本干预影响道德判断的链式多重中介效应检验

| 变量 | 不确定性容忍度（$M_1$） ||| 对医宽容度（$M_2$） ||| 道德判断（$Y_1$） |||
| --- | --- | --- | --- | --- | --- | --- | --- | --- | --- |
| | 回归系数 | SE | $p$ | 回归系数 | SE | $p$ | 回归系数 | SE | $p$ |
| 反驳文本干预（$X$） | 0.76 | 0.15 | <0.001 | 0.09 | 0.15 | 0.583 | 0.26 | 0.17 | 0.113 |
| 不确定性容忍度（$M_1$） | — | — | — | 0.37 | 0.08 | <0.001 | 0.37 | 0.09 | 0.676 |
| 对医宽容度（$M_2$） | — | — | — | — | — | — | 0.20 | 0.08 | 0.018 |
| 常量 | 1.27 | 0.26 | <0.001 | 0.10 | 0.27 | 0.712 | 0.35 | 0.28 | 0.221 |

---

[1] PREACHER K J, HAYES A F. SPSS and SAS procedures for estimating indirect effects in simple mediation models. behavior research methods [J]. Instruments, & Computers, 2004, 36 (4)：717-731.

[2] ZHAO X, LYNCH J G, CHEN Q. Reconsidering baron and kenny：myths and truths about mediation analysis [J]. Journal of Consumer Research, 2010, 37 (2)：197-206.

[3] HAYES A F. Introduction to mediation, moderation, and conditional process analysis [J]. Journal of Educational Measurement, 2013, 51 (3)：335-337.

续表

| 变量 | 不确定性容忍度（$M_1$） ||| 对医宽容度（$M_2$） ||| 道德判断（$Y_1$） |||
|---|---|---|---|---|---|---|---|---|---|
| | 回归系数 | SE | p | 回归系数 | SE | p | 回归系数 | SE | p |
| | $R^2=0.143$ ||| $R^2=0.199$ ||| $R^2=0.089$ |||
| | $F(2,162)=13.50$ $p<0.001$ ||| $F(3,161)=13.34$ $p<0.001$ ||| $F(4,160)=3.93$ $p=0.005$ |||

模型总效应的参数值：$F(4, 160) = 3.93$，$p = 0.005$，$R^2 = 0.089$。路径2的置信区间为（-0.12，-0.01），中介路径显著，效应量大小为0.06；路径1和路径3的中介路径不显著（见图4-4）。与假设一致，反驳文本干预通过提升患者的不确定性容忍度后，再影响其对医宽容度，最后提高对医生的道德判断水平。因为在实验2的条件下，反驳文本干预对患方信任的影响不显著，所以不能判断不确定性容忍度和对医宽容度的中介作用是否也存在于反驳文本干预和患方信任之间。为解答这一问题，实验3去掉医患情境材料，请被试根据自身就医或陪同就医体验来回答相同的患方信任量表，同时加入不确定性容忍度和对医宽容度作为探究中介机制的变量。

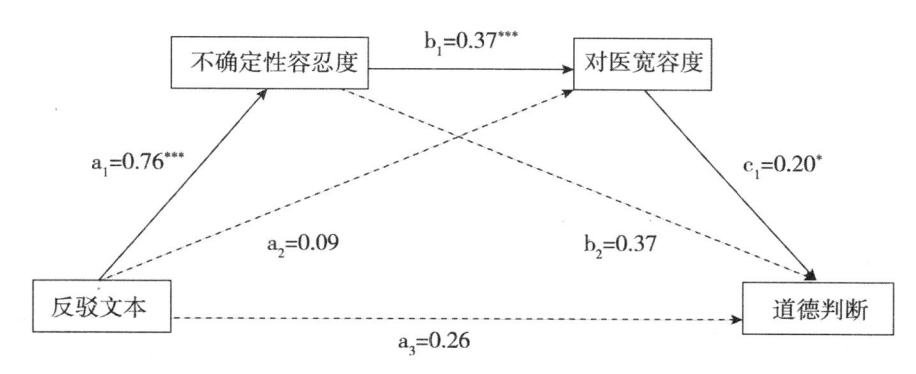

图4-4 反驳文本影响道德判断的中介效应检验路径系数

注：$^*p<0.05$，$^{***}p<0.001$。

## 五、实验3：无情境材料下反驳文本干预对患方信任的影响及机制

（一）研究方法

1. 实验设计

实验3采用单因素被试间设计，自变量分为反驳文本干预组和控制组两个水平。其中，控制组采用空白对照方式进行。因变量为患方信任。加入不确定

性容忍度和对医宽容度作为中介变量,控制变量为性别、年龄、婚姻状况和生育状况。

2. 被试

实验 3 被试的选取标准与实验 1 和实验 2 相同。共发放实验问卷 90（45×2）份,回收 90 份,其中 7 名被试未通过操作检查,将数据视为无效予以删除。得到有效被试 83 人,有效率为 92.2%。其中男性 27 人,女性 56 人;平均年龄为 34 岁（$SD=7.70$）。

3. 实验材料

实验 3 的材料为预实验中编制的反驳文本材料。

4. 测量工具

实验 3 中对不确定性容忍度、对医宽容度和患方信任的测量方式与实验 2 相同,对患方信任的测量更改了指导语,请被试根据自身的就医或陪同就医体验回答。

5. 实验程序

实验 3 的实验对象、抽样方法和实验流程与实验 1 和实验 2 一致,将被试随机分为反驳文本干预组和控制组。具体步骤除去掉医患互动情境材料外,同实验 2。

（二）结果与讨论

1. 反驳文本干预的有效性检验

数据结果显示被试误答比率为 100%,干预有效比率为 79.5%。实验 3 的反驳文本干预有效。

2. 控制变量

分别以性别、婚姻状况和生育状况为自变量,以不确定性容忍度、对医宽容度和患方信任为因变量,做独立样本 $t$ 检验,结果均不显著;分别把年龄单独作为自变量,以及把年龄和反驳文本干预同时作为自变量对不确定性容忍度、对医宽容度和患方信任各自建立两组回归方程。结果发现,年龄对医宽容度预测作用显著, $t$（81）= 3.31, $p=0.001$, B = 0.16;在后续的链式中介分析中将年龄作为协变量纳入。

3. 反驳文本干预对患方信任的影响

无情境材料组中,反驳文本干预组被试 39 人,患方信任得分的平均数为 45.08±7.23;控制组 44 人,患方信任得分的平均数为 38.61±6.19。独立样本 $t$ 检验结果发现,反驳文本干预对患方信任的影响显著, $t$（81）= 4.39, $p<0.001$, $d=0.96$。

### 4. 反驳文本干预影响患方信任的中介机制

中介分析方法同实验2。把患方信任作为输出变量 $Y_2$，包含三条路径：路径1，反驳文本干预→不确定性容忍度→患方信任；路径2，反驳文本干预→不确定性容忍度→对医宽容度→患方信任；路径3，反驳文本干预→对医宽容度→患方信任。数据分析结果见表4-5。

**表4-5 反驳文本干预影响患方信任的链式多重中介效应检验**

| 变量 | 不确定性容忍度（$M_1$） ||| 对医宽容度（$M_2$） ||| 患方信任（$Y_2$） |||
|---|---|---|---|---|---|---|---|---|---|
| | 回归系数 | SE | p | 回归系数 | SE | p | 回归系数 | SE | p |
| 反驳文本干预（X） | 0.68 | 0.23 | 0.004 | 0.56 | 0.20 | 0.583 | 0.41 | 0.21 | 0.056 |
| 不确定性容忍度（$M_1$） | — | — | — | 0.41 | 0.09 | <0.001 | 0.01 | 0.10 | 0.918 |
| 对医宽容度（$M_2$） | — | — | — | — | — | — | 0.55 | 0.11 | <0.001 |
| 常量 | 0.09 | 0.56 | 0.876 | 0.37 | 0.47 | 0.712 | 0.61 | 0.47 | 0.201 |
| | $R^2 = 0.133$ ||| $R^2 = 0.410$ ||| $R^2 = 0.420$ |||
| | $F(2, 80) = 6.15$ $p = 0.003$ ||| $F(3, 79) = 18.30$ $p < 0.001$ ||| $F(4, 78) = 14.09$ $p < 0.001$ |||

模型总效应的参数值：$F(4, 78) = 14.09$，$p < 0.001$，$R^2 = 0.420$。路径2的置信区间为（0.034, 0.34），中介路径显著，效应量大小为0.15；路径3的置信区间为（0.09, 0.59），中介路径显著，效应量大小为0.31；路径1的中介路径不显著。相比于道德判断作为因变量的中介效应检验结果，患方信任作为因变量时中介路径3也显著，即反驳文本干预可以直接提高被试的对医宽容度，进而提高患方信任（见图4-5）。

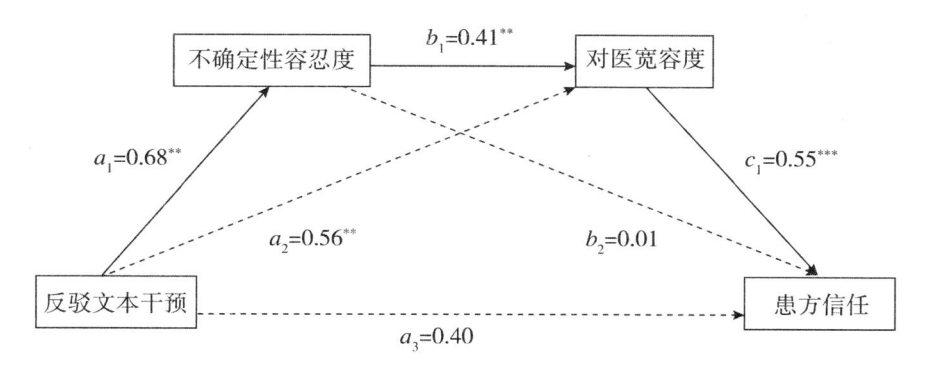

**图4-5 反驳文本干预影响患方信任的中介效应检验路径系数**

注：** $p < 0.01$，*** $p < 0.001$。

## 六、总讨论

### (一) 结果讨论

**1. 反驳文本干预对道德判断和患方信任的影响**

实验 1 和实验 2 的结果均表明,给被试思考时间后再将检查结果呈现给被试和将检查结果直接呈现给被试两种条件下,反驳文本干预都能够显著提升被试对医生的道德判断;但是以患方信任为因变量,只有在给被试思考时间的情况下,反驳文本干预才显著影响被试患方信任得分。根据该实验数据,可以推测检查结果是影响被试患方信任的主要因素,而道德判断与患方信任相比较而言,更容易受到直觉的影响。同样地,实验 1 中反驳文本干预和检查结果的交互作用也可以间接证明该推论。在检查结果为普通发烧时,反驳文本干预对患方信任的影响效果更加显著;而在检查结果为淋巴细胞白血病的实验条件下,控制组的被试也倾向于认为医生的建议是合理的,对医生的信任度较高。

值得注意的一点是,对比实验 1 和实验 2 的研究结果可以发现,思考时间可能是一个重要的调节变量。实验 1 中在呈现检查结果之前,首先引导被试对材料中的患方是否听从医生的建议进行预测,以及对材料中医生的意图进行推断,该过程在提供思考时间的同时,也可能促进了被试更加深思熟虑的思考。有研究发现,对于提升智慧推理状态的被试,在更长时间的思考后更可能选择双赢合作;而降低智慧推理状态的被试,在更长时间的思考后,反而比原来更加不信任对方。[①] 因此,实验 2 中反驳文本干预对患方信任的影响不显著可能存在以下原因:首先,实验 2 在呈现检查结果之前没有提供给被试一定的思考时间;其次,在实验 1 中,控制组虽然未使用与干预组相反效果的干预措施,但是提供思考时间也存在使被试更加不信任医生的可能性,所以思考时间造成的反差致使两种条件下的医患信任差异更加显著。

除此之外,实验 3 的数据结果还表明反驳文本干预的有效性具有脱离情境材料的稳定性,可以作为提升医患信任的通用策略。

**2. 检查结果对道德判断和患方信任的影响**

实验 1 和实验 2 均表明,检查结果是影响被试对医生的道德判断和患方信任水平的重要且稳定的因素。据此结果可以推论,患方在就医之前对医方的态度和信任水平至关重要,根据医生治疗结果的有效或无效而相应产生的信任或

---

① GROSSMANN I, BRIENZA J P, BOBOCEL D R. Wise deliberation sustains cooperation [J]. Nature Human Behaviour, 2017, 1 (3): 0061.

不信任都是不稳固的,这与日常生活中的体验相同。通常而言,患方对于医学检查和治疗结果的感受,是高度"结果导向"而非"过程导向",即容易根据诊疗结果来反推医生的建议与处理是否恰当,而不去考虑结果出来之前医生其实也无法预知结果为何;而医生更倾向于"过程导向"而非"结果导向",即根据医学知识和医院的具体操作流程开具标准化的处方与建议,而无法预知这种处理的结果是否能够让患者满意。这就使得医患之间的信任缔结总是存在松动的可能,要筑牢两者之间的信任联结,还需要不依赖于具体结果的、强有力的其他信任渠道。

3. 检查结果和遵医嘱行为之间的交互作用

实验 1 简单效应分析结果发现,在检查结果为普通发烧的情况下,做检查组的被试更倾向于认为医生建议做骨髓穿刺检查是为了明确的诊断,而不做检查组的被试更倾向于认为医生是为了经济利益;在检查结果为淋巴细胞白血病的条件下情况刚好相反。可能的原因是,在检查结果是普通发烧的情况下,材料中的王先生选择了听取医生建议,王先生的行为也影响了被试的判断,觉得医生的建议可能是合理的;而当王先生没有听从医生的建议,回家后也发现只是普通发烧时,被试也同样会受到王先生这一行为的影响,进而对医生的道德判断较低。在检查结果为淋巴细胞白血病的情况下则刚好相反,因为在这种情况下不听取医生建议的后果严重,而这可能会启动被试的反事实思维。引起的反事实思维越多后悔越强烈,而后悔具有反思性认知的特点,会促使被试在对医生进行道德判断时更加理性地思考,所以对医生的道德判断较高。

4. 不确定性容忍度和对医宽容度的中介作用机制

实验 2 和实验 3 发现,不确定性容忍度和对医宽容度在反驳文本干预和道德判断及患方信任之间起到链式中介作用;对医宽容度在反驳文本干预和患方信任之间起到中介作用。而对不确定性的理解与管理是智慧的元成分,作为一种知识系统,智慧包括对复杂的、不确定的情境的洞察和判断。从实验 2 和实验 3 对中介机制的探究结果可以推想,反驳文本干预是提升个体智慧思维的简单高效的途径,促进相对科学、理性地思考。同时,不确定性容忍度和对医宽容度作为影响道德判断和患方信任的近端因素,后续的研究可以从该方向着手思考如何提高患方的不确定性容忍度,使患方客观意识到现代医学的局限、医生诊断的不确定性以及临床疾病的复杂多变性,为探求和谐的医患关系建立新的途径。

(二)研究创新与实践建议

本书从前人改变认知偏差的策略得到启发,通过反驳文本干预来实现提升患方对医方的道德判断和信任水平的具体路径，并用实验验证了反驳文本干预对道德判断和患方信任的显著影响，为实现良性的医患关系提供了崭新的视角。同时，实验通过干预材料和虚拟案例的设置，整合了3个自变量，选择具有真实就医体验的被试参与实验，施测环境真实，生态效度较高。

研究发现，反驳文本材料的干预是一种客观有效且简便易行的患者教育（patient education）方式。首先，医院可根据不同疾病的具体特征，设置患方需要了解的基本医学知识，尤其是不为人所知的带有意外性的疾病知识，并借助电子设备在医院的公共场所循环播放，从而加强患者对医学知识的掌握和对例外情境的容忍。其次，鉴于患方对医方的道德判断和信任的"结果导向"思维，医患双方要充分认知到差异存在的客观性和普遍性，据此寻求患方的主观感受和医生的客观判断之间的平衡点。医生应该更多地了解非专业人群的求诊习惯和求助思维，也可以采用提问的方式引导患者进行深入的思考，从而引导患者的思维向医学专业思维趋近。最后，医院要充分宣传关于合理检查的相关知识，使大众意识到做检查除诊断的作用外，也以排查其他严重疾病可能性为目的，从而使患者对检查的作用与局限性有更合理的预期，而不形成"每检必中"的刻板化思维，提升对检验误差率、假阳性等情况的接受度，引导形成更有利于正常的医学检验、医生诊断和后续治疗有序开展的良好医患心态。

（三）不足与展望

第一，研究使用的反驳文本材料是精心编制的反直觉和反常识的医学健康知识，预期通过这种知识修正过程来使被试意识到自身直觉判断所产生的偏差，进行元认知提醒。这些知识的意外性可能使患方形成惊奇、有趣的情绪体验，较少存在因"情感税"而造成的认知负荷，从而提升对此类知识的接受度。但对普通的，通常是枯燥的医学知识是否会产生同样的效果，还需要进一步验证。

第二，如引言中说明的，为了避免医患之间的医学价值观与所提供的医学知识的冲突，反驳文本材料有意避开了一些可能具有根深蒂固的价值体验冲突的内容。如果加入存在医学理念冲突的成分，反驳文本是否还会有效？例如，"生完孩子之后可以立即洗头洗澡""吃阿胶不补血"之类的题目，可能就涉及现代医学与传统医学的理念之争，患方可能并不愿意接受反驳文本材料中提供的信息，转而从自身已有知识、信念和经验中寻求支撑，反而可能加剧对反驳文本的疏离和批判，引发不同甚至相反的情绪体验。已有研究发现，知识修正在引发消极情绪的条件下反而会引起相反的学习结果而产生逆火效应（backfire effect），即强化了对试图纠正的错误信息的原始信念。与此相反，产生惊奇等积极情绪则会促使被试的观念发生改变。但医学理念之争又在很大程度上影响着医患之间的信任危机，对此种情形下的反驳文本适用性及患者教育方式应如何展开，还需要进一步的论证。

第三，中介机制的探究需要继续深入。首先，本文主要探究了反驳文本干预提升道德判断和患方信任的中介机制，而医疗结果作为一个更重要的影响因素，其作用机制尚不明确。医疗结果对被试的情绪可能产生重要影响，当最终的检查结果为淋巴细胞白血病时，可能诱导被试产生悲伤的情绪；而检查结果只是普通发烧时，更可能诱导被试产生愉悦情绪。研究表明，相比于产生愉悦情绪，产生悲伤情绪的被试会更能够接受不确定性，从而更接近中立态度。因此，情绪的中介作用是值得继续深入探究的方向。同时，个体洞察自身想法局限性的能力，通常被称为"智性谦逊"（intellectual humility），而对不确定性的识别和管理是智慧的重要标准。若智性谦逊较低，则可能对不确定性的容忍度较低，在检查、治疗结果出现意外时更容易产生负性情绪，并做出偏于极端的道德判断和信任决定。因此，智性谦逊可能是一个重要的中介变量，应当在后续研究中加以验证。此外，以反驳文本干预为自变量，把不确定性容忍度和对医宽容度作为影响道德判断的中介机制的探讨因素，与患方信任作为因变量相比较而言，效应量较小。反驳文本干预作为一种提升道德判断之有效措施的中介机制尚缺乏可靠的实证研究。

第四，本书的目标是降低医患之间的认知差异，促使患方向医生思维靠拢。那么在中国文化背景下探究患方所不具备的医学认知信念，也是后续研究的重要方向。如关于疾病的多因素信念（multifactorial beliefs），多因素信念是指许多常见的疾病（癌症、糖尿病、心脏病和高血压等）本质上都是多因素的，也就是说，它们是由遗传、行为和环境因素共同造成的。由于不支持多因素信念，普通人和专家之间对风险的概念化缺乏一致性，可能会导致对健康传播者的不信任和对科学结果的怀疑。最后，为获得具有真实就医体验的被试，本书采用现场实验的方式，未能后续对被试进行跟踪调查，以探究干预效果的纵向稳定性。通过一次干预是否能够得到持久的影响，或者需要几次干预才可以达到比较稳定的态度转变，也是值得继续探究的问题。

## 七、结论

反驳文本干预能够显著提高被试的患方信任和道德判断，医疗结果是影响被试的患方信任和道德判断的重要因素，不确定性容忍度和对医宽容度在反驳文本干预和患方信任及道德判断之间呈链式中介作用。

(本节内容曾发表于《心理学报》2019年第10期，收录本辑时稍做调整)

## 第二节　社会距离与病情陈述类型对医患信任的影响

### 一、引言

医患之间的信任问题受到越来越多的关注，患者由于不信任可能会隐瞒病情，医生也会由于不信任患者对病情的陈述而采用保守的方法，这种不良的沟通方式严重破坏了医患关系，阻碍了医疗效果。为避免这种情况的发生，现实生活中人们往往选择去熟悉的医院找认识的有关系的医生就诊。有研究通过问卷调查发现，患者选择医院和医生的方式表现为关系取向，86.6%的医生接受并希望"关系就医"。在强调人际关系因素重要性的中国社会，对关系差异的认知判断影响着人际交往中信任的建立，甚至会先于个体的特质因素被认知。这种人际的亲疏关系称为"社会距离"(social distance)，是指个体之间、群体之间、个体与群体之间因亲近或疏远程度不同表现的不同空间距离。作为心理学、社会学和人类学等学科的一个重要概念，社会距离是探讨相互影响的个体或群体之间亲密程度的感知距离或感知维度，用以刻画社会成员之间情感亲密度及关系紧密度，反映了基于社会变量或社会网络的相似性。已有研究证明了社会距离对个体的行为决策产生影响，如有研究证明社会心理距离越远，个体的人际信任水平越低；较近的社会距离可以提高个体间的信任度和合作水平。有研究运用访谈法考察中国乡村医患关系，结果发现传统人际关系上的"差序格局"使乡村医生与村民之间"血浓于水"的情感纽带更加牢固，使乡村医生更容易得到村民和村干部的信任。[①]

关于医患信任的建设问题，诸多研究者建议加强医患双方的信息沟通，这是缓解医患冲突的重要途径。有研究基于社会阶层分化视角进行分析，认为医患信息行为对医患关系产生影响，患者作为医疗信息掌握的弱势群体，其对从

---

[①] 董屹，吕兆丰，王晓燕，等. 村落人际关系与"差序格局"中的医患信任：基于北京市H区的实地研究[J]. 中国医学伦理学，2014 (1)：141-143.

医方获得信息的依赖将长期存在。①（信息）沟通是指某一特定的信息内容经由发出者传递给接收者的过程，是人们相互传递信息和交换思想、感情、观念、态度的过程。在信息传递的过程中，信息发出者对于同一信息内容的不同陈述方式可以导致信息接收者不同的决策，由此推断，不同陈述方式对于个体的信任程度具有显著影响。决策过程中信息的不同架构形式对于结果的影响被称为"框架效应"（framing effect），是指决策者是根据参考点而不是绝对值赋予选项以主观价值，体现了对问题的不同表述对行为决策结果的不同影响。② 医疗决策中的框架效应是指在医疗决策情境中，人们的决策行为受医疗方案框架表述形式的影响而表现出不同决策偏好的现象，是框架效应在医疗领域中的运用。③ 目前研究多参照经典的"亚洲疾病问题"范式进行，探究积极消极框架效应下个体行为决策的保守性或冒险性。信息的积极消极框架，即强调做某事带来的积极结果，或是不做某事带来的消极结果，它们对决策者有不同的吸引力，影响该信息的说服力。以往诸多研究证明了医疗健康行为决策的框架效应，例如，罗斯曼（Rothman）和基维涅米（Kiviniemi）的研究表明，当说服被试执行检测行为时，消极框架信息更有说服力；当说服被试执行预防行为时，积极框架信息更有说服力。④ 但有研究发现，消极框架信息对于疾病检查（乳房自检）更有效。⑤ 我国学者研究表明，在促进健康行为的目标下，健康消息宣传策略将影响个体参与特定健康行为的决策。⑥ 综合以往研究发现，不同的框架（积极/消极）会影响个体不同的决策偏好，但究竟是积极还是消极的框架信息更有效，研究结果存在不一致。

在医疗方案的不同表述形式（框架效应）对医疗行为决策影响的研究具有明显临床意义，也取得相应的研究成果。但以往的研究，结果不一致并且没有对社会文化因素（医患关系类型）和医疗方案表述方式的交互作用进行足够的

---

① 罗集，高杰. 社会阶层分化视角下医患信息行为对医患关系的影响 [J]. 医学社会学，2013（6）：45-47.

② KAHNEMAN D, TVERSKY A. Prospect theory: an analysis of decision under risk [J]. Econometrica, 1979, 47: 263-291.

③ 李燕，徐富明，史燕伟，等. 医疗决策中的框架效应 [J]. 中国健康心理学杂志，2015（12）：1915-1919.

④ ROTHMAN A J, KIVINIEMI M T. Treating people with information: an analysis and review of approaches to communicating health risk information [J]. JNCI Monographs, 1999, 25: 44-51.

⑤ BANKS S M, SALOVEY P, GREENER S, et al. The effects of message framing on mammography utilization [J]. Health Psychology, 1995, 14: 178-184.

⑥ 董官清，丁学龙. 框架效应与问题性质对大学生运动员决策行为的影响研究 [J]. 沈阳体育学院学报，2010（1）：69-72.

探讨。不同社会背景下的个体在医疗决策中面对不同的医疗方案表述会存在迥异的认知加工方式和决策偏好。因此，本文将从医患不同社会距离和医生对病情的不同陈述方式，探索两者对于医患关系的影响程度，探究医患间不同的关系类型如何陈述医患信息以增加患者更多的信任。研究启动患者被试与医生的不同社会距离（远：朋友—近：陌生人），控制不同的医患沟通类型，考察是否对其对医信任水平产生影响。

## 二、方法

### （一）被试

以郑州某高校思想政治理论课程4个班级的学生共144名和郑州某医院就诊的病人共166名为被试，两者共为310名。根据问卷未填项目数回收有效问卷298份（IOS量表未填或任意两项以上未填写均为无效问卷），有效率为96%，其中，过去半年内自己或家属未曾有就诊经历的被试49名，过去半年内自己或家属曾有就诊经历的249名，作为研究被试。被试的平均年龄为26.85（SD = 9.39）岁，男性107人，女性191人。

### （二）实验设计

实验采用2（社会距离远/近）×4（陈述类型：常识积极类型、常识消极类型、专业积极类型与专业消极类型）的两因素完全随机实验设计。因变量是被试的信任程度，采用Likert 5点计分法。

### （三）工具

1. 社会距离

社会距离的启动参照牛忠辉和蒋赛等的操作方式。[①] 社会距离近的被试与医生为朋友关系，做如下启动：假设你的一位亲人得了重病，这位亲人的主治医师是你要好的朋友。社会距离远的被试与医生为陌生人关系，做如下启动：假设你的一位亲人得了重病，这位亲人的主治医师是你从未见过的陌生人。

社会距离的测量采用Aron等人的自我他人包容量表（IOS, inclusion of other in the self scale），该量表采用7点计分法，用两个圆圈的重合程度代表两者的亲

---

[①] 牛忠辉，蒋赛，邱俊杰，等. 社会距离对他人行为表征的影响：评价内容效价的作用[J]. 应用心理学，2010（4）：291-300。

密程度。① 同时采用刘嘉庆等人的《中国人人际关系量表》中的实际亲密度子量表施测，该量表有 4 个项目，$\alpha = 0.95$。②

2. 陈述类型

研究假设的医疗情境是病人脑部有一个动脉瘤，医生对患者的病情和手术后果进行说明。陈述类型为自编的四种陈述，分为常识积极类型、常识消极类型、专业积极类型、专业消极类型。

常识积极类型：从检查结果上看，您的脑部有一个动脉瘤，中等大小，时间有些长了。这个动脉瘤就像是一个鼓气的球，随时有可能破裂，如果现在进行介入手术，我们可以把这个"气球"的口堵住，可以明显减轻头痛、头晕症状，并且有效避免动脉瘤破裂出血导致的偏瘫或者死亡。这个手术是在大脑血管瘤里操作，这就像在鼓气的球里面操作，很有可能会让球产生漏气的现象，形成血栓，产生严重的后遗症，虽然成功率不能得到保证，但是我们会尽量避免出现这种情况。

常识消极类型：从检查结果上看，您的脑部有一个动脉瘤，中等大小，时间有些长了。这个动脉瘤就像是一个鼓气的球，随时有可能破裂，如果不治的话，这个"气球"堵在那里，会让患者经常感到头痛、头晕。哪天一生气，血压上来了，动脉瘤就很有可能破裂出血，导致偏瘫甚至死亡，这就好比球漏气，流速非常快，因此最好是现在做神经介入手术。这个手术是在大脑血管瘤里操作，这就像在鼓气的球里面操作，很有可能会让球产生漏气的现象，形成血栓，产生严重的后遗症，尽管我们会尽量避免出现这种情况，但成功率不能得到保证。

专业积极类型：从检查结果上看，您的脑部有一个动脉瘤，中等大小，时间有些长了。这个动脉瘤主要是由于动脉壁发生粥样硬化使弹力纤维断裂及消失，削弱了动脉壁而不能承受巨大压力。硬化造成动脉营养血管闭塞，使血管壁变性造成的，如果现在采取治疗的话，会减轻患者剧烈头痛和头晕的症状，可以有效避免动脉瘤破裂出血而导致偏瘫或死亡，因此现在需要做神经介入手术。这个手术是在大脑血管瘤里操作，可能会使动脉瘤发生出血，形成血栓，产生严重的后遗症，虽然成功率不能得到保证，但是我们会尽量避免出现这种情况。

---

① ARON E A, SMOLLAN D. Inclusion of other in the self scale and the structure of interpersonal closeness [J]. Journal of personality and Social Psychology, 1992, 63 (4): 596-612.
② 刘嘉庆，区永东，吕晓薇，等. 华人人际关系的概念化：针对中国香港地区大学生的实证研究 [J]. 心理学报, 2005 (1): 122-135.

专业消极类型：从检查结果上看，您的脑部有一个动脉瘤，中等大小，时间有些长了。这个动脉瘤主要是由于动脉壁发生粥样硬化使弹力纤维断裂及消失，削弱了动脉壁而不能承受巨大压力。硬化造成动脉营养血管闭塞，使血管壁变性造成的，如果不治的话，这个动脉瘤就像是一个定时炸弹，会让患者经常感到头痛和头晕。而且一旦患者情绪不稳，极易导致动脉瘤破裂出血，很有可能导致偏瘫甚至死亡，因此现在需要做神经介入手术。这个手术是在大脑血管瘤里操作，可能会使动脉瘤发生出血，形成血栓，产生严重的后遗症，尽管我们会尽量避免出现这种情况，但成功率不能得到保证。

3. 患者对医信任

患者对医信任的评分采用杨莉等人的自评调查表，该表分为三个项目，对医院的信任、对医生的技术信任与对医生的医德信任，根据本书需要加入项目总信任和是否同意手术两项，前四项采用 Likert 5 点计分法。①

（四）统计分析

使用 SPSS21.0 统计软件，进行独立样本 $t$ 检验、单因素方差分析和一般线性模型分析。

## 三、结果

（一）医患社会距离启动效应的检验

表4-6 不同社会距离启动效应的差异检验

| 变量 | 朋友 $n=125$ | | 陌生人 $n=124$ | | $t$ |
|---|---|---|---|---|---|
| | M | SD | M | SD | |
| IOS 得分 | 4.17 | 1.96 | 3.02 | 1.54 | 5.147*** |
| 人际距离 1 | 5.05 | 1.45 | 3.50 | 2.03 | 6.914*** |
| 人际距离 2 | 4.93 | 1.36 | 3.30 | 1.94 | 7.658*** |
| 人际距离 3 | 4.94 | 1.59 | 2.73 | 1.80 | 10.288*** |
| 人际距离 4 | 4.87 | 1.39 | 3.09 | 2.00 | 8.161*** |

注：*$p<0.05$，**$p<0.01$，***$p<0.001$，后表同。

---

① 胡晓江，杨莉. 从一般人际信任到医患信任的理论辨析［J］. 中国心理卫生杂志，2016（9）：641-645.

为了检验朋友和陌生人两种情景想象的启动是否有效，对在半年内曾有就医经历的被试在朋友和陌生人两种社会距离启动下的 IOS 量表得分和人际距离量表四个项目得分进行独立样本 $t$ 检验，结果如表 4-6 所示。从表 4-6 可看出，朋友和陌生人的 IOS 量表得分差异显著，启动效应为朋友的被试得分极其显著高于陌生人（$p<0.001$）。同时，人际距离量表的四个项目得分也差异显著，启动效应为朋友的被试的人际距离量表得分极其显著高于启动效应为陌生人的被试（$p<0.001$），进一步验证了在实验过程中，启动效应一直存在。

（二）不同社会距离的患者对医信任的比较

表 4-7　不同社会距离的患者的对医信任差异（$\bar{x}\pm s$ 分）

| 变量 | 社会距离 朋友（$n = 125$） | 社会距离 陌生人（$n = 124$） | $t$ |
|---|---|---|---|
| 对医院的信任 | 3.91±0.77 | 3.68±0.96 | 2.115* |
| 对医生的技术信任 | 4.11±0.77 | 3.65±0.86 | 4.482*** |
| 对医生的医德信任 | 4.15±0.89 | 3.59±0.85 | 5.065*** |
| 总信任 | 4.10±0.70 | 3.60±0.86 | 4.920*** |

对不同社会距离启动效应下被试对医信任评估的得分进行差异性比较，结果如表 4-7 所示，从表 4-7 可以看出，社会距离为朋友的被试对医院的信任显著高于陌生人对医院的信任（$p<0.05$），且社会距离为朋友的被试对医生的技术信任、对医生的医德信任、总信任与接纳程度都显著高于陌生人（$p<0.001$）。

（三）不同陈述类型下患者对医信任的比较

表 4-8　不同陈述类型下的对医信任差异（$\bar{x}\pm s$ 分）

| 变量 | 常识积极类型 | 常识消极类型 | 专业积极类型 | 专业消极类型 | $F$ |
|---|---|---|---|---|---|
| 对医院的信任 | 3.75±0.74 | 3.81±0.94 | 3.78±0.93 | 3.88±0.85 | 0.350 |
| 对医生的技术信任 | 3.87±0.77 | 3.93±0.87 | 3.66±0.94 | 4.12±0.72 | 3.278* |
| 对医生的医德信任 | 3.89±0.93 | 3.92±0.88 | 3.84±0.96 | 3.91±0.85 | 0.131 |
| 总信任 | 3.78±0.78 | 3.92±0.75 | 3.76±0.95 | 3.97±.77 | 0.911 |

对在过去半年内曾有就医经历的被试在四种不同的陈述类型下的对医信任进行差异检验，结果如表 4-8 所示。从表 4-8 可看出，在四种不同的陈述类型

下，被试对医生的技术信任有显著差异（$p<0.05$），而对医院的信任、对医生的医德信任、总信任与接纳差异不显著（$p>0.05$）。事后多重比较发现，在使用专业积极类型和专业消极类型两种陈述类型下，被试对医生的技术信任有显著差异（$p<0.01$），在患者患有重病的情况下，使用专业术语、略带消极的病情陈述能够让患者对医生的技术更信任。

（四）社会距离和陈述类型对医生的技术信任的影响

表4-9 不同社会距离和陈述类型对医生的技术信任结果（$x±s$ 分）

| 社会距离 | 陈述类型 | | | |
| --- | --- | --- | --- | --- |
| | 常识积极类型 | 常识消极类型 | 专业积极类型 | 专业消极类型 |
| 朋友 | 4.00±0.87 | 4.32±0.67 | 3.88±0.78 | 4.31±0.66 |
| 陌生人 | 3.71±0.60 | 3.58±0.89 | 3.44±0.95 | 3.93±0.74 |

对在半年内曾有就诊经历的被试，以社会距离（朋友、陌生人）和陈述类型（常识积极类型、常识消极类型、专业积极类型、专业消极类型）为自变量，以对医生的技术信任为因变量，进行一般线性模型的单变量方差分析。被试在不同情境下对医生的技术信任的平均值和标准差见表4-9。方差分析的结果表明，社会距离的主效应显著，$F(1, 240) = 20.159$，$p<0.001$，$\eta^2 = 0.077$，朋友对医生的技术信任显著高于陌生人对医生的技术信任，$p<0.001$。陈述类型的主效应显著，$F(3, 240) = 3.605$，$p<0.05$，$\eta^2 = 0.043$，常识消极类型陈述下对医生的技术信任显著高于专业积极类型陈述下对医生的技术信任，$p<0.05$；专业消极类型陈述下对医生的技术信任显著高于专业积极类型陈述下对医生的技术信任，$p<0.01$。社会距离和陈述类型的交互作用不显著。

## 四、讨论

（一）社会距离影响患者对医信任

研究结果显示，社会距离为朋友的被试对医院的信任、对医生的技术信任、对医生的医德信任、总信任与接纳程度都显著高于陌生人。这个结果与以往诸多其他被试群体的研究结果都一致。费孝通先生提出中国人的社会关系是一种以"己"为中心，以血缘为纽带的"差序格局"。[1] 一些研究证明，中国人的人

---

[1] 费孝通. 乡土中国 [M]. 青岛：青岛出版社，2013：37.

际信任同样呈现亲疏有别的差序化，依据关系的亲疏信任水平依次为家人—朋友—陌生人。因此，患者选择医院和医生的方式表现为关系取向，在此基础上更容易产生医患间的信任。

（二）病情陈述类型影响患者对医信任

面对罹患疾病焦灼而又恐惧的病人，医生如何沟通才可以使之更多信任并理性地决策，使用何种陈述方式促使患者与医生积极配合？本书研究结果显示，在患者患有重病的情况下，使用专业术语、略带消极的病情陈述能够让患者对医生的技术更信任。有研究通过眼动技术发现，突发事件背景下感知社会距离对风险决策框架效应的影响显著，无论感知社会距离远近，损失框架比获益框架均需付出更多的认知努力，当感知社会距离越远时，框架效应越明显。[1] 还有研究通过情景模拟医疗决策发现，社会距离和认知重评影响着医疗决策，社会距离越远，人们越敢于冒险，而认知重评有助于决策更加理性。[2] 根据信息的双加工理论（dual-process theory），当个体动机较高时，投入认知资源较多，会采用系统式的加工模型进行信息加工，由于信息被处理得较精细，而使消极信息更被重视，从而消极框架更具有说服力。[3] 相反，当个体动机较低时，会更多采用启发式加工，个体对信息的积极态度更容易被激发，因而积极框架说服力更强。在本书的决策任务中，由于信息的表征及在线问卷填答方式等因素，可能决策者的认知唤醒度不够高，做出改变的动机不是很高，更愿意接受积极框架信息。本书研究结果中，关于病情陈述类型具有框架效应，与已有研究结果一致。但用于解释健康保护行为的健康信念模式（health belief model，HBM）强调个体的信念和思维对行为的主导作用，提出了"价值期待"概念，即当个体认为采取防护措施的好处大于不采取措施带来的潜在坏处时，更愿意增加健康行为。[4] 基于这一理论的劝说方式被认为是促进人们健康行为的一个值得应用的方案。因此，本书研究结果的意义在于在临床医患沟通过程中，医疗信息的沟通方式根据研究模式设计病情陈述类型，通过问题背景让临床决策者接触到疾病相关知识，感受到疾病的威胁，提供专家意见的信息来源线索，让医疗决策者

---

[1] 宋之杰，李爱影，王娜，等．感知社会距离对突发事件风险决策影响的眼动研究［J］．情报杂志，2017（10）：85-90．
[2] 邢强，王蕊，赵淑菁．社会距离与认知重评对医疗风险决策的影响［J］．广州大学学报（自然科学版），2016（5）：89-94．
[3] PETTY R E，CACIOPPO J T. The elaboration likelihood model of persuasion［J］. Advances in Experimental Psychology，1986，19：124-203．
[4] 李虹．健康心理学［M］．武汉：武汉大学出版社，2007：286．

完成促进医疗行为和健康行为的理性决策。

（本节内容曾发表于《中国社会心理学评论》2020年第1期，收录本辑时稍做调整）

## 第三节 心理治疗中医患信任模式的变迁

### 一、引言

在心理治疗中，治疗师和患者的关系发挥着重要作用，而信任则是治疗关系中的一个基础性因素。很多实证研究结果显示，无论使用哪种流派的疗法，治疗关系对心理治疗的结果都具有重要而稳定的贡献。信任在心理治疗关系中是一种基础性的因素。当患者决定是否进入或继续心理治疗时，治疗师是否值得信任是他们最先考虑的因素之一。除了一些强制治疗的例子（如当事人自知力缺乏或法律要求接受治疗），在多数心理治疗中，建立信任是维持治疗关系的基本要求。在治疗过程中，已建立的信任如果减少或丧失，对治疗关系的影响是致命的，患者随时可能脱落，这在很多情况下也意味着治疗本身的失败。

由于心理治疗中的双方通常是治疗师和精神障碍患者（不像心理咨询的当事人是具有心理困扰的正常人），二者的关系从广义上来说也属于一种医患关系。但心理治疗关系的一些特点又使其不同于常规医学临床实践中的医患关系。这主要缘于两方面因素：第一，心理治疗关系中的双方心理卷入程度更高；第二，心理治疗关系的个体化程度更高。首先，在心理卷入程度上，在针对躯体疾病的治疗关系中，治疗的核心和双方关注的重点通常是生物学状况，即使对于患者本人，这些内容都具有较大的客体性，患者多少可以用无涉"自我"的方式谈论作为一种"外物"的疾病。因此，这种治疗关系中的信任较少受到双方人格、道德、价值观等非生物学因素的影响。但在心理治疗中，治疗的核心不可避免地会涉及人格、信念这些具有很大主体性的内容，其心理卷入程度也更高。其次，在个体化程度上，心理治疗中的信任会更多地受到双方人格和价值观的影响，每段关系都不尽相同。不同的心理治疗师对信任的理解可能都有所区别，和患者的信任关系的模式也可能存在差异。这些差异导致心理治疗中的信任关系呈现高度个体化的特点。

由于上述原因，心理治疗的信任关系在具体形态上相当多样化，但宏观层面上仍然可以显现出一些特定的模式,最为典型的两种是先后出现的精神医学模式和人本主义模式。而在近几十年中,这两种历史模式逐渐变迁融合,更多的研究者和实践者开始用治疗联盟这类跨流派的关系变量来理解信任因素。

### 二、精神医学模式:医患之间的信任

心理治疗在理论和实践上都隶属于心理学领域,但在其发展中却经历了一个与精神医学交融的过程。现代精神医学主要产生于19世纪医学专科化和疯人院向现代医院体系转变的过程①;大约相近的时代,受到心灵疗法实践(如催眠术)的启发,弗洛伊德开创了人类历史上第一个正式的心理治疗流派——精神分析。但弗洛伊德最初开创心理治疗的原因之一正是有感于生物疗法对神经症的无力,试图去除治疗中过于医学化的因素,因此二者在早期关联并不密切。心理治疗和精神医学在实践上的交融是受助于历史因素的影响。20世纪30年代,欧洲的政治形势迫使大批精神分析师移居北美,精神分析迅速在当时美国不成体系的"心理治疗"领域奠定了自身的统治地位。同时,由于和美国本土心理学的主流行为主义存在冲突,已被精神分析统治的心理治疗行业转投精神医学,医疗资质等行业法规的建立最终造成了心理治疗的"医学化"(medicalization)。② 在这样的历史渊源下,于美国风靡一时的心理治疗中就染上了精神医学医患关系的色彩。精神医学模式下的信任关系具有以下三方面特点。

第一,在治疗关系的本质上,精神医学模式体现为具有神秘性和专业权威性的医学关系。在18世纪末精神医学的"古典时代",一个具有重要意义的新结构就是医生角色的"神化"③,而这个结构最终凝结在了医学式心理治疗的治疗关系中。精神疾病患者成为医学的对象,摆脱了疯人院物理性紧闭的控制,而作为"心理医生"的治疗师通过对疾病的定义和诊断获得了对患者精神的控制力。治疗师与临床医生一样戴上专业面具,以专业知识的权威性主导治疗;而患者则进入"病人角色"(sick role),相对被动地接受指导。此外,自精神医学从普通医学中独立出来,它便倾向于在精神疾病的解释中加入非生物学的因素(心理、社会因素),以强化自身不同于普通医学的独特性,而这导致它始终

---

① 爱德华肖特. 精神病学史:从收容院到百忧解 [M]. 韩健平,胡颖翀,李亚平,译. 上海:上海科技教育出版社,2008:383-436.
② 班克特. 谈话疗法:东西方心理治疗的历史 [M]. 李宏昀,沈梦蝶,译. 上海:上海社会科学院出版社,1979:245.
③ 福柯. 古典时代疯狂史 [M]. 林志明,译. 北京:生活·读书·新知三联书店,2005:188-198.

无法摆脱实务手法上"浓厚的神秘性"。① 当精神分析在美国医学化之后，其中对梦、潜意识等内容的分析将心灵主义的味道带入精神疾病领域，恰恰与这种医学权威的神秘化趋势相契合。事实上，弗洛伊德在对正向移情的深入论述中也颇多涉及治疗关系的情感联结②，但临床中如何把握又太依赖于治疗师个人的洞察力和解释力。结果精神医学模式还是更重视移情的负面影响，由此倾向于采取情感联结较弱的医患关系。

第二，在性质上，精神医学模式的信任是单向的、技术性的，甚至"仪式性"的。首先，治疗师和患者在信任问题上的地位是不对等的，信任的主体主要是患者。治疗师的身份悬于患者之上，对患者的精神或心理产生控制力。而信任是对自身无法控制状况的托付。在治疗活动中，双方隐含的权力关系决定了治疗师已经掌握对患者的期待，因此他对患者就基本不存在信任问题。其次，信任的内容主要是对治疗师专业知识和技艺的技术信任。不同于生物医学的医患关系中由于心理卷入较低，患者信任不太涉及医生的人格；在心理治疗中，治疗师虽然也戴着专业性的面具，较深的心理卷入却难免让患者对治疗师的看法包含心理因素。在精神医学模式的心理治疗关系中，患者信任并非不涉及治疗师的人格，只不过，患者感知到的治疗师"人格"已经得到了神化的"包装"，除了技术性权威外，还多了一层患者所投射的理想"心灵导师"的神圣光环。患者的信任也随之染上了仪式性的崇拜感。

第三，在作用上，精神医学模式的信任能够使患者更好地依附于治疗师和治疗关系，并易于维持。首先，精神医学模式的信任在患者身上激起的是敬仰和顺从的感情。这种信任与治疗师前置的权威性产生交互作用，使患者真心地接受治疗活动中双方的权力关系。特别是，不少患者的精神疾病包含人际或社会因素，存在与日常生活中其他关系的冲突。他/她们在精神上脱离了"正常"的生活，进入"失序"的精神疾病语境，常规的心理"监护者"（如父亲、教师）失去作用。而在获得他/她们认可的治疗师—患者的配对中，治疗师的专业权威性促成了患者的初始信任。同时，"这个过程也需要病人自己的合作才能完成"，初始信任保证患者不断将自己的内心交到治疗师手上，任其全权处置，这进一步强化了对治疗师权威的服从以及治疗关系的牢固性。患者的依从甚至可

---

① 福柯. 古典时代疯狂史 [M]. 林志明, 译. 北京: 生活·读书·新知三联书店, 2005: 188-198.

② FREUD S. The dynamics of transference [M] // SANDLER J. The standard edition of the complete psychological works of sigmund freud. London: Hogarth Press, 1912, 7: 97-108.

能加深到有害的地步,产生从传统精神分析时代就存在的移情等典型问题。而这种信任模式的优点则在于,只要治疗师能保持住其角色的权威性和神秘性,信任就不容易丧失。

在受 20 世纪上半叶美国心理治疗医学化影响的其他心理治疗体系中也能看到类似的信任模式。比如,传统行为主义疗法的治疗关系同样是控制—依从的配对,只不过患者的"崇拜"从治疗师的个人魅力部分转向了科学和治疗技术本身,信任模式也仍然是以患者单向为主的技术性信任。总体而言,精神医学模式下的信任模式在心理治疗关系中长期占据主流地位,直到人本主义心理学在治疗关系上引起革命。

### 三、人本主义模式:人与人之间的信任

自 20 世纪 40 年代起,心理治疗领域的内外环境都开始进入纷繁复杂的状态中。在精神医学机构中,生物医学疗法大为流行,与心理疗法在精神疾病的治疗上展开"地盘争夺战";而在心理治疗领域内部,伴随精神分析与行为主义疗法愈演愈烈的竞争,一些新的治疗体系也开始被创造出来,如人本主义疗法、认知行为疗法、理性情绪疗法、存在主义疗法等。在这个时期,人本主义心理学家罗杰斯的来访者中心疗法开启了心理治疗关系取向转变。罗杰斯从创立"非指导疗法"开始,就关注能促进治疗关系的技术,而通过不断的实践,他最终将"非指导"改为"来访者中心",重点从仅作为治疗技术的接纳、信任和开放等表现,转移到引发这些现象的本质——助益性的治疗关系上。时至今日,罗杰斯关于治疗关系的许多观点已经成为心理治疗和咨询领域的基本理念。[①] 以罗杰斯的理论为代表,心理治疗中信任关系的人本主义模式具有以下三方面特点。

第一,在治疗关系的本质上,治疗师和前来就医的来访者之间由医患关系转为两个平等的人的关系。罗杰斯的论述有一个核心信念,即"治疗关系只是一般人际关系的一个特例"[②]。这一点充分反映了人本主义对心理治疗的理解不同于精神医学传统的关键:治疗师和前来就医的来访者之间不再是医生和病人的医患关系,而是两个平等的人的关系。心理治疗关系和其他促进成长的关系

---

① CAIN D J. What every therapist should know, be and do: contributions from humanisticpsychotherapies [J]. Journal of Contemporary Psychotherapy, 2007, 37 (1): 3-10.
② 罗杰斯. 个人形成论 [M]. 杨广学,尤娜,潘福勤,译. 北京:中国人民大学出版社, 2004: 45.

（如咨询关系、教育关系）本质上都有着同样的规律和特点，罗杰斯用"助益性关系"这个术语来指称这些能促进成长的关系。① 而创造助益性治疗关系的关键问题之一，即"我能否以某种方式成为在他人看来是诚实可靠、可以信任、始终如一的一个人"②。治疗师是否值得信赖，与助益性治疗关系的核心特征密切相关。因此，在助益性治疗关系中，信任不只是促进治疗的一种附带因素，而是成为治疗本身的核心问题。

第二，在性质上，人本主义模式的信任是相互的、平等的、动态的，与普通意义上的医患信任具有较大差别。首先，助益性治疗关系中的信任不再是单方面的，而是双方共同参与的。罗杰斯受布伯"我—它"关系（用理性将对象工具化、有序化）与"我—你"关系（人格的相遇与交融）③ 的启发，认为要在治疗中实现真正的关系，治疗师也应该向来访者开放内心世界，达到真诚、内外一致和"透明"的交流④。在这种状态下，信任也是交互的：治疗师要获得来访者的信任，首先要展现出自身的真诚可信，并信任来访者的自我潜力；来访者的信任则回应治疗师的开放和信任，是其自我走向整合所带来的安全、信赖感的外在反映。其次，信任中双方是平等的。治疗师不再是戴着冰冷专业面具的权威人物，而是一个自我较为整合的人，这个状态是来访者也有潜力达到的。因此，治疗师不再得到单向的技术信任，治疗师的真实自我必须与外在表现相一致，才能在深度的内心交流中始终保持可信赖性。因此，人本主义模式的信任是一个动态的过程，其基础并非治疗师固有的身份，而是其当下的态度和行动。

第三，在作用上，人本主义模式的信任对于助益性治疗关系本身以及治疗的整体效果都会产生影响。治疗师对来访者的信任与治疗师表现出的助益性态度（比如，共情、无条件的积极关注等）相关，而来访者的信任则让他/她们更好地体验到治疗师的助益性态度。⑤ 人本主义模式的信任还给予了患者更大的自主权，使其主动地参与治疗过程。不过建立这种信任模式对治疗师自我的成长

---

① 罗杰斯. 个人形成论 [M]. 杨广学，尤娜，潘福勤，译. 北京：中国人民大学出版社，2004：45.
② 罗杰斯. 个人形成论 [M]. 杨广学，尤娜，潘福勤，译. 北京：中国人民大学出版社，2004：45.
③ 布伯. 我与你 [M]. 陈维纲，译. 北京：商务印书馆，2013：111-122.
④ 乐国安，管健. 试析马丁·布伯的对话哲学对心理学的影响 [J]. 理论与现代化，2005（2）：20-25.
⑤ PESCHKEN W, JOHNSON M. Therapist and client trust in the therapeutic relationship [J]. Psychotherapy Research, 1997, 7 (4)：439-447.

和整合水平都有着很高的要求。虽然在罗杰斯的治疗关系理论得到广泛认可之后，很多治疗师都热衷于称自己属于人本主义流派，但其实真实自我的展现比将"无条件的积极关注""真诚""带着同理心去倾听"当作单纯的技术要困难得多。如果治疗师不能完全察觉自我的情感，而用暂时的"表演"加以伪装，则难以支持长期的信任。比如，当治疗师感到厌烦而自己又没有意识到时，他表达支持的话语就会微妙地传递出厌烦，来访者会下意识地产生疑惑，随之感到无法信任治疗师。变动不居的信任时刻考验着治疗师的本真反应。因此，人本主义模式的信任一个较为突出的劣势，恰好和精神医学模式的优势相对应，那就是这种信任难以建立和维持。

在当今的心理治疗实践中，人本主义模式的影响更多体现在治疗观念的哲学取向上，而非具体技术和理论上。人本主义模式真正改变了心理治疗中双方的相处方式：治疗师走下神坛，将真实的自我面向患者；而患者脱离被动的下位，在治疗过程中更多地承担起自己的责任。在信任问题上也体现出双方角色的这种上下位移：治疗师要为建立相互的信任付出更多努力，而患者也掌握了信任的更多选择权。罗杰斯对于治疗关系的观点已经不只限于一个理论流派，而是在不同派别的治疗师中都产生了持久而广泛的影响。[①] 人本主义模式的信任也不局限于具体的技术流派，即使难以做到罗杰斯式的理想助益性关系，多数治疗师也可以在本身采用的治疗技术之外，以真实的自我去和患者建立和维持良好的治疗关系，使双方真诚的信任成为治疗的助力。

### 四、治疗联盟与作为关系变量的信任

治疗联盟（therapeutic alliance）自20世纪60年代起就逐渐成为心理咨询与治疗领域的热门主题之一。在这个概念的框架下，心理治疗关系中的信任研究获得了一种全新的视角。治疗联盟又可以称为"工作联盟"（working alliance）或"助人联盟"（helping alliance）。虽然有学者认为这几个概念存在细微区别，但其核心都在于"联盟"，即治疗师与患者之间的一种开放、信任、合作的互动关系。在治疗联盟中，治疗师与患者之间的相互信任是联盟中关键的情感联结因素之一。信任可以放大患者参与治疗的良好意愿，压制对治疗师和治疗本身的怀疑与敌意。

治疗联盟概念的起源和发展也是心理治疗中信任模式变迁的一种体现，其

---

① FARBER B A. On the enduring and substantial influence of carl rogers' not-quite necessary nor sufficient conditions [J]. Psychotherapy (Chic), 2007, 44 (3): 289-294.

中既有精神分析的理论源泉，也有人本主义潜移默化的影响。治疗联盟最初源自精神分析学派对治疗中正向移情现象的分析。如前所述，弗洛伊德从创立精神分析时起就重视治疗关系中非医学性的情感联结，比如，可以促进医患双方合作的正向移情以及"契约"① 等，这成了治疗联盟理论的基础。后来，精神分析师格林森（Greenson）及其同事提出"联盟"这一概念，将治疗师与患者之间的真实关系与正向移情做出区分。② 博尔丁（Bordin）提出"跨特定流派理论"的经典治疗联盟三维度模型，确定了治疗联盟的基本分析框架。③ 这三个基本维度即治疗师与患者一致同意的共识目标（goals），双方对如何实现目标的共识任务（tasks），以及由此建立的情感联结（bond），其中就包括双方之间的相互信任、尊重和关心等人本主义关系理论的影响。虽然如此，治疗联盟中的信任与这两个流派的信任模式也都存在区别。

第一，在治疗关系的本质上，治疗联盟既是具有情感联结的真实关系，也是技术性的医患关系。治疗联盟虽然来源于正向移情，但不同在于，不论是否"正向"，移情强调的仍是患者对治疗师的单向情感投射，而非真实的情感联结。而治疗联盟则是真诚互信的真实情感关系，这与人本主义倡导的治疗关系有些相似。但人本主义的治疗关系以"人"（来访者）为中心或焦点，而治疗联盟这一框架则相对要"技术化"一些，主要是以"事"（治疗目标和任务）为核心的。虽然情感因素在治疗联盟中是一个重要维度，但这些情感因素必须与认知因素（对治疗目标和任务的"共识"）一起维系治疗联盟。治疗联盟并不像人本主义，特别是罗杰斯的来访者中心理论中所说的是"助益性人际关系的一个特例"，而是一种带有特殊情感因素的"医患关系"。

第二，在性质上，治疗联盟中的信任既是平等的、相互的，也是不完全对等的。治疗联盟强调治疗师和患者之间的互动。与人本主义的信任模式类似，治疗师既要获得患者的信任，同时也要对患者的自我具有信任。经验不足的治疗师可能在患者拒绝时表现出惩罚性和防御性④；有经验的治疗师则懂得在这种情况下不要给患者太大的压力，不能失去对他们自我成长的信任，才能更好地

---

① FREUD S. Analysis terminable and interminable [M] //SANDLER J. On freud's "analysis terminable and interminable". London: Karnac Books Ltd, 1938: 3-40.
② GREENSON R R, WEXLER M. The non-transference relationship in the psychoanalytic situation [J]. The International Journal of Psychoanalysis, 1969, 50: 27-39.
③ BORDIN E. The generalizability of the psychoanalytic concept of the working alliance [J]. Psychotherapy: Theory, Research, and Practice, 1979, 16: 252-260.
④ WATSON J C. Reassessing rogers' necessary and sufficient conditions of change [J]. Psychotherapy: Theory, Research, Practice, Training, 2007, 44 (3): 268-273.

维持联盟。但在治疗联盟这种以治疗本身为导向的关系中，双方在身份上仍是并不对等的"医"与"患"。患者对治疗师的信任中既包含着对治疗师人格、良好意愿等的非技术性信任，也包括对治疗师的技术和能力的信任。患者对治疗师有能力帮助自己的信心和希望常常在改变过程中发挥关键作用，这就更类似于精神医学模式下的医患信任。

第三，在作用上，治疗联盟中的信任具有较为明确的功能性，被作为强化患者合作的一个重要因素，这与其积极移情的理论源头有些类似。但治疗联盟中的信任水平并不是越高越好。作为一种跨流派的关系变量，信任应该恰当地与治疗目的和方法相结合。对任何一种疗法来说，过少或过多的信任都可能阻碍有效的投入。[1] 比如，精神分析所需要的信任水平就和一些仅以症状为导向的疗法不同。提升患者对治疗师的信任水平，促进治疗联盟的临床技能需要根据患者的关系能力和风格进行调整。其中的关键在于治疗师能否准确判断来访者对暴露和探索的接受程度，而这一点又会随着治疗进程不断变化。

在治疗联盟中探讨信任问题还有一个重要意义，就是治疗联盟本身及其中的信任因素都可以作为关系变量进行测量和研究，这也契合了心理治疗领域的循证实践（evidence-based practice）潮流。经过多年的研究，治疗联盟测量工具的编制与修订已相当成熟，发展出了工作同盟量表（working alliance inventory，WAI）[2] 及其简版[3]、加州心理治疗同盟量表（the California Psychotherapy Alliance Scale，CALPAS）[4] 等具有较好心理测量学特性的测量工具。利用这些测量工具进行的研究显示，治疗联盟作为一种普遍因素和疗效大体上具有稳定的、中等程度的正相关关系。[5]

---

[1] HATCHER R L, GILLASPY J A. Development and validation of a revised short version of the Working Alliance Inventory [J]. Psychotherapy Research, 2006, 16 (1): 12-25.
[2] HORVATH A O, GREENBERG L S. The development of the working alliance inventory [M] //GREENBERG L S, PINSOF W M. The psychotherapeutic process: a research handbook. New York: the Guilford press, 1986: 527-556.
[3] TRACEY T J, KOKOTOVIC A M. Factor structure of the working alliance inventory [J]. Psychological Assessment, 1989, 1 (3): 207-210.
[4] MARMAR C R, WEISS D S, Gaston L. Toward the validation of the california therapeutic alliance rating system [J]. Psychological Assessment, 1989, 1 (1): 46-52.
[5] MARTIN D J, GARSKE J P, DAVIS M K. Relation of the therapeutic alliance with outcome and other variables: a meta-analytic review [J]. Journal of Consulting and Clinical Psychology, 2000, 68 (3): 438-450.

**五、结论和展望**

总体而言，心理治疗中的信任随着历史进程，从早期的精神医学模式发展到了现代的人本主义模式，直至今天伴随治疗联盟这一概念成为一种可实证的治疗效果影响因素。这个过程不只反映了信任这一独立的问题，还折射出心理治疗研究整体取向的变迁。

第一，在治疗活动中，双方的角色发生了变化。在精神医学模式中，治疗师是患者的"心灵导师""监护人"，患者依附于治疗师，被动地听从其指导，崇拜性的信任加强了患者的顺从程度；在人本主义模式中，治疗师不再隐匿于专业面具之后，精神疾病患者也得到了更多作为一个人的尊重。当代的心理治疗界认识到了古典心理治疗模式对患者角色的物化和客体化，并对其进行反思，由此逐渐接受了人本主义重新赋予个人以尊严和权力。而在治疗联盟之中，这种平等关系又和具体疗法以及治疗目标相结合。治疗师既是专业人士，是达成治疗目标的指导者，也是患者的合作伙伴；患者既依赖治疗师的技能，也作为治疗目标的主体而拥有自身的主动权与自由。

第二，在治疗关系中，信任的性质发生了变化。在精神医学模式中，患者将治疗师视为专业化身、具有神秘权威的"心灵导师"，因此患者的信任就更多是技术性信任，而非对治疗师个人的信任；而在人本主义模式中，来访者和治疗师将彼此视为有价值、有潜能的人，因此信任就是一种情感上的相互信任，并不限定在对技术的信任上。而在治疗联盟等关系变量的框架下，信任的存在则与医患双方对治疗的共识紧密相关。治疗师与患者的相互信任建立在双方合作的事实和认知的基础上，因此技术性信任和非技术性的信任共同构成双方情感联结的一部分。

第三，也是最为本质的变化，就是心理治疗的基本观念发生了转变。治疗师和研究者们逐渐意识到，比起各个流派具体的治疗技术，像关系变量这样在心理治疗中发挥作用的共同因素可能对治疗结果具有更大的影响。[①] 治疗联盟逐渐成为一种跨流派的关系变量，也反映了心理治疗研究的一个大趋势，即关注在具体疗法之外影响治疗的普遍因素。即使不使用治疗联盟的框架，研究者也开始将治疗关系、医患信任等视为需要独立讨论的问题。比如，认知行为疗法（cognitive behavioral therapy，CBT）的创始人贝克（Beck）等提出的基本信任

---

① MIDDLETON H. Psychiatry reconsidered: from medical treatment to supportive understanding [M]. London: Palgrave Macmillan, 2015: 201-202.

（basic trust）等因素后来在 CBT 的实践中得到广泛重视①，在一些治疗困难或痛苦的特殊群体中尤为关键，比如，针对创伤后应激障碍患者的延迟暴露疗法（prolonged exposure therapy）就特别需要建立信任关系。② 而在当代的精神卫生工作中，一些非治疗性质的"社会干预"（如社区精神卫生工作队）发挥了类似心理治疗的疗愈作用，其中的关键因素之一就是与当事人建立起支持性的信任关系。专门的精神卫生机构也越来越注意到与患者和大众建立良好信任的重要性。③

心理治疗中信任模式的变迁也可以为我们更好地理解精神卫生领域之外的治疗关系提供启示。普通医学的医患信任危机是当前我国面临的一大社会问题。但是，"当前的医患关系研究大多集中于对医患关系的广域理论分析和讨论……忽视医患关系认知对医患双方心理状态和过程的影响机制研究"④。在医学领域吸取心理治疗领域信任模式变迁的一些经验，也许能够改善医患信任上的困境。

第一，医患信任如同精神医学模式，主要以权威性、技术性的信任为主，而对信任中的非技术性因素以往关注较少。而这一点在现实中其实有着重要的影响。比如，有研究发现，我国医患间的信任具有独特的"关系取向"（relationship-oriented），患者总是期望通过关系网络将医患双方从陌生人变成熟人，部分原因就是为了对抗生物医学制度化下医生的冷漠感。⑤ 我国患者对医患信任的这种期望就有些类似于人本主义模式中人际信任或治疗联盟中的情感联结。尝试在医患关系中使用心理治疗关系的相关技术，给予患者更多的温暖、尊重与共情，也许有助于医患信任的建立与维持。

第二，对医患信任的研究或许可以从心理治疗中的信任由单向转变为相互的过程中获得启发。研究发现，仅仅依靠单纯计算利益的技术性信任就有可能导致防御性医疗等现实问题。而人际医患信任的正向演变可能呈现出由计算型

---

① BECK A T, RUSH J J, SHAW B F, et al. Cognitive therapy of depression [M]. New York: Guilford Press, 1979: 50.
② HEMBREE E A, RAUCH S A M, FOA E B. Beyond the manual: the insider's guide to prolonged exposure therapy for PTSD [J]. Cognitive and Behavioral Practice, 2003, 10: 22-30.
③ GAEBEL W, MUIJEN M, BAUMANN A E, et al. EPA guidance on building trust in mental health services [J]. European Psychiatry, 2014, 29 (2): 83-100.
④ 汪新建, 柴民权, 赵文珺. 群体受害者身份感知对医务工作者集体内疚感的作用 [J]. 西北师大学报（社会科学版）, 2016 (1): 125-132.
⑤ 汪新建, 王丛. 医患信任关系的特征、现状与研究展望 [J]. 南京师大学报（社会科学版）, 2016 (2): 102-109.

信任到了解型信任，再到认同型信任这一逐渐深化的过程。① 在理想的状态下，医患关系中的双方也可以像治疗师与患者之间一样，通过对治疗目标、手段、过程的共识来建立起"联盟"，通过双方共同的满意感和心理契约来维持高水平的相互信任。这也是当前医疗管理领域的一些潮流，如"医患共同决策"等希望促成的关系模式。

第三，当今的心理治疗领域重视治疗联盟等关系变量，由此便可以将信任等因素的影响纳入循证实践的体系中。而在医患信任研究领域中，构建定义明确的、可操作化的关系变量，也有助于研究者对医患信任的作用进行实证研究。当前已有一些研究者尝试使用可测量的具体指标来对医患之间的关系进行量化研究，如"医患社会心态"。② 在此基础上，还可以使用大数据挖掘、参与观察、半结构式访谈、影像分析等方法进一步丰富医患信任的量化资料，为临床实践和构建和谐医患关系提供具体可操作的指南。

（本节内容曾发表于《中国社会心理学评论》2020年第1期，收录本辑时稍做调整）

## 第四节　临床风险沟通的医患差异与应对策略

**一、临床医疗中风险沟通的意义**

医患沟通是影响医患关系的核心因素，有效的医患沟通可以提高患者满意度、依从性和医疗效果，而失败的医患沟通则是导致医患纠纷最常见的原因之一。③ 医患沟通的一个重要方面，是医务工作者与患者传递医疗过程中可能出现的各种不确定与风险信息，即风险沟通。

人们对临床医疗中的风险沟通的认识往往局限于可能导致死亡、伤残、不

---

① 汪新建，王丛，吕小康．人际医患信任的概念内涵、正向演变与影响因素［J］．心理科学，2016，39（5）：1093-1097．
② 吕小康，朱振达．医患社会心态建设的社会心理学视角［J］．南京师大学报（社会科学版），2016（2）：110-116．
③ 金福年．加强医患沟通的有效途径［J］．中国医院，2007（8）：63-65．

良反应等严重后果的不安全事件中①,例如,医生与患者进行术前谈话,签订放化疗知情同意书,告知输血/血液制品治疗风险等。实际上,整个临床医疗过程的方方面面都存在着或多或少的风险性和不确定性：医生在诊断时有一定误诊的风险,有些检查不一定能帮助病人确诊病情,有些检查可能出现假阴性或假阳性结果,某些治疗方案的疗效不确定,某些治疗方案的治疗时间与费用不确定,许多疾病预后又有复发风险等。医生往往无法正确传递医疗中的这些不确定与风险信息,导致患者不能正视医疗风险。患者低估风险,可能产生诸如"医生就喜欢吓唬病人"的错误信念;患者高估风险,可能产生诸如"医生不重视病人病情"的错误认知。这都将导致医患关系紧张,甚至引发医疗纠纷。因此,临床医疗中的各种不确定与风险信息都应该受到重视,医生该如何向患者传递这些不确定与风险信息,帮助其正确理解医疗的不确定性与风险性,成为一个具有现实意义和应用价值的研究问题。

## 二、临床风险沟通的医患差异

（一）风险认知差异

医患双方对风险的认知方式不同,这会导致医患双方在风险沟通上存在一定的障碍。

一方面,医方所认知和理解的医疗风险通常是基于群体抽样得到的概率性事件,而患方面临的医疗风险往往是单一性风险事件。对医生而言,他们认知和理解的风险信息,如病人患某种疾病的可能性、某种疾病的致死率、某类手术的成功率、某些药物的过敏率等,要不来源于临床试验证据和医学调查数据,要不来自医生行医过程中对病案病例的经验性积累,这都属于在一定数量的群体中抽样得到的概率信息。医生的教育经历与行医经验能够帮助其直观理解和感受这些概率信息背后的含义。②但对患者而言,他们面临的风险是单一性风险事件,对单一性风险事件来说,基于群体抽样得到的客观概率是没有直接意义的,即存在单一事件概率悖论③,患者很难理解单一性风险事件中的概率信息。

---

① 鞠金涛,饶黎,连斌,等.医疗实践中患方医疗风险认识研究［J］.解放军医院管理杂志,2007（5）：363-364.
② REYNA V F. A theory of medical decision making and health: fuzzy trace theory［J］. Medical Decision Making, 2008, 28（6）：850-865.
③ HACKING I. An introduction to probability and Inductive Logic desk examination edition［M］. London: Cambridge university press, 2001：49-50.

例如，某种治疗方案的治愈率为85%，对医生来说85%的治愈率意味着他们如果为100个患者实施该方案，85个患者可被治愈。然而，对患者的某一次治疗来说，85%的治愈率没有直接意义，治疗方案依然可能产生两种结果：治愈或治疗失败。此外，大部分患者缺乏应对和处理风险事件的经验和知识，教育经历和数字运算能力也较为有限，导致难以理解风险与概率信息。[1] 患方难以理解风险与概率信息，就容易对医方的诊断和治疗产生不理解和不信任。有研究发现，患者如果对数字概率不太敏感，对医院的评价更为情绪化，较少使用理性客观的评价方式[2]，从而引发医患关系紧张。

另一方面，医疗中许多不确定与风险事件都属于偶然性的随机事件，具有专业知识背景的医生能够正确认识到事件之间的关联性与随机性，但大部分患者由于缺乏专业知识背景，往往容易忽略事件的随机性和偶然性，产生因果错觉，即错误地认为一些原本并不相关的事件之间具有关联性。安慰剂效应就是因果错觉的一个典型例子，安慰剂效应中的因果错觉给患者带来的是一种积极的影响。但是在其他一些情况下因果错觉可能造成不良的影响，危害医患沟通与信任。例如，患者错误地认为病情的恶化与医疗检查有关联，手术的成功与给不给红包有关联，病患死亡与医方的治疗有关联，等等。

(二) 风险决策差异

医患双方在进行风险决策时，采用的决策策略不同，其风险决策偏好也存在差异，这也会造成医患双方在风险沟通中出现障碍。

首先，医生所面临的往往是多人多次的风险决策，即医生要为多个患者进行多次风险决策。在多人多次的风险决策中，决策者往往采用更加理性的分析式决策策略，能够遵循最大化原则，选择期望价值最大化的方案。而对患方而言，他们进行的是单次风险决策，在单次风险决策中，决策者往往采用基于直觉的启发式决策策略，依据某些单一维度进行选择，更可能做出一些非理性的决策行为。[3]

其次，医生在为患者做决策时倾向于选择保守的方案，而患者在为自己做决策时倾向于选择冒险的方案。这一现象在众多医疗决策研究中得到了支持。

---

[1] REYNA V F, NELSON W L, HAN P K, et al. How numeracy influences risk comprehension and medical decision making [J]. Psychological Bulletin, 2009, 135 (6): 943-973.
[2] PETERS E, VÄSTFJÄLL D, SLOVIC P, et al. Numeracy and decision making [J]. Psychological Science, 2006, 17 (5): 407-413.
[3] 孙红月，苏寅，周坤，等. 从风险决策中的多次博弈到单次博弈：量变还是质变？[J]. 心理科学进展, 2011, 19 (10): 1417-1425.

如雷马克(Raymark)发现,大学生被试为自己选择医疗方案时更愿意选择风险性更大但疗效更好的手术治疗方案,而在为他人选择时更保守。① 加西亚-雷塔梅罗(Garcia-Retamero)和盖尔西奇(Galesic)要求医生想象自己或者他们的病人患上了一种新的疾病,需要从两种治疗方案中做出选择,结果发现医生想象自己患病时更多选择较为冒险的治疗方案,而想象病人患病时则表现出更多的风险规避。② 齐克蒙德-费舍尔(Zikmund-Fisher)、萨尔(Sarr)、法格林(Fagerlin)和乌贝尔(Ubel)分别让被试扮演病人、医生和病人父母三种角色,然后告知有一种流行性感冒正在爆发,要求被试决定是否给病人接种疫苗时,相比扮演医生和病人父母,被试在扮演病人的条件下更倾向于选择不接种疫苗这种冒险选项。③

(三)情绪与动机差异

医患双方拥有不同的情绪与动机水平,这些差异也会对医患风险沟通产生影响。

第一,医生为他人做决策时情绪卷入度较低,较少受到情绪的影响,因此,医生对风险的认知更为客观,决策会更加中立,在风险沟通过程中更关注方案的可行性与风险性,如手术的实施条件、成功率等。而患方往往处于一种高情绪卷入状态,容易产生担心、害怕、畏惧、焦虑等情绪。高情绪卷入度导致患者无法正确认知风险,容易高估或低估风险,同时受到情绪状态的影响无法采用理性的信息加工方式,在风险沟通中更关注方案的结果,如手术后的治愈效果、需要花费的金钱等。

第二,医患双方在进行风险沟通时,拥有不同的动机。医患风险沟通的目的本应该是让患者理解医疗过程中可能存在的不确定性与风险性,保障患方的知情权和决策权,帮助患方进行有效的知情决策。但医方在进行风险沟通时可能还有避免医疗纠纷的防御性动机(prevention motivation)。为了避免患者的投诉、起诉或不合理的纠缠、医闹,医务人员在进行风险沟通时会着重强调方案

---

① RAYMARK P H. Accepting or Rejecting Medical Treatment: A Comparison of decisions made for self versus those made for a significant other [J]. Journal of Applied Social Psychology, 2000, 30 (11): 2409-2436.

② GARCIA-RETAMERO R, GALESIC M. Doc, what would you do if you were me? On self-other discrepancies in medical decision making [J]. Journal of Experimental Psychology: Applied, 2012, 18 (1): 38-51.

③ ZIKMUND-FISHER B J, SARR B, FAGERLIN A, et al. A matter of perspective: choosing for others differs from choosing for yourself in making treatment decisions [J]. Journal of General Internal Medicine, 2006, 21 (6): 618-622.

风险性或病情的严重性,沟通更为保守和谨慎,甚至将医疗方案选择全权交给患方。① 与此同时,相比于医方,患方拥有更强的提升动机(promotion motivation),即更关注方案可能带来的正性结果,更期望医疗方案能够达到理想水平,因此患者可能会选择性地接收正性信息,忽略方案的风险性,对医疗方案产生过高期望,而在决策后容易由于期望与实际存在差异,出现后悔情绪和反事实思维,导致对医疗的满意度降低。

### 三、临床医疗中的风险沟通策略

心理学与医学研究者们进行了一系列研究来探究如何改善患者的风险感知,帮助医患双方进行良好沟通,做出最优医疗决策。这些研究成果提供了一些可供参考的风险沟通策略。

(一)合理选择风险表征方式

风险信息有不同的表征方式,在表述不同风险事件时,不同表征方式对风险沟通的影响不同。

呈现单个风险事件时,使用简单频数(如"每100个病人进行手术后会有5人手术失败")来表征风险比抽象的概率描述(如"手术失败率为5%")能使患者更容易理解和评估风险。② 这是因为频数更符合人类认知系统的加工模式和算法规则,是人类在长期进化过程中经验积累的习惯。频数的这种优势性在计算能力较差的群体中表现得尤为突出。③ 计算能力较差的人缺乏从不同框架或格式中转换数字的能力,因此容易受到格式的影响,频数能够显著提高他们对风险信息的理解力。④

当需要呈现两个或两个以上独立事件发生的可能性时,用一个数字表示一个事件的可能性(如"安慰剂缓解症状的可能性为10%,A药物缓解症状的可能性为35%")比包含多个数字的简单频数(如"每100个人使用安慰剂后有

---

① 刘雪娇,张星星,冯秒,等. 医生职业风险认知对防御性医疗行为的影响[J]. 中国卫生政策研究,2008,11(3):15-19.
② HOFFRAGE U, GIGERENZER G. Using natural frequencies to improve diagnostic inferences [J]. Academic Medicine, 1998, 73 (5): 538-540.
③ WOLOSHIN S, SCHWARTZ L M. Communicating data about the benefits and harms of treatment: a randomized trial [J]. Annals of Internal Medicine, 2011, 155 (2): 87-96.
④ PETERS E, HART P S, FRAENKEL L. Informing patients: the influence of numeracy, framing, and format of side effect information on risk perceptions [J]. Medical Decision Making, 2011, 31 (3): 432-436.

10 人症状缓解，每 100 个人使用 A 药物后有 35 人症状缓解"）更容易被患者理解。①

在呈现随时间推移或治疗方案的实施导致的风险变化时，相对于绝对风险描述（如"筛查使风险降低 5%"），使用相对风险描述（如"筛查使风险降低一半"）会放大患者的风险感知程度，但会降低患者对风险的理解度。② 在呈现基线风险水平之后呈现绝对风险变化量（如"不进行筛查的风险为 10%，筛查使风险降低 5%"）将使患者的风险感知降低。③

（二）注意使用分母与分子

利用比率、频率、频数等数字来表征风险时，不同的分母与分子会对患者的风险感知产生不同的影响。

首先，决策者倾向于认为较大频数表征的事件发生的可能性更大，存在着比率偏差效应。例如，用"100 名糖尿病前期患者中有 10 人会发展成为糖尿病"会比"10 名糖尿病前期患者中有 1 人会发展成为糖尿病"让患者感知到糖尿病的发病可能性更高。这种比率偏差效应也存在于不同时间框架的风险表述下，决策者在评价相同概率的致死疾病时，认为使用年为单位的大频数表征的疾病其致死风险更高。④ 但大频数表征风险需要使用较大的分母，而有研究表明相比于较小的分母（如 100），较大的分母（如 10000）让患者更不容易理解。⑤

其次，需要注意避免使用分子为 1 的频率格式（如"1/x"）来表征风险。有研究表明这种表征方式不利于患者理解风险信息。例如，研究者考察了癌症网站的访问者对风险信息的加工计算能力，结果发现被调查者对 1/x 频率格式的加工准确率要低于其他类型的风险表征格式。⑥ 皮金（Pighin）等人研究发现

---

① WOLOSHIN S, SCHWARTZ L M. Communicating data about the benefits and harms of treatment: a randomized trial [J]. Annals of Internal Medicine, 2011, 155 (2): 87-96.
② COVEY J. A meta-analysis of the effects of presenting treatment benefits in different formats [J]. Medical Decision Making, 2007, 27 (5): 638-654.
③ ZIKMUND-FISHER B J, FAGERLIN A, ROBERTS T R, et al. Alternate methods of framing information about medication side effects: incremental risk versus total risk of occurrence [J]. Journal of Health Communication, 2008, 13 (2): 107-124.
④ BONNER C, NEWELL B R. How to make a risk seem riskier: The ratio bias versus construal level theory [J]. Judgment and Decision Making, 2008, 3 (5): 411.
⑤ GARCIA-RETAMERO R, COKELY E T. Effective communication of risks to young adults: Using message framing and visual aids to increase condom use and STD screening [J]. Journal of Experimental Psychology: Applied, 2011, 17 (3): 270-287.
⑥ CUITE C L, WEINSTEIN N D, EMMONS K, et al. A test of numeric formats for communicating risk probabilities [J]. Medical Decision Making, 2008, 28 (3): 377-384

1/x 效应普遍存在于不同的人群类型、概率类型和医疗情景中,并且这种效应不会受到口头交流干预的影响。①

此外,还应注意的是,当用频数呈现两个及以上的独立事件发生的可能性时,使用相同的分母会使患者更容易理解风险概率之间的差异。

(三)巧妙应用框架效应

分别从损失和收益方面来描述某一风险信息时,个体对风险的感知以及决策会有所不同,这种现象叫"框架效应"。框架效应最早由特沃斯基(Tversky)和卡尼曼(Kahneman)基于"亚洲疾病"发现的。他们发现用损失的框架描述某种治疗方案时(例如,1/3 的可能性无人死亡,2/3 的可能性 600 人死亡),人们更多地进行风险寻求;而使用收益的框架描述治疗方案时(例如,1/3 的可能性 600 人获救,2/3 的可能性无人获救),人们更多地进行风险规避。②

在医疗与健康领域中如何利用框架效应进行风险沟通是一个受到较多关注的研究问题。对医疗领域的框架效应研究进行了元分析发现,框架效应在疾病预防领域的作用稳健存在,即收益框架比损失框架能更好地推动疾病预防行为。但是,在疾病诊断中,框架效应的结果并不稳定,其效果受到患者本身的信念、特征等因素的影响。③ 例如,研究者发现,使用损失框架来描述乳腺检查的重要性(如"如果不进行乳腺检查,你将失去及早发现乳腺癌的最佳机会")比使用收益框架(如"如果进行乳腺检查,你将获得及早发现乳腺癌的最佳机会")更能促进女性进行乳腺检查,但这种效应只对那些认为自己更容易患乳腺癌的女性有作用。此外,女性对乳腺检查的先前态度也会影响框架效应的作用效果。当女性先前对乳腺检查的态度较为积极时,收益框架能够促进其接受此检查;相反,当女性先前对乳腺检查的态度较为消极时,损失框架则更有效。④

(四)使用图表等视觉辅助工具

相比于用数字表征风险概率,使用图表(如条形图、星号图、色块图)等

---

① PIGHIN S, SAVADORI L, BARILLI E, et al. The 1-in-X effect on the subjective assessment of medical probabilities [J]. Medical Decision Making, 2011, 31 (5): 721-729.
② TVERSKY A, KAHNEMAN D. The framing of decisions and the psychology of choice [J]. Science, 1981, 211 (4481): 453-458.
③ GALLAGHER K M, UPDEGRAFF J A. Health message framing effects on attitudes, intentions, and behavior: a meta-analytic review [J]. Annals of Behavioral Medicine, 2012, 43 (1): 101-116.
④ SUN Y, SARMA E A, MOYER A, et al. Promoting mammography screening among chinese american women using a message-framing intervention [J]. Patient Education and Counseling, 2015, 98 (7): 878-883.

视觉辅助工具来表示事件概率,可能有助于患者准确理解风险。

合适的视觉辅助工具可以帮助减少一些认知偏差,如忽略分母[1]、框架效应[2]等因素带来的负面影响,还可以帮助患者理解更复杂的概念,如风险的变化量。[3] 用子集关系图(维恩图、欧拉圆)还能帮助患者做出更好的判断与决策,特别是在一些需要贝叶斯推理的判断与决策任务中,子集关系图的优势更为明显。[4] 然而有证据表明,图形可能放大决策者高估小概率和低估大概率的倾向[5],因为图形表征风险会使决策者把注意力聚焦于前景信息(如受害人数)上,而忽略背景信息(如潜在风险人群),图形类型和格式会影响患者对信息的理解。[6] 例如,一项研究表明,患者最容易理解的图文是竖条、横条和象形文字;而饼状图和象形图则较不易理解。[7] 只显示关键的要素可以帮助决策者提高风险估计的准确性[8],呈现所有处于患病危险中的潜在人群,而不仅仅是已患病人群时,视觉辅助工具对理解风险的帮助最大。[9] 但是,在传递小概率事件(如小于1%)时,相对于用包含总体或未受影响人数来呈现部分—整体关系的图形(如背景),仅呈现受影响人数的图形(如条形图)将促进更多的风险规避行为。

图表在表述一些长期风险事件和风险概率变化情况时具有一定的优势性。

---

[1] GARCIA-RETAMERO R, GALESIC M, GIGERENZER G. Do icon arrays help reduce denominator neglect? [J]. Medical Decision Making, 2010, 30(6): 672-684.

[2] GARCIA-RETAMERO R, GALESIC M. How to reduce the effect of framing on messages about health [J]. Journal of General Internal Medicine, 2010, 25(12): 1323-1329.

[3] ZIKMUND-FISHER B J, FAGERLIN A, ROBERTS T R, et al. Alternate methods of framing information about medication side effects: incremental risk versus total risk of occurrence [J]. Journal of Health Communication, 2008, 13(2): 107-124.

[4] BARBEY A K, SLOMAN S A. Base-rate respect: from ecological rationality to dual processes [J]. Behavioral and Brain Sciences, 2007, 30(3): 241-254.

[5] GURMANKIN A D, HELWEG-LARSEN M, ARMSTRONG K, et al. Comparing the standard rating scale and the magnifier scale for assessing risk perceptions [J]. Medical Decision Making, 2005, 25(5): 560-570.

[6] 李晓明,刘心阁. 图形表征的物理突显性对风险回避行为的影响 [J]. 心理科学,2013, 36(6): 1383-1387.

[7] FELDMAN-STEWART D, KOCOVSKI N, MCCONNELL B A, et al. Perception of quantitative information for treatment decisions [J]. Medical Decision Making, 2000, 20(2): 228-238.

[8] ZILMUND-FISHER B J, FAGERLIN A, UBEL P A. A demonstration of "less can be more" in risk graphics [J]. Medical Decision Making, 2010, 30(6): 661-671.

[9] GARCIA-RETAMERO R, GALESIC M. Who profits from visual aids: overcoming challenges in people's understanding of risks [J]. Social Science & Medicine, 2010, 70(7): 1019-1025.

例如，临床中会使用随时间推移的风险死亡率或存活率图表向患者传递风险随时间变化的情况。然而，患者对这些图表的解释可能会受到各种偏见的影响。研究发现，当网络用户看到一种假想的疾病和治疗的生存图时，他们对治疗效果的感知基于这些图中的视觉差异。当显示的数据持续时间更长时，即使风险降低的幅度相同，人们也会感知到更大的风险差异。①

需要注意的是，人们从视觉格式中提取数据和含义的能力各不相同。视觉格式有助于计算能力较低人群理解健康与医疗中的风险信息，但对缺乏图形素养的人群来说，仅仅使用数字呈现效果会更好。② 此外，图表的一个潜在缺点是，人们可能更关注数据的模式，而不是精确的值。

（五）附加背景信息

在风险沟通时，医生在可行的情况下提供包含背景信息的风险信息将有助于患者理解风险。

一种提供背景信息的方法是提供影响疾病风险的各种原因、所有可能相关的因素以及这些原因或相关因素会导致不良后果的可能性（如年龄、吸烟状况和其他危险因素对未来 10 年疾病复发的影响）。另一种提供背景信息的方法是直接向患者解释数值信息的含义（例如，告诉患者 9% 的风险意味着好消息还是坏消息），帮助患者使用这些信息做出决策。因为如果没有额外的帮助，患者往往无法理解陌生数值的含义，那么就不会使用这些信息进行有效决策。为数值信息提供评价标签（例如，告诉患者 Ⅰ 级、Ⅱ 级、Ⅲ 级护理分别代表的是哪种护理质量），可以提高信息在决策中的使用率，减少不相关的情绪状态的影响。③ 对测试结果的评价标签（标注测试结果为阳性或异常）比单纯的数值结果更能够帮助患者正确认知风险并做出行为的改变。④

---

① ZIKMUND-FISHER B J, FAGERLIN A, UBEL P A. What's time got to do with it? inattention to duration in interpretation of survival graphs [J]. Risk Analysis: An International Journal, 2005, 25 (3): 589-595.
② GAISSMAIER W, WEGWARTH O, SKOPEC D, et al. Numbers can be worth a thousand pictures: individual differences in understanding graphical and numerical representations of health-related information [J]. Health Psychology, 2012, 31 (3): 286-296.
③ PETERS E, DIECKMAN N F, VÄSTFJÄLL D, et al. Bringing meaning to numbers: the impact of evaluative categories on decisions [J]. Journal of Experimental Psychology: Applied, 2009, 15 (3): 213-227.
④ ZIKMUND-FISHER B J, FAGERLIN A, KEETON K, et al. Does labeling prenatal screening test results as negative or positive affect a woman's responses? [J]. American Journal of Obstetrics and Gynecology, 2007, 197 (5): 526-528.

**四、未来研究展望**

**（一）发展中国本土化研究**

上文对临床医疗中风险沟通的研究综述大多基于欧美国家的研究，可以看出目前国外对临床医疗中的风险沟通的研究相对较为全面。但国内对该领域的研究似乎尚处于起步阶段。中国本土的医疗文化与医疗环境和国外大不相同，且近代以来的中国社会长期处于传统医学理念与现代医学理念"共存而不共融""中西医糅合"的独有特征[1]的阶段，普通人对疾病的认知、解释和态度等所谓的"常人疾病观"也在很大程度上左右着中国患者对医方的信任度和依从性[2]，什么样的风险沟通策略和技巧更适用于中国医疗文化与医疗环境尚未可知。因此，今后应当重视和发展专门针对中国医疗环境与医疗文化的风险沟通研究，未来可以考虑从以下几个方面开展研究。

第一，中国医疗环境下医患沟通的一个特色之处在于沟通包含了医生、患者和家属三方。医生甚至更看重与家属的沟通，而非患者本人。有研究表明，在我国，医患双方都期望在家属参与的前提下进行术前谈话，另外还有超过1/3的医生和家属都不希望患者本人参与术前谈话。医生、患者与家属三方在风险认知、风险决策、情绪和动机上都存在差异，这使医患风险沟通变得更为复杂。在这种具有中国特色的沟通模式下，采用什么样的风险沟通技巧能够达到三方满意的效果是一个值得在未来进行深入研究的问题。

第二，在中国医疗文化下，无论是医生还是患者，都对患者的知情决策权认知不充分。在国外，医患沟通的目的通常是帮助患者进行知情决策，医生所扮演的是一个专家建议者的角色，医疗决策的主体是患方。但在中国医疗文化下，医患双方进行风险沟通似乎只是一个信息告知的过程，目的是满足患者了解病情和治疗方案的需求，有些时候甚至只是为了符合法律的规定。无论是医方还是患方，都倾向于将医生看作决策的主体，患方只是信息的被动接受者。这种角色认知导致的问题：一旦出现不良结果，患方倾向于要求医方承担责任。由于患者感受不到决策权，因此对知情同意书中出现的"后果自负"类似字样，也更倾向于认为是医院在推卸责任，从而对医患沟通表现出不配合甚至拒绝沟

---

[1] 吕小康，汪新建. 因果判定与躯体化：精神病学标准化的医学社会学反思[J]. 社会学研究，2013（3）：29-46.

[2] 吕小康，唐磊，姜鹤，等. 常人疾病观及其对医患关系的影响[J]. 心理科学进展，2019，27（4）：676-688.

通。因此，如何通过有效的沟通方式改善医患双方的角色认知，让患者感知到更多的知情决策权，可能是中国医患沟通中需要重点关注的问题。

第三，以往的医患沟通研究只关注如何提升患者对医生的信任问题，但当前中国医患关系的紧张形势导致医生对患者逐渐失去信任。个别恶劣的医闹事件造成医生倾向于高估医疗纠纷的风险，从而采取防御性医疗措施，表现为广撒网式检查、过度治疗或规避高危病人等，造成医疗资源浪费，延误病人治疗，进一步加剧医患矛盾。[1] 因此，如何帮助医生正确认知医患纠纷风险成为一个新的问题。未来的研究可以探究在进行医患沟通时，患方如何回应医生能够帮助提升医生对患者的信任度，减少防御性医疗行为。

（二）发展新媒介沟通技术

计算机、平板电脑、手机的日益普及为医患双方通过网络进行交互式信息沟通创造了机会。人们已经可以应用手机和互联网进行挂号、缴费、医疗咨询、学习健康知识等各种医疗活动。这种基于互联网的交互平台也可应用在医疗过程的风险沟通中，帮助患者更好地理解医疗风险，做出优质的医疗决策。有研究者曾尝试使用基于网络的交互式游戏，让被试感知健康风险，结果发现交互式游戏能够激发更多的情绪反应，减少被试间的风险认知差异。[2] 未来的研究可以尝试发展针对临床医疗中风险沟通的互联网交互式平台，促进临床医疗中的风险沟通效果。

（本节内容曾发表于《中国社会心理学评论》2020年第1期，收录本辑时稍做调整）

---

[1] 刘雪娇，张星星，冯秒，等. 医生职业风险认知对防御性医疗行为的影响 [J]. 中国卫生政策研究，2018，11（3）：15-19.

[2] ANCKER J S, CHAN C, KUKAFKA R. Interactive graphics for expressing health risks: development and qualitative evaluation [J]. Journal of Health Communication, 2009, 14（5）: 461-475.

# 主要参编作者

注：按姓氏拼音排序。
陈子晨，南开大学心理健康教育中心
程婕婷，山东大学（威海）法学院
付春野，南开大学社会学院
何非，天津理工大学管理学院
姜鹤，天津商业大学法学院心理学系
吕小康，南开大学社会学院
刘颖，天津职业技术师范大学职业教育学院
弥明迪，渭南职业技术学院
欧阳良媛，天津师范大学教育科学学院
唐磊，南开大学外国语学院
王晖，南开大学周恩来政府管理学院
王骥，南开大学公共英语教学部
王晓庄，天津师范大学心理学部
汪新建，福州大学人文社会科学学院
魏子晗，天津师范大学心理与行为研究院
徐晗，郑州大学教育学院心理系
易陈彬，郑州大学教育学院心理系
余华冉，南开大学周恩来政府管理学院
张慧娟，南京医科大学医政学院
张淑敏，贵州商学院管理学院
张雪丽，南开大学周恩来政府管理学院
张曜，天津职业技术师范大学职业教育学院
张子睿，南开大学周恩来政府管理学院
赵晓繁，温州理工学院
朱艳丽，郑州大学教育学院心理系

# 附 录

## 本书中的统计符号列表及中英文释义

| 符号 | 英文释义 | 中文释义 |
| --- | --- | --- |
| $a$ | Coefficient from $X$ to $M$ | 中介效应里的系数，指 $X$（自变量，下同）到 $M$（中介变量，下同）的系数 |
| $AGFI$ | Adjusted Goodness of Fit Index | 修正拟合优度指数 |
| $b$ | Coefficient from $M$ to $Y$ | 中介效应里的系数，指 $M$ 到 $Y$（因变量，下同）的系数 |
| $B$ | Unstandardized Coefficients | 非标准化系数 |
| $Bartlett$ | Test the distribution of data and the independence between various variables | 检验数据的分布，以及各个变量间的独立情况 |
| Bootstrap | Aparameterless analysis method | 一种无参数分析方法 |
| $c$ | Total effect from $X$ to $Y$ | $X$ 到 $Y$ 的总效果 |
| $c'$ | Direct effect from $X$ to $Y$ | $X$ 到 $Y$ 的直接效果 |
| $CFI$ | comparative fit index | 比较拟合指数 |
| $d$ | Cohen's measure of effect size | 用于柯斯二氏检验 |
| $df$ | degree of freedom | 自由度 |
| $E$ | estimate | 估算 |
| $F$ | Fisher's $F$ ratio | 费舍 $F$ 比率 |
| $GFI$ | Goodness of Fit Index | 拟合优度指数 |
| Harman | Single factor test | 单因子检验 |
| $KMO$ | Kaiser-Meyer-Olkin | 比较变量间简单相关系数 |

续表

| 符号 | 英文释义 | 中文释义 |
| --- | --- | --- |
| LLCI | The lowest value of the confidence interval | 置信区间最低值 |
| M | Mean (arithmetic average) | 平均值 |
| n | Number in a subsample | 样本数 |
| N | Total number in a sample | 样本总数 |
| NFI | Normed Fit Index | 规范拟合指数 |
| NFI | Non-Normed Fit Index | 非规范拟合指数 |
| OR | odds ratio | 定义比数比 |
| p | Probability; also the success probability of a binomial variable | 概率；也指二项分布中的成功概率 |
| R | Multiplecorrelation; also composite rank, a significance test | 多重相关；也可表示等级 |
| R2 | Multiple correlationsquared; measure of strength of relationship | 多重相关的平方；关系强度的测量 |
| RMSEA | root-mean-square error of approximation | 近似误差均方根 |
| SD | Standarddeviation | 标准差 |
| SE | Standard error | 标准误 |
| SRMR | Standardized rootmean square error | 标准化均方根误差 |
| t | Computed value of t test | $t$ 检验统计量 |
| TLI | Tucker-Lewis index | Tucker-Lewis 指数，比较拟合指数的一种 |
| U | Moderator Variable | 调节变量，更常用的符号为 W |
| ULCI | The highest value of the confidence interval | 置信区间最高值 |
| W | Mediator variable | 中介变量，更常用的为 M |
| Wald | Used to verify the value of B, checking whether the value of B is equal to 0 | 用于验证 B 的值，检验 B 的值是否等于 0 |

续表

| 符号 | 英文释义 | 中文释义 |
|---|---|---|
| $X$ | independent variable | 自变量 |
| $Y$ | dependent variable | 因变量 |
| $\alpha$ | Alpha; probability of a Type Ⅰ error; Cronbach's index of internal consistency | 犯Ⅰ型错误的概率；克伦巴赫内部一致性信度系数 |
| $\beta$ | Beta; probability of a Type Ⅱ error (1-β is statistical power); standardized multiple regression coefficient | 犯Ⅱ型错误的概率（1-β 为统计检验力）；标准化多元回归系数 |
| $\chi^2$ | chi-square | 卡方 |
| $\eta^2$ | Eta squared; measure of strength of relationship | 关系强度的测量 |

# 后　记

医患社会心态的研究，是导师汪新建教授与我本人近些年来努力钻研的方向，目前已经体现出较好的学术成长性。在汪教授之前申请到的教育部人文社会科学重大攻关项目"医患信任关系建设的社会心理机制研究"（项目编号：15JZD030）的基础上，我与汪教授又相继申请到"医患社会心态的网络空间治理研究"（项目编号：20ASH015）和"医患社会心态的形成机制与治理路径研究"（项目编号：21ASH012）两个国家社会科学基金重点项目，这既体现了学界同行对我们前期工作的认可，也说明医患社会心态治理是一个具有重要现实价值的研究领域。今后，我们仍将延续之前的研究路线，持续推进医患社会心态的全方位研究。

感谢南开大学周恩来政府管理学院社会心理学系姜鹤、柴佩星、张亚慧、杨婷婷、刘颖、陈瀛、徐敏霞、姜浩、张子睿、隋秀晨、崔子晴、田倩倩、杨旋、刘冰鉴、弥明迪、余华冉、马泽华、叶华蓉、王晖等博士和硕士研究生的辛勤整理与细致校对。其中，还有些原来的博士生同学本身就参与了相关章节内容的写作，并在顺利获得博士学位后在不同的高校或研究机构工作。对于本书可能存在的疏漏，仍由各章节的具体撰稿人负责。

本书的内容可供学界同行、政策管理部门和医疗机构批判参考。期待与更多国内外研究同行一道，继续完善医患社会心态的理论探讨与治理对策研究。

吕小康<br>
2022 年 10 月 6 日